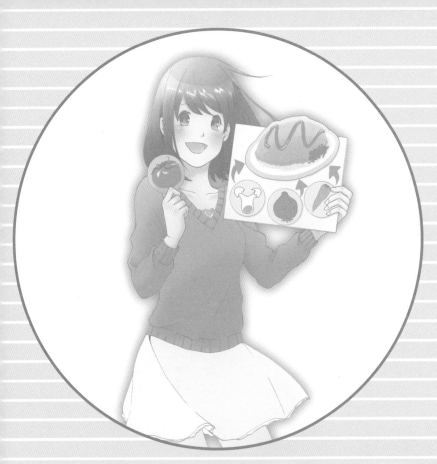

食品学 I

食品成分とその機能を正しく理解するために

佐藤 薫・中島 肇 編

化学同人

執筆者一覧

赤坂　和昭	尚絅学院大学総合人間科学部健康栄養学科教授	3章-4，6章-3	
佐藤　　薫	日本獣医生命科学大学応用生命科学部食品科学科教授	編集，1章，3章-6，6章-1，7章-1〜7章-5，付録1	
塩谷　敏明	前　東京聖栄大学健康栄養学部食品学科教授	4章-3〜4章-5	
中島　　肇	和洋女子大学大学院総合生活研究科教授	編集，2章，3章-1，5章，7章-6〜7章-9，付録2	
松尾亜希子	名古屋葵大学健康科学部健康栄養学科講師	3章-2，6章-4，6章-5	
水間　智哉	摂南大学農学部食品栄養学科教授	3章-3，3章-5，4章-1，4章-2，6章-2	

（五十音順）

ステップアップ栄養・健康科学シリーズ　編集委員

尼子　克己　仁愛大学人間生活学部健康栄養学科教授
北島　幸枝　東京医療保健大学医療保健学部医療栄養学科准教授
中島　　肇　和洋女子大学大学院総合生活研究科教授

（五十音順）

はじめに

　皆さんは食べ物について普段どのように考えているだろうか．お腹がすくと食事を摂り，のどが渇けば水分を補給する．赤ちゃんは母乳や粉ミルク（乳児用調製粉乳）を飲んで成長する．もし，こうした食事が摂れなかったら，あるいは水が飲めなかったら，私たちは生命を維持することはできないであろう．つまり食べ物は身近な存在であるが，生命存続と直結した大切な存在であると言っても過言ではない．

　栄養士・管理栄養士はもちろん，食品の製造・販売に携わる人々，調理に携わる人々などは，こうした生命と関わる食べ物を「提供する立場」にある．その魅力ある仕事に携わるためにもさまざまな食べ物について，どのような成分が含まれ，どのような働きをもっているのかを知り，その価値を人々に届けていく役割がある．

　本書は，食品の成分を理解し，人体や健康への影響に関する基礎的知識をまとめたものであり，保健，医療，介護，福祉，教育など多様な現場で活躍する栄養士・管理栄養士が，専門職として第一歩を踏み出せるための基盤を身につけられるように心がけた．とくに2019年（平成31）3月29日に報告された管理栄養士国家試験出題基準（ガイドライン）の出題科目「食べ物と健康」の考え方に沿ったものとし，食品に関わる新たな法・制度，すなわち機能性表示食品制度を含めた食品表示法，日本人の食事摂取基準（2025年版）および日本食品標準成分表2020年版（八訂）についても解説を加え，より最新のものとした．

　皆さんが本書を使用して学んでいる間にも社会の環境変化，栄養関連の学術的な進歩，法・制度の改正などがあろうかと思う．そのときは，ぜひこの教科書にその新しい情報や知識をどんどん書き込んでいってほしい．ノートのように使い込むことでもっと身近な「自分だけの教科書」となり，より一層理解が深まることだろう．すでに現場で携わっている人々も本書を手に取って活用していただければ幸いである．最後に本書の出版にあたり，ご尽力をいただいた株式会社化学同人の山本富士子氏に御礼を申し上げる．

2017年3月

執筆者を代表して　佐藤　薫

ステップアップ栄養・健康科学シリーズ
刊行にあたって

　栄養士・管理栄養士養成施設には，毎年約20,000人もの学生が入学しています．高校で化学や生物などを十分に学んでこなかったりすると，入学後に始まる講義や実験には戸惑う学生も多いことと思います．理系とあまり意識せず入学してきた学生も少なからずいるようです．

　ステップアップ栄養・健康科学シリーズは，やさしく学び始めて，管理栄養士国家試験受験に備えて基礎の力が身につくことを目指す教科書シリーズです．高校で学ぶ化学や生物，数学などの基礎を適宜織り込みながら，学生たちが拒否反応を起こさないように，基礎から理解でき，大学で学ぶさまざまな講義の内容に結びつけて修得できるように構成し，記述にも心がけました．

　さらに，別の科目で学んだ内容がまた別の科目にも関連することが思い浮かぶようにもしています．たとえば食品学で学ぶ食品成分の機能と基礎栄養学で学ぶ栄養素の機能，生化学で学ぶ代謝を関連づけられると，臨床栄養学や応用栄養学，栄養教育論で学ぶ栄養療法が理解しやすくなるでしょう．

　子どもたちへの食育，若い女性の極端なやせの増加，運動習慣を含む生活習慣に由来する非感染性疾患の増加，超高齢社会のなかでの介護予防や生活支援の必要性などという社会状況を眺めてみても，栄養士・管理栄養士がこのような社会で貢献できる役割は非常に大きいものといえます．

　卒業後にさまざまな施設を始めとして活躍していく学生たちに，基礎となる力をしっかりと身につけて学んでほしい．このような願いをもってシリーズ全体を編集しています．多くの栄養士・管理栄養士養成課程で本シリーズの教科書が役に立てば，これ以上の喜びはありません．

ステップアップ栄養・健康科学シリーズ　編集委員

食品学 I　目次

第1章　人間と食品 …… 1

1. 食文化・歴史的変遷 …… 2
2. 食料と環境問題 …… 2
   - 2.1 食物連鎖による生物濃縮 …… 2
   - 2.2 人口増加による食料問題 …… 3
   - 2.3 食べ残し，食品廃棄 …… 5
   - 2.4 食料生産と食料自給率，食料自給力 …… 6
3. 食事摂取基準（2020年版）と食品機能 …… 8

第2章　食品機能と食品学 …… 11

1. 食品には三つの機能がある …… 12
2. 食品の一次機能とは …… 12
3. 食品の二次機能とは …… 12
4. 食品の三次機能とは …… 13
   - コラム　健康情報リテラシー　13

第3章　食品の一次機能 …… 15

1. 食品と水 …… 16
   - 1.1 水は極性分子である …… 16
   - 1.2 分子間力とクラスターの形成 …… 16
   - 1.3 水の状態変化 …… 17
   - 1.4 水にはさまざまな物質が溶けている …… 18
   - 1.5 食品中の水はさまざまな形態で存在している …… 18
2. たんぱく質 …… 22
   - 2.1 アミノ酸 …… 22
   - 2.2 ペプチド …… 26
   - 2.3 たんぱく質の構造 …… 27
   - 2.4 たんぱく質の変性 …… 29
   - 2.5 たんぱく質の分類 …… 30
   - 2.6 たんぱく質の性質 …… 31
   - 2.7 酵素 …… 33
   - 2.8 たんぱく質の栄養評価 …… 34
3. 炭水化物 …… 34
   - 3.1 炭水化物とは …… 34
   - 3.2 単糖類の構造 …… 35
   - 3.3 単糖の種類 …… 37
   - 3.4 二糖類 …… 38
   - 3.5 オリゴ糖 …… 40
   - 3.6 多糖類 …… 41
   - 3.7 有機酸 …… 43
4. 脂質 …… 43
   - 4.1 脂質とは …… 43
   - 4.2 脂肪酸の構造と性質 …… 44
   - 4.3 脂質の種類 …… 48
   - 4.4 油脂の特性を示す指標 …… 53
   - 4.5 脂質の栄養と機能性 …… 56
5. ビタミン …… 59
   - 5.1 脂溶性ビタミン …… 59
   - 5.2 水溶性ビタミン …… 62

6 無機質（ミネラル））··65
- 6.1 ナトリウム（Na, sodium） 65
- 6.2 カリウム（K, potassium） 66
- 6.3 カルシウム（Ca, calcium） 66
- 6.4 マグネシウム（Mg, magnesium） 67
- 6.5 鉄（Fe, iron） 67
- 6.6 リン（P, phosphorus） 68
- 6.7 亜鉛（Zn, zinc） 68
- 6.8 銅（Cu, copper） 69
- 6.9 マンガン（Mn, manganese） 69
- 6.10 ヨウ素（I, iodine） 69
- 6.11 セレン（Se, selenium） 69
- 6.12 クロム（Cr, chromium） 69
- 6.13 モリブデン（Mo, molybdenum） 70
- 6.14 コバルト（Co, cobalt） 70

コラム 氷は水に浮く 17／急速凍結技術と回転寿司 21／食品中のたんぱく質含量 24／食品加工に応用されているたんぱく質の変性 30／油脂はおいしい？ 58／ひじきの鉄が失われる？ 68

第4章 食品の二次機能　71

1 色素成分··72
- 1.1 カロテノイド系色素 72
- 1.2 フラボノイド系色素 73
- 1.3 ポルフィリン系色素 74
- 1.4 その他の天然色素 75

2 呈味・匂い成分··76
- 2.1 呈味成分 76
- 2.2 匂い成分 80

3 食品のコロイド··82
- 3.1 コロイドとは 82
- 3.2 コロイドの種類 83
- 3.3 コロイド溶液の示す性質 83
- 3.4 サスペンションとエマルション 85

4 食品のテクスチャー··87
- 4.1 テクスチャーとは 87
- 4.2 テクスチャーの分類 87
- 4.3 食品のテクスチャーの客観的評価方法 88
- 4.4 えん下困難者用食品の評価 89

5 食品のレオロジー··91
- 5.1 レオロジーとは 91
- 5.2 粘度と流動特性 91
- 5.3 ニュートン流動と非ニュートン流動 92
- 5.4 弾性率（ヤング率と剛性率） 95
- 5.5 弾性体，粘性体，粘弾性体 97

コラム 介護食の開発に重要な食品物性の研究 90

第5章 食品の三次機能　99

1 消化管内で作用する機能··100
- 1.1 食品成分の体調調節機能が消化管で作用するためには 100
- 1.2 消化管内で体調調節機能を発揮する成分の特徴 100
- 1.3 食物繊維とオリゴ糖 101

2 消化管吸収後の標的組織での体調調節機能··106
- 2.1 植物由来の活性成分，フィトケミカル 107
- 2.2 ポリフェノール化合物 107

3　体調調節機能をもつ植物以外の活性成分 ················ 110
　　　　3.1　n-3 系脂肪酸　110
　　　　3.2　中鎖脂肪酸　110
　　　　3.3　血中中性脂質や体脂肪が気になる方を
　　　　　　 対象とした食品成分　110
　　　　3.4　ペプチド類　111
　　　　3.5　血圧が高めの方を対象とした特定保健
　　　　　　 用食品関与成分　111
　　　　3.6　他のおもな特定保健用食品の機能とそ
　　　　　　 の関与成分　111

　　　コラム　ルミナコイドという言葉を知っておこう　102／ヒトミルクオリゴ糖　104

第 6 章　食品成分の相互作用　　113

　1　たんぱく質の変化 ·· 114
　　　1.1　たんぱく質の変性　114
　　　1.2　等電点沈殿　115
　　　1.3　塩析　116
　　　1.4　たんぱく質の架橋形成　116
　　　1.5　アルカリ処理による変化　116
　2　炭水化物の変化 ·· 117
　　　2.1　でん粉の酵素による分解　117
　　　2.2　でん粉の糊化　117
　　　2.3　でん粉の老化　118
　　　2.4　多糖類のゲル化　119
　　　2.5　糖のカラメル化　119
　3　脂質の変化 ·· 120
　　　3.1　脂質の酸化劣化（酸敗，変敗）　120
　　　3.2　油焼け　124
　　　3.3　トランス脂肪酸の生成　124
　4　褐変（酵素的褐変，非酵素的褐変）··························· 125
　　　4.1　酵素的褐変　126
　　　4.2　非酵素的褐変　126
　5　酵素による成分変化 ·· 130
　　　5.1　食品にとって好ましくない酵素反応　130
　　　5.2　食品加工と酵素利用の関係　130

第 7 章　食品表示の規格：健康や栄養に関する食品表示　　135

　1　新しく施行された「食品表示制度」··························· 136
　　　1.1　アレルギー表示のルール改善　136
　　　1.2　加工食品の栄養成分表示の義務化　137
　　　1.3　新たな機能性表示制度の創設　137
　2　日本食品標準成分表と日本人の食事摂取基準 ················ 138
　　　2.1　日本食品標準成分表の目的と性格　138
　　　2.2　日本人の食事摂取基準の目的と性格　138
　　　2.3　日本食品標準成分表 2020 年版（八訂）　138
　　　2.4　食品成分の収載項目：算出と定量　139
　　　2.5　日本人の食事摂取基準（2025 年版）　141
　3　保健機能食品：特定保健用食品 ································· 143

4	栄養機能食品			146
5	特別用途食品			146
6	機能性表示食品			146
7	いわゆる健康食品			149

- 7.1 食品の機能性を表示できる食品，表示できない食品　149
- 7.2 管理栄養士といわゆる健康食品　149

8 栄養成分表示，栄養表示基準制度 ……………………………………………………… 150

- 8.1 義務表示，任意表示，推奨表示　150
- 8.2 加工食品と生鮮食品の義務表示　150
- 8.3 義務化された栄養成分表示　150
- 8.4 栄養素等表示基準値とは　151
- 8.5 栄養強調表示とは　152
- 8.6 栄養成分表示と成分分析値の誤差　155

9 管理栄養士と食品表示 …………………………………………………………………… 156

- 9.1 食品表示は何のためにあるか　156
- 9.2 食の外部化　156
- 9.3 栄養成分表示　156
- 9.4 原材料名表示における食品添加物の表示　157
- 9.5 アレルゲン表示の変更　157
- 9.6 遺伝子組換え食品の表示　158

コラム　食品の機能性をみきわめるツール　148／食品安全委員会からのメッセージ　150

付録

1 食品成分を理解するための有機化学 …………………………………………………… 159
- はじめに　159
- 1.1 食品成分を構成する原子　159
- 1.2 分子を構成する結合　160
- 1.3 有機化合物の特徴　161

2 食品学を理解するための生物学 ………………………………………………………… 163
- はじめに　163
- 2.1 栄養素の源は太陽エネルギー　163
- 2.2 食べ物から得るエネルギー　164
- 2.3 DNAに従ってたんぱく質をつくる　164
- 2.4 食物として摂る必要がある必須栄養素　165
- 2.5 私たちの食生活を豊かにする微生物　165
- 2.6 バイオームと食物連鎖で多様な生物がつながっている　166
- 2.7 消化と吸収：ヒトの生命活動の基本　166
- 2.8 私たちの消化管には微生物が棲んでいる：腸内細菌の話　166

参考文献・参考情報 …………………………………………………………………………… 168

索　引 ………………………………………………………………………………………… 170

第1章 人間と食品

この章で学ぶポイント

★ 食の移り変わりや食をめぐる環境問題など，人びとと食べ物の関係や食生活の現状について学ぶ．

★ さまざまな講義で学ぶ食事摂取基準には，食品の機能が示されていることを覚えておこう．

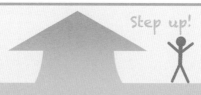

◆学ぶ前に復習しておこう◆

――食物連鎖――
「食べる・食べられる」生物同士の関係のこと．

――生物濃縮――
成分が食物連鎖のなかで，上位消費者になればなるほど濃縮されること．

第1章 人間と食品

1 食文化・歴史的変遷

　食卓に並んだご飯，パン，みそ汁，肉料理，牛乳，果物など，私たちはふだん当たり前のように調理して食べているが，このような食べ物はいつ頃から，どこでどうやって食べられ始めたのだろうか．地球上のあらゆる生き物は，栄養を食べ物から摂り入れていかなければ生きていくことができない．つまり，地球上に生命が誕生してから食べ物を摂るという営みは始まったのである．

　また，さまざまな環境変化に適応するために生き物はたくましく進化し，現在も，なお地球上の生命活動が続いているのである．その歴史的な変遷と，現在抱えている食料と環境問題について学んでいく．

　人類は，約700万年前にアフリカ大陸で誕生し，猿人，原人，旧人，新人へと進化したといわれている．人類が誕生した頃は，狩猟と採取によって日々の食料を確保していたと考えられている．その後，石器による加工・調理，火の利用による加熱調理を発達させた．約1万年前に氷河期が終わると食料の安定確保のため，**農耕**が始まったとされている．地域によっては，野生の哺乳動物を家畜化し，動物が植物を食べ，その動物の肉や乳を人が食する**牧畜**も同じ頃に始まったと考えられている．河川や湖畔，海に面した地域では魚介類が豊富であることから**漁労**も発達した．天災地災に備え，食料の備蓄として食料を乾燥したり，燻製，塩漬，砂糖漬あるいは発酵といった保存技術を取り入れるなど人類は食料を確保し，文明や社会を形成していった．

　その後，18世紀にヨーロッパで始まった農業革命，さらに産業革命以降の科学技術の発明・進歩によって食料の供給は安定した．このように人類は食料不足から解放されたことで人口は爆発的に増加し，経済も発展したが，今度は食料や環境に関わる新たな課題に直面するようになった．

2 食料と環境問題

2.1 食物連鎖による生物濃縮

　地球上の生物は，さまざまな形で自分以外の生物に依存している．植物を食べる動物がいて，さらにその動物を食べる肉食動物がいる．このように食べ物として摂取するもの（捕食）と摂取されるもの（被食）の関係を**食物連鎖（フード・チェーン）**という．一般に捕食者は被食者よりも体が大きく，個体数は少なくなる（図で表すと生態ピラミッドといわれる形となる）．

　食物連鎖において，植物は**独立栄養生物（生産生物）**であり，動物は有機物を消費する**従属栄養生物（消費生物）**になる．生物の遺体や排泄物を

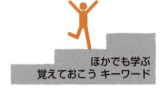

フードマイレージ
地産地消
食品廃棄率
　➡調理学

無機物に分解する生物は**分解生物**とよばれ，それらの分解物を生産生物である植物が利用することで生態系のバランスが保たれているのである．人間は雑食性なので植物や小型・大型の肉食動物も食物として利用しており，**高次消費生物**といえる（図 1.1）．

生物濃縮とは，生物体内に特定の物質が蓄積し，外部の環境の濃度よりも高くなることである．たとえば私たちにとって必要な栄養素の必須脂肪酸であるエイコサペンタエン酸（EPA）やドコサヘキサエン酸（DHA）は，かつおやまぐろなどの大型魚に多く含まれている．これらは藻類や植物プランクトンに含まれているα-リノレン酸が動物プランクトンや小魚に食べられることで代謝され，さらにこれらを大型魚が食べて生物濃縮されていくのである．

このように栄養成分が濃縮されるのは食物連鎖上望ましいことであるが，有毒な重金属，農薬，内分泌かく乱物質，魚介類の毒素なども同様に生物濃縮されてしまう危険性がある．そのため，食物連鎖の上位にいる人間や動物は有害物質に曝されてしまう．魚介類摂取による有機水銀中毒，カドミウム中毒，ダイオキシン類の体内蓄積などは典型的な例となっている．

2.2 人口増加による食料問題

世界の人口は 2024（令和 6）年の 82 億人から 2080 年代半ばには 103 億人に達する見込みとなっている．一方，地球上では飢餓や栄養失調で苦しんでいる人が 10 億人以上もいるといわれている．

人口の増加と文明の発達に伴い，エネルギーの大量消費や化学物質の大量使用が進み，これらが原因となって気候変動，環境汚染などのさまざ

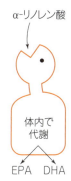

α-リノレン酸の代謝

ヒトの体内でもα-リノレン酸から EPA，DHA をつくることができる．

生物濃縮される物質
生物濃縮をされる化学物質は，油に溶けやすい（脂溶性）ことが多い．

世界人口の推計
総務省統計局「国勢調査結果」「人口推計」及び国立社会保障・人口問題研究所「日本の将来推計人口」．

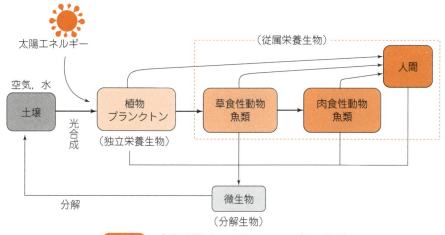

図 1.1 食物連鎖（フード・チェーン）の関係

な環境問題を引き起こすようになったと考えられている．こうした問題は，私たちの食料が入手できなくなる可能性をはらんでおり，現在だけでなく未来の私たちの食生活にも影響を及ぼす可能性がある．

日本においては第二次世界大戦後，深刻な食糧難を経験し，栄養不足におちいった．その後の高度経済成長によって奇跡的に復興・発展し，獣肉や小麦・乳製品などの新しい食品が海外から大量に輸入されるようになり，食料不足を脱することができた．戦後50年足らずのうちに私たちの食生活は豊かになり，今度は好きなものを好きなときに好きなだけ食べる飽食の時代を迎えるようになった．

こうした背景から令和2年度の日本の食料自給率（カロリーベース）は37%であり，海外からの輸入に頼っている状況にある．食料の輸送にはCO_2ガス排出を伴うため，環境に負荷を与えていることになり，その度合いは輸送距離が長いほど環境負荷の増大につながっていることを意味している．このように食料を輸入することでどの程度環境に対して負荷を与えているか，その大きさを表す指標を**フード・マイレージ**という．

フード・マイレージは，次の式によって求められる．

> フード・マイレージ（t・km）＝食品の輸送量（t）×生産地から消費地までの距離（km）

国家試験ワンポイントアドバイス
環境問題と関連した問題が出題されることがある．とくにフード・マイレージに関連した問題は，基礎的な問題でもあるのでケアレスミスに注意しよう．

農林水産省の2001年（平成13）の試算によると，日本のフード・マイレージは約9,000億t・kmとなっている（図1.2）．そのうち穀物で55%，油糧種子で22%であり，これで全体の8割近くを占めている．日本のフード・マイレージはアメリカ，韓国の約3倍，イギリス，ドイツの約5倍であり，先進国でもっとも高くなっており，地産地消のようにフード・マイレージを減らし環境負荷を下げていく取り組みが必要になっている．

ただし，フード・マイレージは輸送に限定した指標であるため，生産面や消費・廃棄面での環境負荷は考慮されていない．また船や飛行機のように輸送手段によってはCO_2排出が異なり，環境負荷に違いがあること，食料以外の資源も海外から輸入されていることなど環境問題を広くとらえる必要がある．

地産地消とは，地域生産・地域消費の略であり，地域で生産された農林水産物をその地域内で消費する考え方で，次のようなメリットが期待されている．

① フード・マイレージ低減により輸送コスト削減，環境負荷の減少になる．
② 食料自給率の向上につながる．

油糧種子
油脂を多く含む種子．ごま，落花生など．

食品ロスの削減
平成27年9月に国際連合で採択された持続可能な開発目標（Sustainable Development Goals：SDGs）のターゲットの1つとして，令和12（2030）年までに世界全体で食品廃棄物を半減させることが盛り込まれるなど，国際的な食品ロス削減の機運が，近年，高まっている．

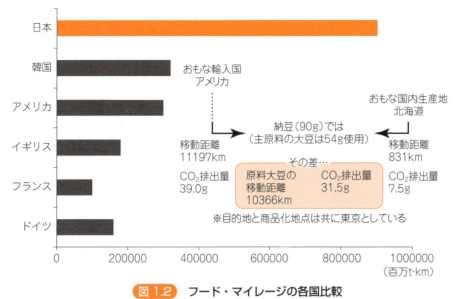

図1.2 フード・マイレージの各国比較

http://www.maff.go.jp/primaff/koho/seika/review/pdf/primaffreview2004-11-3.pdf より作成.

③ 輸送する時間と距離が短縮され,新鮮な農産物が入手できる.
④ 地域産業の活性化と地域の伝統的な食文化を維持・発展できる.

2.3 食べ残し,食品廃棄

　日本は世界最大の農産物輸入国として,さまざまな種類の食品を大量に輸入している.一方,限られた資源の有効利用や環境負荷への配慮という観点から食品廃棄・食品ロスの問題にも関心が高まってきている.**食品ロス**とは,食べ残しや消費期限・賞味期限切れなどによって生じた食べ物を意味している.日本での1年間に発生する食品ロスは約600万トンであり,東京ドーム約5杯分に相当する.食品ロスは,製造から流通,消費までのあらゆる段階で生じるものであり,資源の無駄遣いであるとか,廃棄物の処理による環境負荷にもつながっている.食品ロスは家庭から出るものと,事業により出るものに分けられる.

　食品に使用した量のうち,どれだけ廃棄されたかを表す指標として**食品ロス率**があり,食品ロス統計調査・世帯調査が農林水産省から公表されている.

　家庭における食品ロスは大きく分けて三つあり,「直接廃棄」,「過剰除去」および「食べ残し」がある.**直接廃棄**は,賞味期限切れなどにより,料理の材料またはそのまま食べられる食品を提供されずにそのまま廃棄したものである.**過剰除去**は,だいこんの皮むきなど,不可食部分を除去する際に過剰に除去した可食部分になる.**食べ残し**は料理・食品として提供され

日本国内の1年間の食品廃棄量
日本人1人あたりおにぎり1〜2個分を毎日捨てている量に換算できる.

毎日おにぎりを1人あたり1,2個捨てている

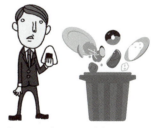

WFP発表の数値

農林水産省HP　食品ロス量
http://www.maff.go.jp/j/press/shokuhin/recycle/211130.html

たもののうち，食べ残して廃棄したものである．

食品廃棄 ⊃ 食品ロス

世帯食
家庭において，朝食，昼食，夕食および間食のため，調理したり飲食したりしたもの．そう菜や弁当を購入して家で食べた場合を含む．

食品リサイクル法
食品循環資源の再生利用等の促進に関する法律

納品期限および販売期限の商習慣見直し
（流通の 1/3 ルール）
www.maff.go.jp/j/shokusan/recycle/shoku_loss/pdf/0902shokurosu.pdf

国家試験ワンポイントアドバイス
カロリーベースと生産額ベースの食料自給率はどう違うのか，チェックしておこう．

> **家庭における食品ロス**
> 食品ロス率（％）＝ ｛（直接廃棄重量）＋（食べ残し重量）＋（過剰除去重量）｝÷（食品使用量）× 100

　平成 26 年度における世帯食の食品ロス率は 3.7% となっており，過剰除去によるものが 2.0%，食べ残しによるものが 1.0%，直接廃棄によるものが 0.7% となっている．おもな食品別に食品ロス率をみると「野菜類」が 8.8% と多く，次いで「果実類」8.6%，「魚介類」が 5.8% となっている．また，過剰除去の多い生鮮食品ほど食品ロス率は高くなっている（図 1.3）．

　一方，平成 21 年度の調査によると，外食産業では食べ残し量の割合は食堂・レストランが 3.2%，結婚披露宴で 13.7%，宴会で 10.7%，宿泊施設で 14.8% となっており，宿泊施設では食べ残し量の割合だけでなく，食べ残し量でももっとも高い結果となっている．こうした状況を受けて**食品リサイクル法**に基づき，自社で生じた廃棄物を回収し，飼料や肥料として再生活用する食品リサイクルの取組みが進められている．また，食品の期限表示において，**賞味期限**が 3 カ月以内の食品は「年月日」表示，3 カ月を超えるものは「年月」表示できることを利用した流通段階での食品ロスを減らす取組みが始まっている．

　日本にはモノを大切にする"もったいない"文化が長い歴史に根づいていることを私たちひとり一人がもう一度意識していく必要がある．

2.4　食料生産と食料自給率，食料自給力

　2014 年（平成 26）農林水産統計によると，日本の耕地面積は 451 万

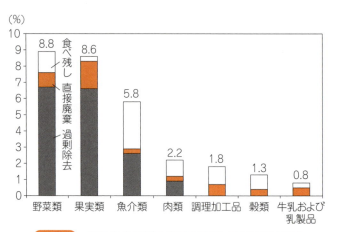

図 1.3　おもな食品別の食品ロス率（平成 26 年度）

2 食料と環境問題

8000 ha となっており，日本の総面積の 12% 程度に過ぎない．さらにこの耕地面積は毎年減少しており，同時に農家数も減少し，食料の安定供給を確保するためには今後ますます海外から輸入しなければならない．**食料自給率**は，国内の食料消費が国内の生産でどの程度まかなえているかを示す指標となっている．

国内消費仕向量
1 年間に国内で消費に回された食料の量．国内生産＋輸入−輸出±在庫増減で表される．

食料自給率

食料自給率（%）＝（国内生産量）÷（国内消費仕向量）×100

令和 5 年度のカロリーベースの食料自給率は 38%，生産額ベースで 61% となっている．令和 3 年度のデータであるが，諸外国の食料自給率と比較しても日本の食料自給率は低いものとなっている（図 1.4）．都道府県別の自給率（カロリーベース，令和元年度概算値）で 100% を上回っている県は，北海道，青森，岩手，秋田，山形，新潟のみとなっている．輸入品については使用農薬の種類や残留基準が国によって異なること，輸送中の品質維持のため防腐剤を使用するなど課題は残っている．また，近年の地球規模での洪水や干ばつ，さらには政治・経済の不安定化は食料の安定供給面に影響を及ぼすことが考えられる．食料の安全保障を確保する意味でも食料自給率を上げていく努力が今日の日本に求められている．

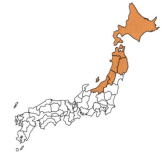

都道府県別の食料自給率 100% 以上は六つの県のみ．

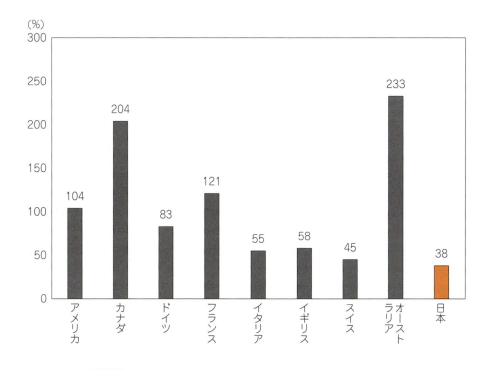

図 1.4 諸外国の食料自給率（平成 30 年度，カロリーベース）

こうした背景に基づいて 2014 年（平成 26）2 月に「食料の供給に関する特別世論調査」で食料安全保障に関する国民的な議論を深めていくために，農林水産業が有する食料の潜在生産力，すなわち**食料自給力**が示された．これは仮に輸入食料の大幅な減少といった不測の事態が発生した場合，国内において農地などを最大限活用し，国内生産だけでどれだけの食料を生産することが可能かを試算した指標である．この指標は，現在の食生活との乖離の度合いに応じ，次の四つのパターンが示されている．

パターン A：栄養バランスを一定程度考慮して主要穀物（米, 小麦, 大豆）を中心に熱量効率を最大化して作付けする場合．

パターン B：主要穀物（米, 小麦, 大豆）を中心に熱量効率を最大化して作付けする場合．

パターン C：栄養バランスを一定程度考慮して，いも類を中心に熱量効率を最大化して作付けする場合．

パターン D：いも類を中心に熱量効率を最大化して作付けする場合．

平成 26 年度の食料自給力指標をみると，パターン C, D で推定エネルギー必要量に達するものの，パターン A, B では大幅に下回っている（**図 1.5**）．

3 | 食事摂取基準（2020 年版）と食品機能

終戦後から現在までの約 70 年間，高度経済成長に支えられ私たちの生活は大きく変化し，それに伴って食生活も急激に変化してきた．食料供給は安定し，人々の体位は飛躍的に向上するとともに平均寿命も世界のトップレベルまで延びるようになった．しかし，今度は飽食の時代を迎え，食

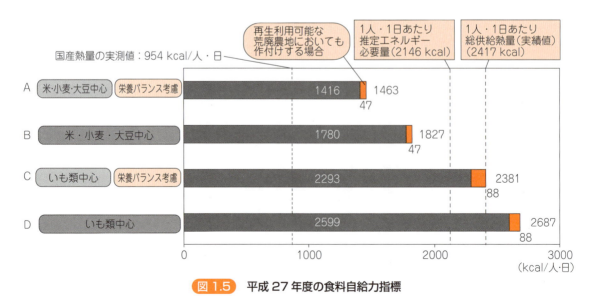

図 1.5　平成 27 年度の食料自給力指標

http://www.maff.go.jp/j/zyukyu/zikyu_ritu/012_1.html

生活の洋風化によって脂質摂取量が増大し，運動不足も重なって肥満を原因とする生活習慣病が増加するようになった．近年では美容などの理由からエネルギー摂取を制限した痩身傾向の人が増加してきている．**生活習慣病**とは，「食習慣，運動習慣，休養，喫煙，飲酒などの生活習慣がその発症，進行に深く関係する疾患群」と定義されている．具体的な疾患としては高血圧，糖尿病，脂質異常症，肥満，循環器疾患，がん，COPD（慢性閉塞性肺疾患）などがある．

厚生労働省，農林水産省，文部科学省が合同でこうした生活習慣病を予防する 21 世紀の国民健康づくり運動として**健康日本 21** を策定し，2000 年（平成 12）から実施している．とくに食生活習慣の改善が重要であることから日本人の食事摂取の基準を設定し，国民の健康の保持・増進を図れるように望ましいエネルギーと栄養素の摂取量の基準が示された．これを**食事摂取基準**といい，5 年ごとに見直しが行われている．**日本人の食事摂取基準（2020 年版）**では生活習慣病の発症予防と重症化予防を加えて新たに策定されている．エネルギーの過不足は，体格（**BMI**，body mass index）を採用し，エネルギー産生栄養素バランスに飽和脂肪酸の目標量を組み込み，さらに生活習慣病の発症予防・重症化予防のため，エネルギーおよび栄養素との関連を加えた．指標としては，① 摂取不足の回避を目的とする指標，② 過剰摂取による健康障害の回避を目的とする指標，③ 生活習慣病の予防を目的とする指標から構成されている．

正しい食生活習慣を実行に移すためにも，日頃から食事摂取基準を念頭に置いて，食品のもつ機能を適正に発揮できるように心がけておく必要がある．

健康日本 21
2013 年（平成 25）からは健康日本 21 第 2 次が推進されている．
http://www.kenkounippon21.gr.jp

復習問題を解いてみよう
https://www.kagakudojin.co.jp

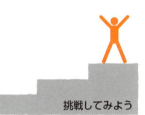

挑戦してみよう

第2章

食品機能と食品学

この章で学ぶポイント

★食品には三つの機能があることを学ぼう．
★食品の三つの機能，一次機能，二次機能，三次機能はどのようなものか，知っておこう．

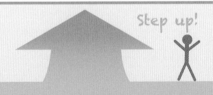

◆学ぶ前に復習しておこう◆

生活習慣病
がん，脳卒中，心臓病などは日常生活と関係が深く，生活習慣の見直しにより予防が可能である．非感染性疾患ともいう．

栄養成分の働き
炭水化物，脂質，たんぱく質，ビタミン，無機質（ミネラル）などの働きが食品の一次機能である．

雑食性
動物性と植物性の両方を食べること．ヒトを含む霊長類は雑食性である．

テクスチャー
食べ物を口に入れて咀嚼し飲み込むまでの感覚．舌ざわり，歯ごたえなど，おいしさにも関連する味覚の要素．

第2章　食品機能と食品学

1 | 食品には三つの機能がある

食品には，健康増進を目的とした栄養面の働き（**一次機能**），嗜好面の満足を目的とした感覚面の働き（**二次機能**），健康維持を目的とした体調調節機能（**三次機能**）の三つの機能がある．

第二次世界大戦後の日本人にとっての食品は，「おなか一杯食べる（エネルギーを十分に摂取する）」ためのものであった．その後の高度経済成長期を経て，食は生活の楽しみや家族や友人との団らんの手段となってきた．また，高度経済成長期前後から，食生活は健康面に影響を与える重要な生活習慣であること，**非感染性疾患**と関係することが明らかになり，食品の体調調節機能についても注目されるようになってきた．

食品の機能を考えるときに前提となっているのは，**食品が安全である**ことである．食品衛生学で学ぶ食品の安全性が担保された上で初めて，食品の機能性について考えることができるのである．

国家試験ワンポイントアドバイス
食品の三つの機能（一次機能，二次機能，三次機能）の意味を問う問題が出題されることがある．基礎的な問題でもあるのでよく理解しておこう．

非感染性疾患
WHOでは生活習慣病とほぼ同じ意味で非感染性疾患（NCD）という表現を使うことがある．p.9も参照．

食品の機能と安全性
食品の三つの機能を発揮するためには，食品の安全性が前提である．

栄養不足とは
現在でも，2014～2016年（平成26～28）において世界では依然として約7億9500万人が栄養不足におちいっているという．ここで，栄養不足とは，摂取エネルギーが不足しているという意味で，栄養素の質的な評価ではないことに注意しよう（「世界の食糧不安の現状 2015年報告」，FAOによる）．

2 | 食品の一次機能とは

摂取エネルギーを充足することから始まった栄養学研究が大きく変化したのは，20世紀に入ってからであり，この頃から栄養素についての質的な研究が急速に進展した．ヒトに不可欠な栄養素として，後にビタミンB_1とよばれるようになったオリザニンという物質を**鈴木梅太郎**（東京帝国大学教授）が，米ぬかから発見したのは1910年（明治43）である．その後，ヒトの体内で生合成することができず，食品から摂取する必要があるビタミンが次々と発見された．ビタミン研究に並行して，たんぱく質，食物繊維を含む炭水化物，脂質，ミネラルの研究も進展し，栄養素の研究がほぼ確立するに至った．

これら食品の栄養面からの働き（栄養特性）を**食品の一次機能**とよぶ．食品の一次機能については，**日本人の食事摂取基準**（**2015年版**）にほとんどの内容が収載されている．

3 | 食品の二次機能とは

栄養面が満たされた食品を摂取していても，ヒトにとっては十分な食生活を送っているとはいえない．ヒトは脳が発達した生物であるだけではなく，食生活では**雑食性**でさまざまな食品を食べることができる．食品の味，色，香り，さらに，口あたり，歯ごたえ，舌ざわりといった**テクスチャー**などの要素で食品の嗜好を決めている．さらに，社会や文化，地理的条件などによって左右される食習慣も含めた，食品の嗜好性に関するものを**食

品の二次機能という．

　二次機能の大部分の情報を受け取るのは鼻や口であるが，情報を最終的に処理するのは脳である．脳科学研究や，味覚と嗅覚の**受容体**研究の進展に伴い，食品のおいしさ（二次機能）に関わる研究は現在では新しい側面を迎えつつある．また，社会の高齢化に伴い，高齢者向けの食品の飲み込みやすさや食べやすさの研究も重要な課題として急速に進められている．

食品の二次機能に関わる研究
第4章も参照．

4　食品の三次機能とは

　昭和60年代に入ると，日本の研究者を中心に「病気の発症を未然に防ぐ食品の働き」に関する研究が世界に先立って取り組まれた．その結果，食品には，生体防御，疾病の予防，疾病の回復，体調リズムの調節，老化抑制などの体調調節機能（生体調節）があることが明らかとなった．しかし，**食品の体調調節機能**は，食品を摂取してすぐに各種指標値に反映されたり，体感できるといったものではなく，長期間に渡る摂取の結果として始めて発揮されるものである．

　1991年（平成3）に，国が審査し食品の保健機能（体調調節機能と一部の疾病予防機能）表示を認めた**特定保健用食品**制度が始まった．2015年（平成27）から，国の審査は行わず登録をして販売する企業が健康機能の表示に責任をもつ**機能性表示食品**制度が始まった．食品の三次機能には，医薬品や医薬部外品との区別を行うためのルールが決められている．食品の三次機能を学ぶと同時に三次機能のルールについて学ぶことも必要である．

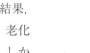

保健機能食品
特定保健用食品，栄養機能食品，機能性表示食品からなる．第7章も参照．

Column

健康情報リテラシー

　テレビで「健康に良い」と取り上げられた食品がスーパーマーケットから姿を消すという，行き過ぎた「健康情報」が2000年（平成12）前後に流行した．さらに，これらの番組の一部の内容がねつ造であったことが2007年（平成19）に発覚した．

　現在でも，いわゆる健康食品を含むさまざまな「健康機能」をほのめかす食品が出回っている．管理栄養士には，これらの食品を見分ける感性（リテラシー）も常に求められるのである．

第2章 食品機能と食品学

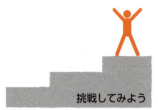

挑戦してみよう

復習問題を解いてみよう
https://www.kagakudojin.co.jp

第3章

食品の一次機能

この章で学ぶポイント

★栄養成分ではないが,ほとんどの食品に含まれている重要な成分である水の性質と働きについて理解しよう.

★食品成分表に掲載されているおもな栄養成分である,たんぱく質,炭水化物,脂質,ビタミン,無機質(ミネラル)それぞれの分類,おもな構造,性質,機能について学ぼう.

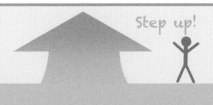

◆ちょっと学ぶ前に復習しておこう◆

有機化合物
炭素Cを含む化合物.たんぱく質,炭水化物,脂質は有機化合物である.

無機化合物
炭素C以外のすべての元素からなる化合物.炭素を含む化合物でも酸化物,シアン化物,炭化物,炭酸塩などは無機化合物である.

アミノ基,カルボキシ基
たんぱく質を構成するアミノ酸に共通する官能基.おもな官能基として,アルデヒド基,カルボニル基,ニトロ基,ケトン基,ヒドロキシ基などもある.

鏡像異性体
化学構造は同じだが,互いに鏡に映した関係にある物質同士.立体的な構造が違う物質.エナンチオマーともいう.

第 3 章　食品の一次機能

1 | 食品と水

水は各種栄養成分を溶かし，生命活動に関連する化学反応を起こす場所として，生命活動に不可欠である．ほとんどの食品は生命体であるため，乾燥して保存する豆類，穀類，種実類を除くと，ほとんどの食品には 50〜90％の水分が含まれている（表 3.1）．

水は栄養成分ではないが，ヒトの生命・健康維持にとって不可欠である．私たちは，飲料水として摂取するだけではなく，食品に含まれる水として摂取したり，代謝水として体内に取り込んだりしている．水の必要量については，外部環境，活動レベル，食事パターンなどで大きく異なるため確定することは難しい．日本人では，1999 年に報告されたデータが熱中症予防のための水摂取を勧める際などには使われる（図 3.1）．発汗による排泄以外で，呼気や皮膚から気が付かずに排泄される水の量を**不感蒸泄量**とよぶ．

代謝水

栄養素が燃焼（代謝）してエネルギーに代わるときに発生する水．1 g あたり糖質 0.56 mL，たんぱく質 0.41 mL，脂質 1.07 mL の代謝水が生成する．

1.1　水は極性分子である

酸素原子は電気陰性度が水素原子より大きいので，水素原子にある電子を強く引き付ける．そのため，水分子の中では酸素原子と水素原子の間には電子の偏りが生じている．

一方，酸素分子 1 個を中心に結合する 2 個の水素原子は図 3.2 に示すように水平（180°）ではなく 104.5° と傾きをもって結合している．そのため，電気陰性度の違いで生じる電子の偏りは打ち消されず，分子内の電子の偏りが残ることになる．

このような，同一分子内で電子の偏りをもつ分子を**極性分子**とよぶ．極性分子内の電子の偏りを**双極子モーメント**とよび，図 3.2（a）に示すように，δ^- と δ^+ で表す．

1.2　分子間力とクラスターの形成

水素結合

「付録 1」も参照．

水分子内には双極子モーメントが発生しているので，水分子同士は，図

表 3.1　主要食品の水分含量（％）

食　　品	水分含量
穀類（原穀・穀粒）	12.2 〜 14.9
いも類（生）	64.6 〜 88.8
豆類（乾燥豆）	8.3 〜 16.5
野菜類（生）	50.1 〜 97.1
果実類（生）	66.4 〜 91.4
魚介類（生）	54.5 〜 92.2
肉類（脂身・内臓を除く・生）	33.4 〜 93.7
卵類（全卵・生）	72.9 〜 76.1
牛乳類（液状乳）	85.9 〜 91.1

資料：日本食品標準成分表 2015 年版（七訂）．

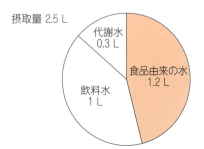

図 3.1　成人 1 日あたりの平均的な水の摂取量

飲用水として約 1 L，食品として約 1.2 L，代謝水が 0.3 L の合計約 2.5 L を摂取し，排泄量として，呼気から約 0.4 L，皮膚から約 0.6 L，糞便として約 0.1 L，尿から 1.4 L の約 2.5 L とでバランスを取っている．

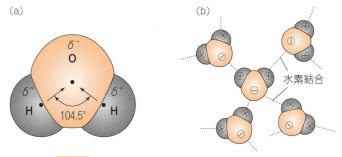

図3.2 水分子の構造と水分子のクラスター

(a) 水分子は酸素分子（O）と二つの水素分子（H）が直線状ではない偏りをもつため，分子内で分極（電子の偏り）が生じる．
(b) 分子内の偏り（双極子モーメント）によって，水分子はクラスターをつくる．

3.2 (b) に示すように，プラスの電荷をもつ分子の部分とマイナスの電荷をもつ他の分子が結びつき（クーロン力），クラスターという集合体をつくる．共有結合に比べると緩やかなこの結合を**水素結合**という．

1.3 水の状態変化

　水も他の分子と同様，固体・液体・気体，という三つの状態（三態）に変化する．水の場合，固体を氷，液体を水，気体を蒸気とよぶ．

　液体の水が気体の蒸気に変わることを沸騰といい，そのときの温度を沸点という．水の沸点は 1 気圧で 100 ℃ である．

　固体の氷が液体の水に変わることを融解といい，そのときの温度を融点という．氷の融点は 0 ℃ である．水の分子量に近い分子としてメタン（分子量 16）があるが，無極性分子であるため分子間力が弱く，沸点は － 161 ℃ と低い．水の沸点が 100 ℃ と高いのは分子間力が強いためである．

　また，水分子は，1 気圧で 0 ℃ から 100 ℃ までという他の分子に比べて広い温度域で液体の状態で存在する．

Column

氷は水に浮く

　もっとも水の密度が大きくなるのは 4 ℃ 付近である．水がゆっくりと冷やされたときには，密度が大きくなる 4 ℃ 付近の水が底にたまる．水がゆっくり凍るときには，0 ～ 4 ℃ の水は液面に上昇してくる．冬に氷が表面からできるのは，そのためである．

　また，氷は同じ重量の水より約 11% 体積が増える．つまり，密度は小さくなるので，氷は水に浮くことになる．水は，固体の方が液体に比べて密度が小さいという，特異な性質をもっているのである．

1.4 水にはさまざまな物質が溶けている

イオン性の物質を溶解することができるのは，水のような極性分子だけである．極性分子には分子内の電子に偏りがある（双極子モーメント）が，水は分子内の酸素分子の$δ^-$側がプラスの電荷をもったイオン〔図3.3（a）ではNa^+〕と，水素分子の$δ^+$側がマイナスの電荷をもったイオン〔図3.3（a）ではCl^-〕とが分子間力で結合し，溶解することができる．

一方，水はおもに水素結合に由来する分子間力によって表面に電荷をもつ有機化合物（たんぱく質や糖）〔図3.3（b）〕と結合し，これらの比較的大きな物質を溶解することができる．これらの現象を**水和**とよぶ．

水分子は，その特異な性質によってイオン性の物質や多くの有機化合物を溶解することができるのである．水分子は多くの分子を溶解することができるという性質の結果，生物の生命活動や食品での化学反応の場（溶質）として水が重要となっている．

1.5 食品中の水はさまざまな形態で存在している

食品中に存在する水の中において，栄養素を含む有機物質やミネラルはさまざまな形態で存在している．つまり，解離したイオンの状態で存在するミネラル，単糖のように非解離状態で溶解している有機物や，イオン状態に解離したものと非解離状態の分子が平衡状態で存在しているアミノ酸や有機酸，およびでん粉やたんぱく質のように高分子物質が**コロイド状態**で存在しているものなどである．また，水に溶解している成分だけではなく，分子内に一定量の水を保持しているものもある．さらに不溶性食物繊維のように水に溶けることができない成分もある．食品中の水に溶解したり分散したりしているこれらの物質と水との相互作用は，食品の加工や保存とも関連している（次ページ参照）．

（1）自由水と結合水

自由水と結合水という概念で水を考えてみると，食品中の水がよりわかりやすくなる．

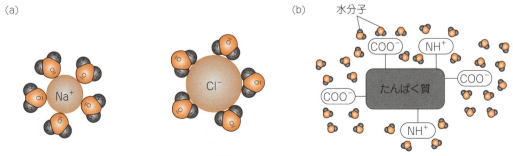

図3.3 水和（模式図）
（a）無機イオンへの水の水和，（b）有機物質（たんぱく質や炭水化物）への水の水和．

食品中の水は，純水のように自由に運動をすることができる状態のもの（**自由水**）と，水に溶解している成分と水和した状態のもの（**結合水**）とがある．結合水は，水に溶解しているイオンや有機物質との結合が強固な**単分子層吸着水**と，その外側に存在している比較的緩やかな結合をもつ**多層吸着水**に分けることができる（図3.4）．単分子層吸着水はたんぱく質や核酸などの高分子物質と水素結合を介して結合し，これらの分子の立体構造を維持する機能がある．

水分含量が単分子層吸着水より少なくなるまで乾燥した食品は，品質が安定する．また，食品を凍結しても単分子層吸着水は凍結しない特徴があり，不凍水とよばれることがある．

(2) 食品の保存との関係が深い水分活性

食品中の水のうち，微生物が利用可能な状態で存在する水や，酵素反応や化学反応が起こる場所として存在している水を評価するために**水分活性**（aw）という指標を用いる．水分活性は，下記の計算式で定義されている．

純水
高精度のろ過や蒸留を行い，ほとんど不純物を含まない水．ミネラルウォーターとは異なる．

カビと水分活性
自家製のパンにカビは生えるが細菌は増殖しないのは，細菌は増殖できないが，カビは増殖が可能な水分活性領域（0.90〜0.95）であるためである．

$$水分活性(a\mathrm{w}) = \frac{食品の蒸気圧(p\mathrm{f})}{純水の蒸気圧(p\mathrm{w})} = \frac{食品密閉容器内の気化水分量}{純水の密閉容器内の気化水分量}$$

食品に含まれる有機物質やミネラルなどと水素結合などの分子間力を介して結合している水（**結合水**）があり，これらは気体（蒸気）として自由に運動できない．そのため，純水に有機物やミネラルなどが溶けている食品では，気化水分量が低くなり，水分活性は0〜1.0の間の値をとる．もし純水であれば$p\mathrm{f} = p\mathrm{w}$となるので，水分活性は1となる．また，食品中の水分が0であれば，水分活性は0である．微生物の増殖は水分活性の影響を受け，ほとんどの微生物は，水分活性が0.65以下では増殖することができない．

水分活性
・水分活性は0から1の間をとる．
・水分活性が低いと微生物による汚染のリスクは低い．

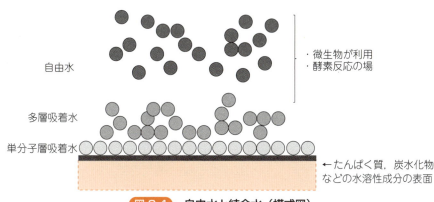

図3.4　自由水と結合水（模式図）
食品中のたんぱく質や炭水化物の表面に吸着している水（いちばん薄い灰色，単分子層吸着水），うすい灰色の水（多層吸着水），濃い灰色で示した水（自由水）

中間水分食品

水分活性が 0.65 ～ 0.85 付近の食品の多くは、乾燥した食品に比べてソフトな触感と保存性を両立していて、中間水分食品という。常温で比較的長い間保存することが可能なため、現在でも一定の需要がある食品である。aw を調整するために食塩や砂糖、糖アルコールなどを加えるものも多いが、aw の高い食品に比べると風味は劣るため、コンビニエンスストア網が発達する中で、需要は減少気味である。

国家試験ワンポイントアドバイス

図 3.5 に示されている水分活性、アミノカルボニル反応、脂質酸化、微生物の生育活動は頻出問題である。微生物は、カビ＜酵母＜細菌の順で、低水分活性でも生育できることを覚えておこう。

　食品中の脂質の酸化も水分活性の影響を受ける。脂質の酸化が抑制される aw は 0.2 ～ 0.6 の範囲であり、促進される領域は aw 0.2 未満と 0.6 以上である。つまり、aw が 0.65 ～ 0.85 の**中間水分食品**では脂質の酸化は促進される。また、糖質のカルボニル基とたんぱく質やアミノ酸のアミノ基との間で起こる非酵素的褐変反応である**アミノカルボニル反応**は、aw 0.65 ～ 0.85 で促進される（図 3.5）。この領域は、常温で比較的長期間保存が可能で、復水せずに食べることができる中間水分食品の水分活性領域である。つまり、中間水分食品は微生物的には安定であるが、脂質の酸化や褐変が起こりやすいという欠点がある。

　水分活性を低下させる方法としては糖類や塩類を添加する方法が古くから行われてきた。糖アルコールを中心とした多価アルコール（ソルビトール、マンニトール、グリセロール）を添加する方法もあるが、独特の風味をもつことから、常温で長期間保存が可能な水分活性にまで下げることは容易ではない。

　水分活性を低下させる方法としては食品を乾燥して自由水を低下する方法、糖類を加える糖蔵や塩を加える塩蔵によって結合水を高める方法がある。スルメや干物は乾燥した食品であり、砂糖を加える（糖蔵）による食品はジャム、食塩を加える（塩蔵）は漬物や塩蔵魚介類が代表的な食品である。

　日本では、冷蔵や冷凍温度帯のままで食品を輸送し、小売店で販売するコールドチェーンの発達と、低塩、低糖といった健康志向の高まりによって、水分活性を下げて保存性を高めた食品は徐々に少なくなってきている。

(3) 自由水と結合水、食品の凍結

　食品を低温で保存すると、食品を劣化させる微生物の増殖、化学反応や

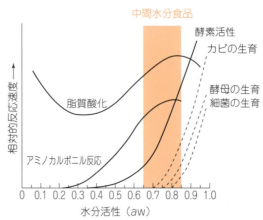

図 3.5　水分活性と食品の変質、微生物の増殖速度
――：食品の変質速度、- - -：微生物の増殖速度．

1 食品と水

酵素反応の速度を抑えることが可能である．食品を凍結しない程度の低い温度帯で保存することを**冷蔵**とよぶ．一般的には，水の凍結温度である0℃の±2℃（－2～2℃）で水が凍っていない状態での貯蔵を**氷温貯蔵**，食品中の自由水の一部が凍結を始める－5～－3℃を**パーシャルフリージング**とよぶ．

食品を－18℃以下で完全に凍結して食品を保存することを食品の**凍結保存**という．先に述べたように，水は凍結すると体積が約11%増加する．食品中で水が凍結する場合，食品中の水（自由水と一部の多層吸着水）が凍結を始める**最大氷結晶生成帯**である－5～－1℃をできるだけ短く（通常は25分以内とされることが多い）通過させる**急速凍結**を行うと，解凍後でも品質の低下の少ない食品を得ることができる（図3.6）．

国家試験ワンポイントアドバイス
水分活性と食品の品質，微生物の増殖に関係した問題が出題されることがある． 図で覚えて理解しよう．

国家試験ワンポイントアドバイス
・冷蔵，氷温：水は凍っていない． ・パーシャルフリージング：おもに自由水のみ凍る． ・凍結：ほとんどの水が凍っている． ・急速凍結，最大氷結晶生成帯は頻出問題である．

Column

急速凍結技術と回転寿司

現在，太平洋や大西洋で捕獲されるマグロの寿司を安価で食べることができるのは，急速凍結技術のおかげである．クロマグロやキハダマグロは100 kg以上，もっとも大きいミナミマグロだと200 kgに達するマグロを急速凍結する技術が開発され，比較的安価にマグロの刺身を食べることができるようになった．急速凍結技術は，一方で，海外での「Sushi」ブームもあり，マグロの乱獲による資源の枯渇が心配されている（図3.7）．

水産庁の平成27年度国際漁業資源の現況によると，太平洋のクロマグロ，北大西洋のビンナガマグロ，インド洋のキハダマグロ，太平洋と大西洋のメバチマグロ，ミナミマグロのここ数年の漁獲高から評価した資源状態が「低位」になっている．

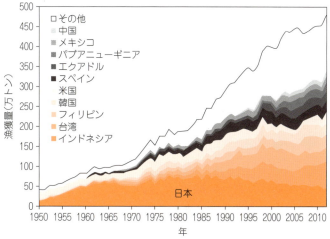

図3.7 世界の主要マグロ類（カツオを含む）の国別漁獲量の推移（1950～2012年）

FAO FishStat．平成27年度水産庁 国際資源の現況．
http://kokushi.fra.go.jp/H27/H27_03.pdf

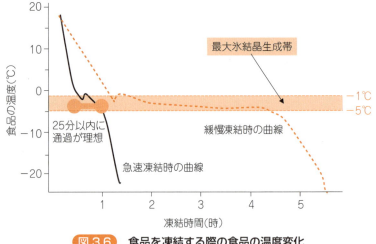

図3.6 食品を凍結する際の食品の温度変化

魚介類の多価不飽和脂肪酸
魚介類にはIPA（EPA）やDHAなどの多価不飽和脂肪酸が多いので，酸化を受けやすい．

脂質の酸化
第6章も参照．

急速凍結では，氷結晶が大きくならず食品の細胞組織やたんぱく質の変性が最小限に抑えられる．急速凍結した食品は，解凍時の**離水（ドリップ）**が抑制される．一方，最大氷結晶生成帯通過時間が長い**緩慢凍結**の場合，食品中の氷結晶が成長し，食品組織を破壊し，たんぱく質の変性が起こり，解凍時のドリップが増加する．魚の凍結の場合は，魚に多く含まれる多価不飽和脂肪酸（二重結合を含み酸化されやすい）の酸化を防ぐために，凍結後の魚体を氷の層で覆う**グレーズ（グレイジング）処理**を行う．

2　たんぱく質

たんぱく質（protein）は身体や食品を構成する重要な構成成分の一つであり，20種の**アミノ酸**（amino acid）が**ペプチド結合**（peptide bond）により連結したポリペプチドからなる．たんぱく質によって構成アミノ酸の数，種類，結合順序が異なり，分子量が約4千のものから，数千万から数億に達するウイルスたんぱく質のようなたんぱく質超分子複合体まで存在する．連結したアミノ酸の個数が少ない場合は**ペプチド**と呼び，ペプチド鎖の長さによりオリゴペプチド，ポリペプチドに分類される．

アミノ酸の種類
DNAにコードされているアミノ酸が20種類である．

オリゴペプチド
食品成分表（七訂）では，「2から20程度のアミノ酸が結合したペプチド」とされている．

2.1　アミノ酸
(1) アミノ酸の基本構造

アミノ酸は1分子中に**アミノ基**と**カルボキシ基**をもつ物質で，自然界には数多く存在していることが知られている．たんぱく質中は，20種のアミノ酸で構成されている．このうち，たんぱく質を構成するアミノ酸は，同じ炭素にアミノ基とカルボキシ基が結合しており（この炭素をα炭素という），このようなアミノ酸を**α-アミノ酸**とよぶ．それぞれのアミノ酸

表 3.2 たんぱく質を構成するアミノ酸

分類	アミノ酸	略号( )内は一文字表記	構造式	等電点	分類	アミノ酸	略号( )内は一文字表記	構造式	等電点
脂肪族アミノ酸	グリシン	Gly(G)	H₂N-CH(H)-COOH	5.97	芳香族アミノ酸	フェニルアラニン	Phe(F)	(構造式)	5.48
脂肪族アミノ酸	アラニン	Ala(A)	H₂N-CH(CH₃)-COOH	6.00	複素環式アミノ酸	プロリン	Pro(P)	(構造式)	6.30
分岐鎖アミノ酸	バリン	Val(V)	(構造式)	5.96	酸アミドアミノ酸	アスパラギン	Asn(N)	(構造式)	5.41
分岐鎖アミノ酸	ロイシン	Leu(L)	(構造式)	5.98	酸アミドアミノ酸	グルタミン	Gln(Q)	(構造式)	5.70
分岐鎖アミノ酸	イソロイシン	Ile(I)	(構造式)	6.02	酸性アミノ酸	アスパラギン酸	Asp(D)	(構造式)	2.98
ヒドロキシアミノ酸	トレオニン	Thr(T)	(構造式)	5.60	酸性アミノ酸	グルタミン酸	Glu(E)	(構造式)	3.22
ヒドロキシアミノ酸	セリン	Ser(S)	(構造式)	5.68	塩基性アミノ酸	アルギニン	Arg(R)	(構造式)	10.76
含硫アミノ酸	システイン	Cys(C)	(構造式)	5.02	塩基性アミノ酸	ヒスチジン	His(H)	(構造式) 複素環式アミノ酸でもある.	7.59
含硫アミノ酸	メチオニン	Met(M)	(構造式)	5.06	塩基性アミノ酸	リシン	Lys(K)	(構造式)	9.74
芳香族アミノ酸	チロシン	Tyr(Y)	(構造式) ヒドロキシアミノ酸でもある	5.67					
芳香族アミノ酸	トリプトファン	Trp(W)	(構造式)	5.88					

赤文字はヒトの必須アミノ酸. 構造式はL型を示す(グリシンを除く).

ヒドロキシプロリン
食品成分表の魚介類などでは，ヒドロキシプロリンの値が掲載されている．

4-ヒドロキシ-L-プロリン

は特有の側鎖をもち，この側鎖の特性によってアミノ酸を分類することができる（表3.2）．

たんぱく質を構成する20種類のアミノ酸のうち，バリン，ロイシン，イソロイシン，トレオニン，メチオニン，フェニルアラニン，トリプトファン，リシン，ヒスチジンの9種類は自らの体内ではつくることができないため，必ず食物から摂取する必要がある．これらのアミノ酸は**必須アミノ酸**とよばれる．食品に含まれている必須アミノ酸の量は，日本食品標準成分表2015年版（七訂）アミノ酸成分表追補2016年に収載されている．

（2）アミノ酸の立体構造

グリシンを除くアミノ酸は，α炭素の4本の結合部位にすべて異なる基が結合している．この炭素のことを**不斉炭素原子**という．これらのアミノ酸には不斉炭素原子があるため，D型とL型の立体異性体が存在する．これらを**鏡像異性体**（エナンチオマー）という（図3.8）．自然界に存在す

Column

食品中のたんぱく質含量

2020年（令和2）12月に「日本食品標準成分表2020年版（八訂）」（以降，日本食品標準成分表は食品成分表とする）が発表された．可食部100g中のたんぱく質含量は①食品成分表2020年版 アミノ酸成分表編より算出される「アミノ酸組成によるたんぱく質」と，②基準窒素量に窒素－たんぱく質換算係数を乗じて算出される「たんぱく質」が収載されている．①と②では算出方法が異なるため，同じ食品のたんぱく質量であっても数値が異なる場合がある．

①は，食品成分表2010年版が発表されたときからたんぱく質の項目に記載され，付加的な情報として収載されてきた．食品成分表2015年版（七訂）では，たんぱく質の組成について，別冊として食品成分表2015年版（七訂）アミノ酸成分表編が同時に発表され，組成成分値が利用できるようになった．食品成分表2020年版においても食品成分表2020年版 アミノ酸成分表編が同時に発表され，エネルギー計算にはアミノ酸組成によるたんぱく質の収載値を用いることとなった．①の算出方法は，アミノ酸組成に基づいて，アミノ酸の脱水縮合物の量，すなわちアミノ酸残基の総量として求める．

②は従来から採用されている算出法で，算出に使用する「窒素－たんぱく質換算係数」は，FAO/WHOから発表されている．

食品成分表2020年版 アミノ酸成分表編には，18種類（魚介類，肉類及び香辛料は19種類）のアミノ酸が収載されている．体内で合成されない，もしくは十分に合成されない必須アミノ酸としてイソロイシン，ロイシン，リシン，含硫アミノ酸（メチオニン，シスチン），芳香族アミノ酸（フェニルアラニン，チロシン），トレオニン，トリプトファン，バリン，ヒスチジンが，その他のアミノ酸としてアルギニン，アラニン，アスパラギン酸，グルタミン酸，グリシン，プロリン，セリンが収載されている．また，たんぱく質合成後の翻訳後修飾されるヒドロキシプロリンは魚介類および肉類に収載されている．

アスパラギンおよびグルタミンはアミノ酸分析の前処理におけるたんぱく質の加水分解で，それぞれアスパラギン酸，グルタミン酸に変化し，測定の際には，たんぱく質の中でアスパラギンとアスパラギン酸あるいはグルタミンとグルタミン酸は区別できないため，それぞれアスパラギン酸とグルタミン酸に含めている．

食品成分表2020年版 アミノ酸成分表編において，ヒスチジンは塩基性アミノ酸に分類されている．ヒスチジンは複素芳香環のイミダゾイル基をもっているため，芳香族アミノ酸に分類されることもある．

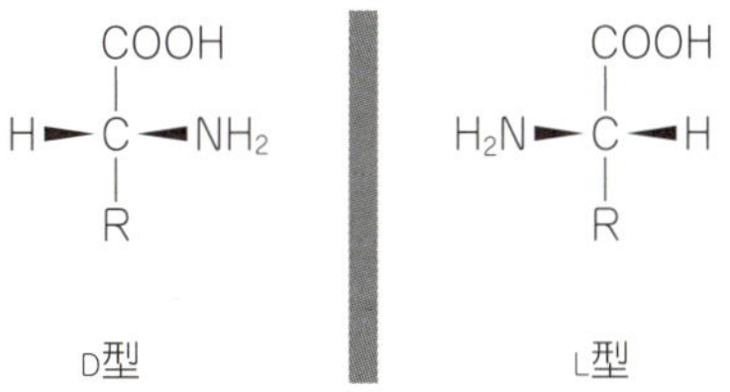

2 たんぱく質

図 3.8 アミノ酸の構造
D 型と L 型は鏡像異性体である．

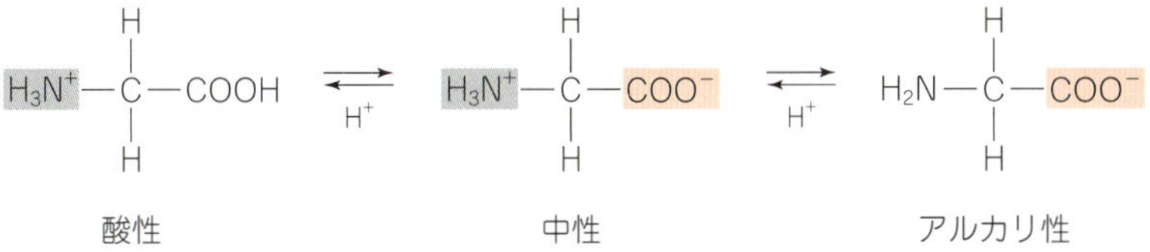

図 3.9 水溶液中でのアミノ酸（グリシン）の挙動

るアミノ酸の大部分は L 型でできており，たんぱく質を構成しているアミノ酸はすべて L 型である．

(3) 水溶液中のアミノ酸

アミノ酸のアミノ基とカルボキシ基は，その存在する溶液の pH によって解離状態に変化が生じる．アミノ基は酸性条件下では $-NH_3^+$ となり，アルカリ性条件下では電荷を失って $-NH_2$ となる．逆にカルボキシ基は酸性条件下では非解離の $-COOH$，アルカリ性条件下で $-COO^-$ に解離する（図 3.9）．このような性質をもつ物質を**両性電解質**（ampholyte）といい，中性付近の溶液中では両方の官能基が電離した**両性イオン**の形で存在する．また，アミノ酸は適当な pH の下では正負の電荷が等しくなる．この pH のことを**等電点**（isoelectric point, pI）とよび，各アミノ酸によりこの値は異なる．アミノ酸の側鎖に親水性官能基（ヒドロキシ基，カルボキシ基，アミノ基）をもつものを親水性アミノ酸，もたないものを疎水性アミノ酸という．一般的に親水性アミノ酸は水に溶けやすく，疎水性アミノ酸は水に溶けにくい．

(4) アミノ酸の呈色反応

アミノ酸の検出には，各種の呈色反応が用いられる．アミノ酸の代表的な呈色反応として**ニンヒドリン反応**があげられる．この反応ではアミノ酸がニンヒドリンと加熱されることによりルーヘマン紫とよばれる色素を形成し，赤紫色～青紫色を呈するという性質を利用している．ただし，プロリンはニンヒドリン反応により黄色を呈する．また，ニンヒドリンはアミノ酸のみならずペプチドやたんぱく質とも反応する．

特定のアミノ酸の検出方法として，次のような方法がある．

ミロン反応：フェノール環をもつチロシンは硝酸水銀を加えて加熱すると，フェノール性ヒドロキシ基と反応して赤褐色になる．

食品成分の官能基

化合物の構造には特徴的な部分構造をもつものが多い．それらの部分構造を区別したものを官能基という．食品成分の性質は官能基で決まるため，官能基を理解しておくことは重要である．代表的な官能基は以下の通りである（「付録 1」も参照）．

アミノ基	$-NH_2$
アルデヒド基	$-CHO$
カルボキシ基	$-COOH$
カルボニル基	$>CO$
ニトロ基	$-NO_2$
ヒドロキシ基（水酸基）	$-OH$

坂口反応：アルギニンはα-ナフトールおよび次亜塩素酸ナトリウムと反応して赤紅色を呈する．

キサントプロテイン反応：チロシンやチロシンを含むペプチドやたんぱく質は，硝酸によりニトロ化されて黄色を呈する．

硫化鉛反応：システインなどの含硫アミノ酸は，アルカリ性条件下で分解して硫黄を生成する．その硫黄に酢酸鉛を加えて加熱すると，溶解して黄色から褐色，黒色へと変化する．

（5）たんぱく質の構成に関与していないアミノ酸

天然には，たんぱく質の構成に関与していないアミノ酸も多く存在する．これらのアミノ酸は生体内で遊離または結合状態で存在し，代謝の重要な中間体，神経伝達物質，生理活性物質，うま味物質，香気成分の前駆体などとして機能する（表3.3）．

また，たんぱく質を構成していない単独のアミノ酸を**遊離アミノ酸**といい，多くの食品の味に大きく影響している．代表的なものとして，えびの甘味のグリシン，昆布のうま味のグルタミン酸ナトリウム，その他，苦味や酸味をもつものもある．

2.2 ペプチド

ペプチドは2個以上のアミノ酸が**ペプチド結合**によって結合したものの総称である．ペプチド結合はアミノ酸のカルボキシ基と，もう一つのアミノ酸のアミノ基との間で水分子がとれること（脱水縮合）によってつくられる（図3.10）．アミノ酸が2個結合したものを**ジペプチド**，3個結合し

表3.3　たんぱく質の構成に関与していないアミノ酸

名称	化学式	備考
β-アラニン	$H_2N-CH_2-CH_2-COOH$	自然界に存在するβ-アミノ酸．パントテン酸の構成分子
γ-アミノ酪酸（GABA）	$H_2N-CH_2-CH_2-CH_2-COOH$	神経伝達物質 血圧降下作用 特定保健用食品として利用
L-オルニチン	$H_2N-CH_2-CH_2-CH_2-CH(NH_2)-COOH$	尿素サイクルの中間体 しじみなどに存在
テアニン	$CH_3-CH_2-NH-CO-CH_2-CH_2-CH(NH_2)-COOH$	茶のうま味成分
アリイン	$CH_2=CH-CH_2-S(=O)-CH(NH_2)-COOH$	にんにく臭の前駆物質
シトルリン	$H_2N-C(=O)-NH-(CH_2)_3-CH(NH_2)-COOH$	尿素サイクルの中間体 すいかなどに存在

たものを**トリペプチド**，2〜20個程度結合したものを**オリゴペプチド**，多数結合したものを**ポリペプチド**という．

天然から分離され，構造の決定しているペプチドは数多くある．それらペプチドには食品の呈味，生体内の情報伝達（ホルモンペプチド，神経ペプチドなど），血圧や血糖の調節，酵素活性阻害作用を示すものなどがあり，多岐に渡る（表3.4）．

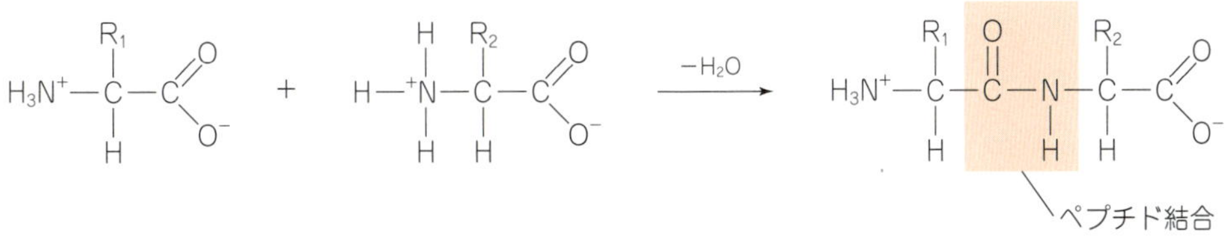

図3.10　ペプチド結合

表3.4　ペプチドの例

名称	特徴
アスパルテーム	人工甘味料　砂糖の約200倍の甘味
アンギオテンシンI変換酵素阻害ペプチド	血圧調節に関係するアンギオテンシンI変換酵素を阻害
アンセリン	カルシウムの体内輸送などに関与
インスリン	血糖調節ホルモン
カゼインホスホペプチド	カルシウムの腸管吸収を促進
カルシトニン	カルシウム調節ホルモン
グルカゴン	インスリン拮抗ホルモン
グルタチオン	酸化還元に関与　解毒機能

2.3　たんぱく質の構造

たんぱく質は，多数のアミノ酸がペプチド結合したポリペプチドである．たんぱく質により構成アミノ酸の数，種類，結合順序が異なり，分子量の幅は広い．たんぱく質はイミノ基（-NH-）とカルボニル基（-CO-）が水素結合して安定化し，ペプチド結合の回転が束縛されている．

たんぱく質の構造は一次構造，二次構造，三次構造，四次構造に分けられる．一次構造はたんぱく質内でのアミノ酸の配列，二次，三次構造はポリペプチド鎖の立体構造に対応している．四次構造はいくつかのポリペプチド鎖間の幾何学的な配置に対応しており，それらは多くの場合，共有結合以外の結合によって形成されている．たんぱく質の二次構造，三次構造，四次構造は**高次構造**とよばれている．食品を加工する際に生じるさまざまな変化は，おもにたんぱく質の高次構造の変化が関係している．たんぱく質が消化吸収される際には，たんぱく質の一次構造を構成しているペプチド結合が適宜切断され，さまざまな長さのポリペプチドが生成している．

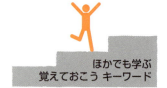

αヘリックス構造，βシート構造
➡人体の構造と機能および疾病の成り立ち

(1) たんぱく質の一次構造

　たんぱく質は一般に，各種のα-アミノ酸がペプチド結合により連結したポリペプチド鎖から構成されている．ペプチド鎖の両端にはアミノ基（アミノ末端）とカルボキシ基（カルボキシ末端）が存在し，それぞれ N 末端，C 末端とよばれる．これらのアミノ酸の配列順序をたんぱく質の**一次構造**という．たんぱく質の高次構造は，基本的にはその一次構造によって規定されていると考えられている．

(2) たんぱく質の二次構造

　たんぱく質の立体構造において，ペプチド主鎖中のカルボニル基（C=O）とイミノ基（NH）との間の水素結合によって形成される，比較的狭い範囲にみられる特殊な立体構造をたんぱく質の**二次構造**という．**αヘリックス構造**（α-helix structure）（図3.11）や**βシート構造**（β-sheet structure）（図3.12）などのような規則的な構造や，不規則な構造である**ランダムコイル構造**がある．

　αヘリックス構造は，3.6 個のアミノ酸ごとに 1 回転する，まるでらせん階段のような構造をしている．βシート構造はペプチド鎖が並列になり，ひだ状の平面的な構造で，2 本のペプチド鎖が互いに同じ方向**平行型構造**と，反対の方向になる**逆平行型構造**がある．二次構造は共有結合よりはるかに弱い**水素結合**（hydrogen bond）などで安定化されており，加熱やpH 変化などの比較的穏和な処理で容易に構造が変化する．

(3) たんぱく質の三次構造

　たんぱく質を構成する 1 本のポリペプチド鎖が空間的にとる立体構造で，αヘリックス構造やβシート構造といった二次構造が不規則構造部分を介して，さらに折りたたまれた構造をたんぱく質の**三次構造**という．

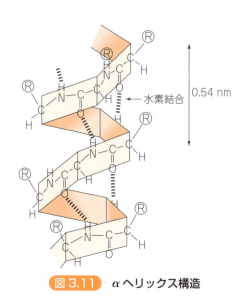

図3.11　αヘリックス構造

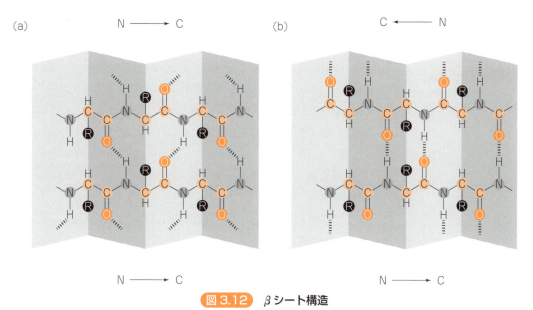

図 3.12　βシート構造

(a) 平行型構造, (b) 逆平行型構造. 各ポリペプチド鎖のC末端方向を矢印で示す. 側鎖Rはシートに対して垂直方向に突き出ている. 点線は水素結合.

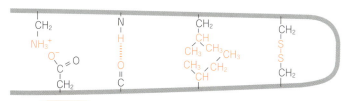

図 3.13　たんぱく質の三次構造に関与する各種結合

左からイオン結合, 水素結合, 疎水結合, ジスルフィド結合.
畑山 巧 編著,『ベーシック生化学』, 化学同人 (2009), p.21 を参考に作成.

三次構造が安定している要因は, 残基間の**イオン結合**, **水素結合**, **疎水結合**, システイン残基間の**ジスルフィド結合**などであり, このうち, 疎水結合がもっとも大きく寄与する (図 3.13). 疎水結合は弱い非共有結合により保持されているため, 有機溶媒や界面活性剤により処理して疎水結合を切断すると, 三次構造は壊れる.

(4) たんぱく質の四次構造

三次構造を形成している複数のポリペプチド鎖が会合し, 特定の空間的配置をとる構造をたんぱく質の**四次構造**という. 各ポリペプチド鎖を**サブユニット**とよぶ. たとえば, 血液の赤血球に存在するヘモグロビンは, α鎖とβ鎖の2種のポリペプチドが2個ずつ会合した巨大分子である. このような構造をとることによって酸素結合能を調節している.

2.4　たんぱく質の変性

種々の原因により, たんぱく質の一次構造は変化せずに高次構造のみが

たんぱく質の変性
第6章-1も参照．

国家試験ワンポイントアドバイス
たんぱく質の変性を利用した食品を問う問題が出題されることがある．つくられ方と関連させて理解しよう．

破壊され，物性が変化することを**たんぱく質の変性**という．変性の原因は物理的原因（加熱，凍結，高圧，超音波，紫外線など）と化学的原因（酸，アルカリ，有機溶媒，重金属など）に大別される．変性したたんぱく質は変性の原因を取り除くことによって**可逆的に**もとに戻る場合がある．これをたんぱく質の再生という．しかし，食品を加熱調理する場合は，ほとんどのたんぱく質は**不可逆的に**（もとには戻れない）変性している．

2.5 たんぱく質の分類

（1）分子形状による分類

たんぱく質は分子全体の形から，**繊維状たんぱく質**と**球状たんぱく質**に分けられる．繊維状たんぱく質は，いくつかのポリペプチド鎖が共通の軸に沿って集合するような構造をとり，繊維を形成している．球状たんぱく質は，1本あるいは複数のポリペプチド鎖からなり，それが折りたたまれて三次構造を形成している．

たんぱく質分子の疎水性アミノ酸は疎水結合を形成し，分子の中心に存在し，親水性アミノ酸はたんぱく質分子表面に分布することにより水中で安定になっている．繊維状たんぱく質としてはコラーゲン，ケラチン，エラスチン，ミオシンなどがあり，球状たんぱく質としてはアルブミン，グロブリンなどがある．

（2）構成成分による分類

たんぱく質は構成成分の違いから，アミノ酸だけで構成されている**単純たんぱく質**と，アミノ酸とさまざまな非たんぱく質成分とから構成される**複合たんぱく質**に分けられる．

単純たんぱく質は水，塩類，酸，アルカリ，アルコールなどの溶媒に対

Column

食品加工に応用されているたんぱく質の変性

たんぱく質は調理・加工の過程で様々な凝集体を新たに形成し，食品として好ましい物性を生み出している．変性はさまざまな要因により生じる．代表的なものは右の通りである．

- ゆで卵（熱変性）
- ゼラチン（熱変性）
- 豆腐（酸変性，金属塩変性）
- 湯葉（熱変性，表面変性）
- 凍り豆腐（凍結変性）
- かまぼこ（熱変性）
- しめさば（酸変性）
- ピータン（アルカリ変性）
- 中華めん（アルカリ変性）

2 たんぱく質

表3.5 単純たんぱく質の分類

属	溶解性					特徴	代表たんぱく質の名称 （ ）内は含有名称
	水	塩類	希酸	希アルカリ	アルコール*		
アルブミン	○	○	○	○	×	熱凝固する 飽和硫酸アンモニウム添加で沈殿する	オボアルブミン（卵白） ラクトアルブミン（乳） 血清アルブミン（血清） ロイコシン（小麦）
グロブリン	×	○	○	○	×	熱凝固する 半飽和硫酸アンモニウム添加で沈殿する	オボグロブリン（卵黄） グリシニン（大豆） ミオシン（筋肉）
プロラミン	×	×	○	○	○	熱凝固しない	グリアジン（小麦） ゼイン（とうもろこし） ホルデイン（大麦）
グルテリン	×	×	○	○	×		グルテニン（小麦） オリゼニン（米）
ヒストン	○	○	○	×	×	熱凝固しない 塩基性たんぱく質	胸腺ヒストン
プロタミン	○	○	○	○	×	熱凝固しない 強塩基性たんぱく質	サルミン（サケ） クルペイン（ニシン） スコンブリン（サバ）
アルブミノイド （硬たんぱく質）	×	×	×	×	×	熱凝固しない	フィブロイン（絹糸） ケラチン（爪，毛，角質） エラスチン（腱，靭帯） コラーゲン（結合組織，軟骨）

○：可溶　×：不溶　を示す．
＊：70％アルコール．

する溶解性と熱凝固性などに基づいて**アルブミン，グロブリン，プロラミン，グルテリン，ヒストン，プロタミン，アルブミノイド（硬たんぱく質）**に分類され，食品を構成しているたんぱく質はいずれかに属する（表3.5）．これらの溶解性の違いを利用して，これらたんぱく質を分離，精製することができる．

複合たんぱく質は結合している非たんぱく質成分に基づいて，**糖たんぱく質，リポたんぱく質，リンたんぱく質，核たんぱく質，色素たんぱく質**に分類される（表3.6）．

(3) 生体内機能による分類

たんぱく質は非常に多様な機能を有しており，それらの機能から，構造たんぱく質，貯蔵たんぱく質，酵素，呼吸たんぱく質，防御たんぱく質，ホルモンなどに分類される（表3.7）．

2.6 たんぱく質の性質

たんぱく質はアミノ酸含量や配列順序，それらに基づく高次構造によって多種類存在し，性質も多様である．この性質を利用してたんぱく質を単

国家試験ワンポイントアドバイス
牛乳の主要たんぱく質で，チーズのおもなたんぱく質であるカゼインは，リンたんぱく質である．

たんぱく質の変化
第6章-1も参照．

表3.6　複合たんぱく質の分類

属	特徴	代表たんぱく質の名称 （　）内は含有名称
糖たんぱく質	糖質と結合 水，希アルカリに可溶 粘性がある	オボムコイド（卵白），オボムチン（卵白）
リポたんぱく質	脂質と結合	リポビテリン（卵黄），リポたんぱく質（血清）
リンたんぱく質	リン酸とエステル結合 希アルカリに可溶	カゼイン（牛乳），ホスビチン（卵黄），ビテリン（卵黄）
核たんぱく質	核酸と結合 希アルカリに可溶 水，希酸に不溶	ヌクレイン（細胞核），クロマチン（細胞核）
色素たんぱく質	色素と結合 希酸で色素部分が分離	ヘモグロビン（赤血球），ミオグロビン（筋肉）

表3.7　たんぱく質の生体内機能による分類

種類	生体内機能	代表たんぱく質の名称　　（　）内は含有名称
構造たんぱく質	動物の体や組織の構成	ミオシン（筋肉），ケラチン（毛），フィブリン（絹），コラーゲン，エラスチン（結合組織）
貯蔵たんぱく質	栄養素の貯蔵	オボアルブミン（卵白），ゼイン（とうもろこし），グリシニン（大豆），カゼイン（牛乳）
酵素	生体内反応の触媒	アミラーゼ，リパーゼ，プロテアーゼ（消化酵素），解糖系の諸酵素，TCA回路の諸酵素
呼吸たんぱく質	酸素の運搬や貯蔵	ヘモグロビン（赤血球），ミオグロビン（筋肉），シトクロム（細胞内）
防御たんぱく質	生体の防御	免疫グロブリン（血液），フィブリノーゲン（血液）
ホルモン	代謝の調節	インスリン，グルカゴン（膵臓）

一にまで精製し，それらの性質を確認することができる．また，その性質を利用して食品の調理・加工にも応用されている．

(1) 等電点

たんぱく質はアミノ基およびカルボキシ基を有するアミノ酸によって構成されている（図3.9）．そのため，たんぱく質もアミノ酸と同様，両性電解質の性質を示し，固有の**等電点**をもつ．等電点では水和量が少なくなり，もっとも溶解度が低くなる．たんぱく質によっては等電点で沈殿するものがある．これを**等電点沈殿**といい，たんぱく質の分離に利用されている．

(2) 塩類の影響

たんぱく質溶液に少量の塩類を加えると，たんぱく質の溶解度が増加する．このことを**塩溶**という．また，たんぱく質溶液に多量の塩類を加えるとたんぱく質の溶解度が減少し，沈殿する．このことを**塩析**という．硫酸アンモニウムはこの塩析の効果が大きく，たんぱく質の種類によって沈殿させる濃度が異なるため，たんぱく質の分離，精製に利用されている（硫安沈殿）．

(3) たんぱく質の定性分析，定量分析

たんぱく質の定性分析として用いられる代表的な呈色反応に**キサントプ**

> **国家試験ワンポイントアドバイス**
> 等電沈殿のメカニズム，食品加工への応用について頻出である．

ロテイン反応とビウレット反応がある．キサントプロテイン反応は硝酸によるチロシン，トリプトファン，フェニルアラニンのニトロ化によるもので，芳香族アミノ酸の含量が高いたんぱく質は強く呈色する．ビウレット反応は，強アルカリ水溶液中のポリペプチドが銅（Ⅱ）イオンと錯体を形成し，赤紫色を呈する反応である．尿素を加熱して得られるビウレットが同様の呈色反応を示すためこの名が付いている．また，ビウレット反応は定性分析のみならず，定量分析にも利用することができる．

たんぱく質の定量分析として用いられる代表的な方法は，アミノ酸組成から算出する方法と基準窒素量に**窒素－たんぱく質換算係数**を乗じる方法がある．これらの方法は「日本食品標準成分表 2020 年版（八訂）」*のたんぱく質の数値を求める際に利用されている．

アミノ酸組成からたんぱく質量を求める場合は，食品成分表 2020 年版の「アミノ酸成分表編」に基づいて，アミノ酸の脱水縮合物の量，すなわちアミノ酸残基の総量として算出する．食品成分表 2020 年版には「アミノ酸組成によるたんぱく質」として掲載されている．

たんぱく質を構成する元素は炭素，水素，酸素，硫黄，窒素であり，窒素の割合は比較的一定（質量比率で約 16％）である．したがって，窒素含量を分析することにより，たんぱく質含量の分析が可能となる．いくつかの食品については個別に窒素-たんぱく質換算係数が定められている．たんぱく質に由来する窒素量に近づけるため，野菜は硝酸態窒素量を，茶類は硝酸態窒素量およびカフェイン由来の窒素量を，コーヒーはカフェイン由来の窒素量を，ココアおよびチョコレート類はカフェインおよびテオブロミン由来の窒素量を，それぞれ全窒素量から差し引いて基準窒素を求める．硝酸態窒素，カフェインおよびテオブロミンを含まない食品では全窒素量と基準窒素量は同じ値になる．基準窒素量に窒素-たんぱく質換算係数を乗じて算出した値は「たんぱく質」として食品成分表 2020 年版に収載されている．

2.7 酵素

生体内の反応を触媒するたんぱく質を**酵素**という．酵素に基質が取り込まれると，酵素の触媒作用により酵素基質複合体が形成される．酵素の活性部位で反応が起き，酵素生成物複合体ができ，生成物が酵素から離れて反応が完結する（図 3.14）．酵素は特定の基質にしか効果を示さない**基質特異性**を示し，それぞれの酵素にはその触媒作用にもっとも適した**最適温度**，**最適 pH** がある．一方で，酵素はたんぱく質であるため，高温，低 pH，高 pH のような条件では酵素としての活性を失うことが多い．酵素は食品や食品加工に関係しており，酵素の働きにより，食品の品質が左右される（3.4 節参照）．

定性分析，定量分析
定性分析はある物質の性質を知る分析．定量分析はある物質がどれだけ含まれているかを知る分析．

＊「日本食品標準成分表 2020 年版（八訂）」は，以降，食品成分表 2020 年版とする．

国家試験ワンポイントアドバイス
「日本食品標準成分表」に関する出題は頻出である．

「アミノ酸組成によるたんぱく質」と，「たんぱく質」の収載値がある食品
エネルギーの計算には「アミノ酸組成によるたんぱく質」の収載値を用いる．

カフェイン，テオブロミン，硝酸態窒素
窒素を含むが，アミノ酸ではない．

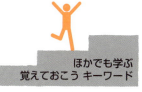

酵素の基質特異性
➡人体の構造と機能および疾病の成り立ち

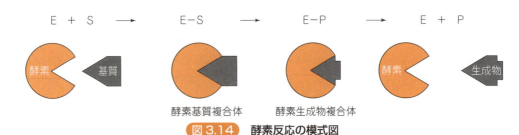

図3.14　酵素反応の模式図

2.8　たんぱく質の栄養評価

食品のたんぱく質の栄養価の評価方法でもっとも一般的なのは**アミノ酸価（アミノ酸スコア）**である．たんぱく質の栄養価は構成アミノ酸の割合によって決まるという考えに基づいている．動物にとって必要な必須アミノ酸の割合を基準とし，それと比較して必須アミノ酸がどれだけ不足しているかで表す．数値はもっとも不足しているアミノ酸（第一制限アミノ酸）の割合（％）で示す．

アミノ酸評点パターンはFAO/WHOが1973年に，FAO/WHO/UNUが1985年と2007年にそれぞれ提案されている．

FAO/WHO
FAO：国際連合食糧農業機関
WHO：世界保健機関

UNU
国連大学

> **国家試験ワンポイントアドバイス**
> 多くの穀類ではリシンが第一制限アミノ酸で，大豆には制限アミノ酸はない．

3　炭水化物

3.1　炭水化物とは

炭水化物は動植物に広く分布し，ヒトにとってはおもにエネルギー源として利用される重要な栄養成分であり，構造からみて「1分子中にアルデヒド基（-CHO）またはケトン基（>CO）と2個以上のヒドロキシ基（-OH）をもつ化合物およびその誘導体と縮合体」と定義されている．すなわち，炭水化物とは，**単糖**や**誘導糖**あるいはこれらの重合物ということになる．炭水化物の名称は，グルコース $C_6H_{12}O_6$ やスクロース $C_{12}H_{22}O_{11}$，でん粉 $(C_6H_{10}O_5)_n$ など，これらが一般式 $C_m(H_2O)_n$ で表されることから炭素と水の化合物のようであることに由来している．

食品成分表2010において，炭水化物は差引き法〔炭水化物（g）＝可食部100g－〔水分（g）＋たんぱく質（g）＋脂質（g）＋灰分（g）〕〕により算出されている．しかし，この測定法は生体内で利用可能な成分（単糖やオリゴ糖，消化性多糖などの糖質）と利用できない成分（非消化性多糖などの食物繊維）が区別なく含まれていた．そこで食品成分表（七訂）ではでん粉，ぶどう糖，果糖，ガラクトース，しょ糖，麦芽糖，乳糖，トレハロースなどを利用可能炭水化物として直接分析し，これらを単糖換算して合計した利用可能炭水化物（単糖当量）を新たに収載した．したがって，食品成分表（七訂）での炭水化物欄の収載項目は，炭水化物，利用可能炭水化物，食物繊維（水溶性，不溶性，総量）となっている．

> **国家試験ワンポイントアドバイス**
> 差引き法で算出した炭水化物量に，食物繊維は含まれる．

なお，"糖類"の名称は，水溶性の単糖類や二糖類を指し，慣用的に使われる．しばしば炭水化物や糖質と混同されるため注意が必要である．

3.2 単糖類の構造

(1) 基本構造

単糖は，これ以上加水分解されない炭水化物の最小構成単位である．カルボニル基がアルデヒド基（−CHO）のものを**アルドース**，ケトン基（＞CO）のものを**ケトース**という．また，単糖は分子内の炭素数により三炭糖（トリオース），四炭糖（テトロース），五炭糖（ペントース），六炭糖（ヘキソース）などに分類される．食品中には五炭糖と六炭糖が多い．

(2) 立体構造

① 三炭糖

もっとも単純な単糖は，三炭糖のグリセルアルデヒド（アルドース）とジヒドロキシアセトン（ケトース）である．グリセルアルデヒドの2位の炭素は4本の結合手が等しい角度に突き出し，それぞれ異なる置換基（−CHO，−H，−OH，−CH$_2$OH）と結合している．この中心にある炭素を**不斉炭素**という．不斉炭素をもつ化合物は，よく右手と左手にたとえられる二つの構造が存在する．組成は同じだが，鏡に映したような左右対称の立体構造のものを**鏡像異性体**（エナンチオマー）といい，互いに重ね合わせることができない．

ここで，鏡像異性体のような立体構造を平面上で表す手法について考える．グリセルアルデヒドを例とすると，不斉炭素を中心に置き，アルデヒド基を上にして手前にHとOHの稜線がくるように配置する．この際，−CH$_2$OHは下方向に突き出すようになる．この状態を正面から投影したものがフィッシャー（Fischer）投影式である．不斉炭素に結合するヒドロキシ基が右側のものを**D型**，左側のものを**L型**という（図3.15）．

② 四炭糖以上

単糖類の骨格は枝分かれのない炭素鎖であるため，直線的な鎖状構造となる．この場合，四炭糖では二つ，五炭糖では三つ，六炭糖では四つの不斉炭素をもつこととなる．それぞれの不斉炭素ごとに二つの立体異性体があるので，n個の不斉炭素からは2^n個の立体異性体が存在する．このうちアルデヒド基またはケトン基からもっとも遠い不斉炭素に結合するヒドロキシ基が右側のものがD型，左側のものがL型となる．自然界に存在するほとんどの単糖がD型である（図3.16）．

(3) 環状構造

実際には，五炭糖以上の単糖類は分子内結合により閉環し環状構造をとることが多い（図3.17参照）．アルデヒド基やケトン基のようなカルボニル基は，ヒドロキシ基と反応性が高く分子内で**ヘミアセタール結合**を生

アルドースとケトース
酸素原子と二重結合でつながる炭素原子の位置で判別できる．
・末端にあるもの：アルドース
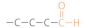
・内部にあるもの：ケトース

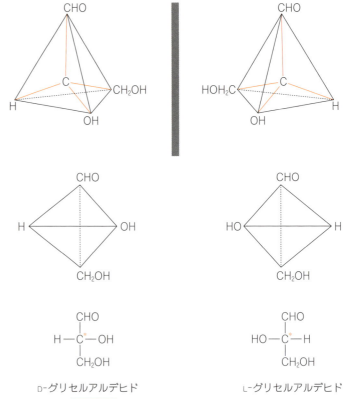

D-グリセルアルデヒド　　　　L-グリセルアルデヒド

図3.15　グリセルアルデヒドの立体構造

＊は不斉炭素.

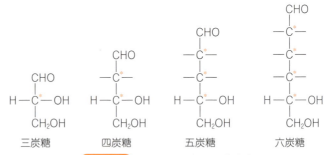

三炭糖　　四炭糖　　五炭糖　　六炭糖

図3.16　アルドースの不斉炭素

アルデヒド基からもっとも遠い不斉炭素の右側にヒドロキシ基が結合するD型のアルドースを示した．＊は不斉炭素．

フィッシャー投影式とハワース投影式

不斉炭素に結合するヒドロキシ基の位置により，D型，L型，α型，β型を整理すると，以下となる．

```
        β型（上方）
          |
L型（左側）―――D型（右側）
          |
        α型（下方）
```

じやすいためである．ヘミアセタール結合により環状構造が形成されると，もともとカルボニル基であった炭素（アルドースでは1位，ケトースでは2位の炭素）が不斉炭素となり，新たに二つの異性体が生じる（図3.16）．

これらをハワース（Haworth）投影式により表現すると，不斉炭素に結合するヒドロキシ基が下方にあるものを**α型**，上方にあるものが**β型**となる．このような環状構造中のヒドロキシ基は反応性が高く，ほかの糖との結合にも重要な役割を果たし，**グリコシド性ヒドロキシ基**とよばれる（図

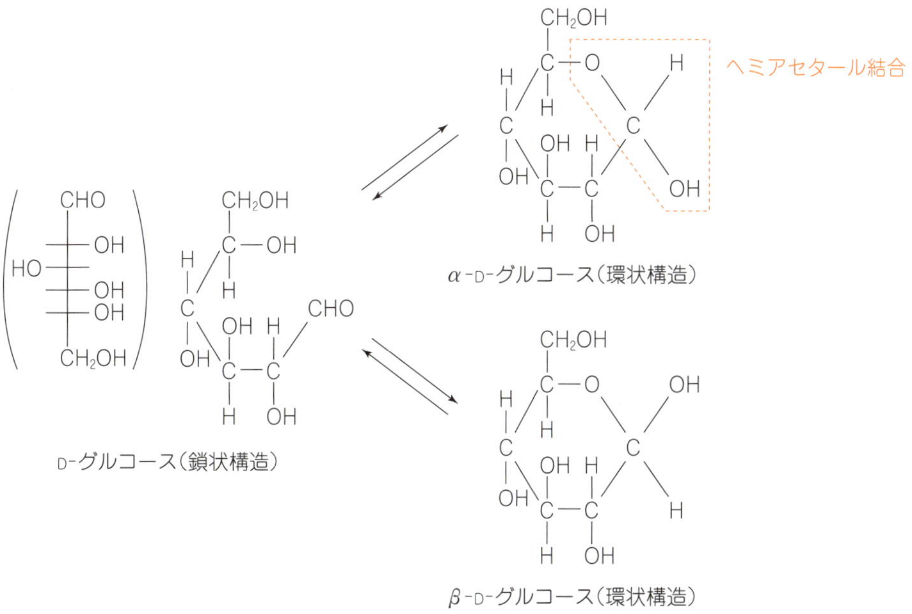

図 3.17 グルコースの鎖状構造と環状構造

3.17).

(4) 還元性

単糖類は，鎖状構造においてアルデヒド基あるいはケトン基をもつが，これらの官能基は酸化を受け，カルボキシ基に変化することがある．このとき，単糖の酸化に伴い反応相手は還元される．このような糖の性質を**還元性**という．糖の還元性はアルデヒド基あるいはケトン基において発揮されるが，ヘミアセタール結合により環状構造となった場合でも，容易に鎖状構造に変換されるため還元性は保持される．

国家試験ワンポイントアドバイス

還元性のある糖は，アミノカルボニル反応に関与する．還元性のない糖アルコールやしょ糖，トレハロースはアミノカルボニル反応に関与しない．

3.3 単糖の種類

(1) 五炭糖（ペントース）

キシロースや**アラビノース**はアルデヒド基をもつアルドースである（図 3.18）．キシロースは木糖ともいう．樹木に含まれるほか，キシランの構成成分として知られる．アラビノースは大豆多糖の構成成分でもある．

(2) 六炭糖（ヘキソース）

① グルコース（ぶどう糖）

グルコースはアルデヒド基をもつ代表的な**アルドース**である．水溶液中ではほとんどが環状構造で存在し，α型約36％，β型約64％で平衡状態となっている．甘味はα型でやや強い．オリゴ糖や多糖などの構成成分として自然界に広く存在し，果実やはちみつには単糖として含まれ，さわやかな甘味をもたらしている．

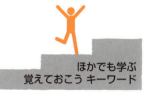

ほかでも学ぶ
覚えておこう キーワード

糖質の構造と機能
➡人体の構造と機能および疾病の成り立ち

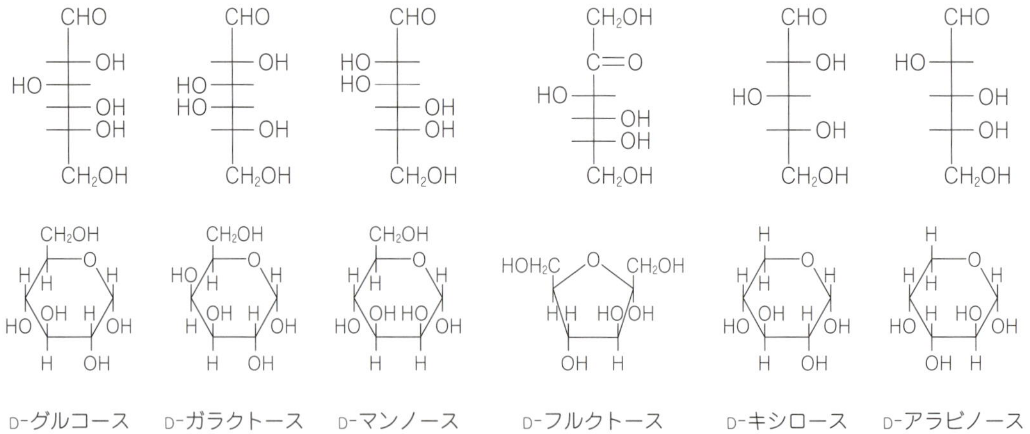

図 3.18 単糖類の構造

分子式はすべて $C_6H_{12}O_6$. 環状構造は α 型のみ示した.

② ガラクトース

食品中に単糖として含まれることはほとんどなく，牛乳中の**ラクトース**や大豆オリゴ糖のラフィノース，スタキオース，海藻に含まれる多糖類などの構成成分として存在している．

③ マンノース

単糖としてほとんど存在せず，こんにゃくに含まれる多糖のマンナンなどの構成成分として食品中に含まれる．

④ フルクトース（果糖）

フルクトースはケトン基をもつ代表的な**ケトース**であり，五員環または六員環として存在する．果物には単糖として広く含まれ，低温で甘味が3倍ほど強い β 型に移行する．**スクロース**の構成成分としても重要である．

(3) 誘導糖

糖誘導体ともいい，単糖を構成する官能基の一部が変化したものである．単独の遊離状態あるいは**オリゴ糖**や**多糖**の構成成分として食品中に存在する．グルコースの1位のアルデヒド基が還元されたものが糖アルコールのソルビトール，酸化されカルボキシ基となったのが**アルドン酸**のグルコン酸，6位が酸化されたのが**ウロン酸**のグルクロン酸，2位がアミノ化されると**アミノ糖**のグルコサミンとなる（図 3.19）.

なお，食品成分表（七訂）炭水化物成分表において，利用可能炭水化物の各成分値や有機酸とともに糖アルコールのマンニトールとソルビトールが収載されている（表 3.8）.

3.4 二糖類

二糖類は，炭水化物の構成単位である単糖が**グリコシド結合**したものである．環状の単糖にはヘミアセタール構造が存在するが，これは反応性が

国家試験ワンポイントアドバイス

フルクトースが低温で甘いのは，甘味度が高い β 型になっているためである．果物は冷やした方が良い．

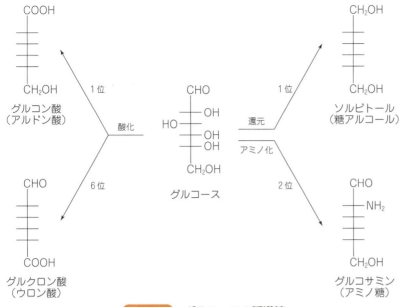

図3.19 グルコースの誘導糖

便宜上すべて鎖状構造を示したが，アルドン酸とウロン酸は環状構造になることが多い．

表3.8 食品中の誘導糖

分類	誘導糖	もとの単糖	誘導部位	所在
糖アルコール	ソルビトール	グルコース	1位のアルデヒド基の還元	干し柿，りんご，もも
	マンニトール	マンノース		海藻類（昆布），干し柿
	キシリトール	キシロース		シュガーレスガム，低カロリー甘味料
	マルチトール	マルトース		低カロリー甘味料
アルドン酸	グルコン酸	グルコース	1位のアルデヒド基の酸化	発酵食品
ウロン酸	グルクロン酸	グルコース	6位のヒドロキシメチル基の酸化	コンドロイチン硫酸の構成成分
	ガラクツロン酸	ガラクトース		ペクチンの構成成分
	マンヌロン酸	マンノース		アルギン酸の構成成分
アミノ糖	グルコサミン	グルコース	2位のヒドロキシ基のアミノ化	キチンの構成成分
	ガラクトサミン	ガラクトース		コンドロイチン硫酸の構成成分

高くほかの単糖のヒドロキシ基と結合し，脱水縮合して二糖類を形成する（図3.20）．

　二糖類の還元性はヘミアセタール構造の有無で判断することができる．二つの単糖が，ともにヘミアセタール部位で結合した二糖類は非還元糖である．一方の単糖が非ヘミアセタール部位で結合した場合には還元糖となる．

(1) スクロース（しょ糖）

　スクロースはグルコースとフルクトースが結合した二糖類である．α-グルコースの1位とβ-フルクトースの2位が結合するためα-1, β-2結合である．ヘミアセタール構造が残存せず**非還元糖**となる．さとうきびや

第3章 食品の一次機能

国家試験ワンポイントアドバイス
二糖のグリコシド結合を切断する酵素はさまざまである．
- スクロース：インベルターゼ
- マルトース：マルターゼ
- ラクトース：ラクターゼ

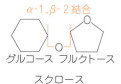

図3.20　二糖類の構造

テンサイ，多くの果物にも含まれる代表的な甘味成分である．

スクロースを加水分解すると，グルコースとフルクトースの混合物が生じる．これにより比旋光度が，右旋性から左旋性へと変化するので，この現象を**転化**といい，これらの混合物を**転化糖**とよぶ．転化糖は還元糖である．

国家試験ワンポイントアドバイス
二糖類の非還元糖ではスクロース（しょ糖）とトレハロースが頻出である．

(2) マルトース（麦芽糖）

マルトースは2分子のグルコースがα-1, 4結合した還元糖である．麦芽に含まれるほか，でん粉のβ-アミラーゼ処理によって容易につくられるため，水あめの原料として使用される．

(3) ラクトース（乳糖）

ラクトースはガラクトースとグルコースがβ-1, 4結合した還元糖である．哺乳類の乳汁に含まれ，ほのかな甘味を呈する．

(4) その他の二糖類

イソマルトースは2分子のグルコースがα-1, 6結合しており，清酒やみりんに含まれる．近年，腸内環境の改善効果が注目されている．パラチノースはグルコースとフルクトースがα-1, 6結合したもので，低う蝕性の甘味料である．これらはともに還元糖である．

トレハロースは非還元性の二糖類で，グルコース2分子がα-1, 1結合している．工業的にも生産され甘味料や保湿剤として利用される．

3.5　オリゴ糖

オリゴ糖は少糖ともいい，2〜10個ほどの単糖がグリコシド結合している．二糖類を含めることも多いが，ここでは三糖類以上を取り扱う．

近年，オリゴ糖では酵素技術をもちいた合成が進み，ビフィズス菌の増殖因子として腸内環境を整える効果をもつなど機能性食品として注目されている．**ラフィノース**はスクロースにガラクトースが結合した三糖類であり，**スタキオース**はそのガラクトース部分にさらにもう一つガラクトースが結合した四糖類である．いずれも大豆に多く含まれることから**大豆オリゴ糖**とよばれる非還元糖である．

シクロデキストリンは，グルコースが6〜8個環状に結合した円筒状の構造をもつ．内部は疎水性であるため，脂溶性物質を安定的に取り込んで包接化合物を形成する．スパイスや香料に利用され，風味や色素の保持あ

Point!　デキストリン
でん粉を化学的または酵素的に分解し，低分子化したものの総称．

るいは異臭・異味のマスキングなどの効果がある．

そのほか，フラクトオリゴ糖，ガラクトオリゴ糖，キシロオリゴ糖などさまざまなオリゴ糖製品が市販されている．

3.6 多糖類

多糖類は，単糖や誘導糖が数10～数100万個グリコシド結合した高分子化合物である．一般に，非還元糖であり甘味をもたない．多糖類はヒトが消化吸収できる**消化性多糖**と消化吸収できない**難消化性多糖（食物繊維）**に大別される．構成成分としての単糖が1種類のものをホモ多糖（単純多糖），2種類以上のものをヘテロ多糖（複合多糖）という．

(1) 消化性多糖類

ヒトが消化吸収できる多糖類は**でん粉**と**グリコーゲン**の2種類のみであり，いずれもホモ多糖である．これらの消化性多糖類はエネルギーの貯蔵源として重要である．

① でん粉

でん粉は穀類やいも類，豆類などの植物に広く分布する多糖であり，**アミロース**と**アミロペクチン**からなる．うるち米はアミロースを約20％含むが，もち米はほどんど含有しない．その他の植物のもち種でん粉も同様であり，構成比率がでん粉の特性に大きく関与していることがうかがえる．

アミロースはグルコースがα-1, 4結合により直鎖状に結合し，6分子で一巻きするらせん構造である（図 3.21）．アミロペクチンはところどころでα-1, 6結合により枝分かれする房状構造である（図 3.22）．

② グリコーゲン

動物でん粉ともいわれ肝臓や牡蠣などの貝類に多く含まれる．アミロペクチンと似た構造だが分岐が多い．

ホモ多糖
単一の構成糖からなる多糖．でん粉やグリコーゲンはグルコースのホモ多糖である．

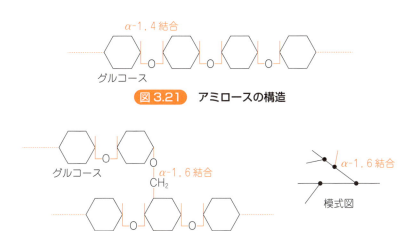

図 3.21　アミロースの構造

図 3.22　アミロペクチンの構造

(2) 食物繊維

食物繊維は，ダイエタリー・ファイバー（dietary fiber）の訳語であり，『ヒトの消化酵素で消化されない食品中の難消化性成分の総体』と定義されている．その多くは植物性のものだが，キチンなど動物性のものも存在する．

食物繊維はヒト消化酵素により消化できずエネルギーにならないと考えられてきたが，近年，一部は大腸内の腸内細菌によって発酵分解し，短鎖脂肪酸となってエネルギーとなることがわかった．食物繊維が発生するエネルギー値は一定ではないが，おおよそ 0 〜 2 kcal/g であると考えられている．

> 食物繊維のエネルギー
> 表 5.2 も参照．

① セルロース

植物細胞壁の主成分でグルコースが β-1, 4 結合した直鎖状の多糖であり，これらが束となって繊維体を形成している（図 3.23）．哺乳動物は β-1, 4 結合を切断する酵素をもたないので，エネルギー源として利用できない．

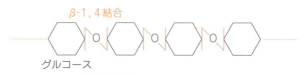

図 3.23 セルロースの構造

② ペクチン

果物や野菜などに広く分布し，細胞と細胞を接着する役目をもっている．ガラクトースの誘導糖（ウロン酸）である**ガラクツロン酸**が α-1, 4 結合した重合体で，一部がメチルエステル化してメトキシル基となった直鎖状の構造である（図 3.24）．

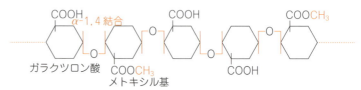

図 3.24 ペクチンの構造

メトキシル基を 7% 以上含むものを**高メトキシルペクチン**（HM ペクチン），7% 未満のものを**低メトキシルペクチン**（LM ペクチン）という．ジャムはおもに高メトキシルペクチンのゲル化を利用して製造される．

> **Point!**
>
> 高メトキシルペクチン
> 糖と有機酸でゲル化．
>
> 低メトキシルペクチン
> Ca でゲル化．

> **国家試験ワンポイントアドバイス**
> グルコマンナンを水酸化カルシウムの添加物でゲル化してこんにゃくをつくる工程は，頻出問題である．

③ グルコマンナン

こんにゃくいもに含まれるグルコースとマンノースの重合体である．コ

ンニャクマンナン（グルコマンナン）ともいう．加熱すると大量の水分を取り込むため，**水酸化カルシウム**を加えてゲル化すればこんにゃくが製造できる．

④ 寒天

てんぐさなどの紅藻類の細胞壁成分で，**アガロース**と**アガロペクチン**の重合体である．アガロースはガラクトースと3, 6-アンヒドロ-L-ガラクトースが相互に結合したもので，アガロペクチンはこれに硫酸や糖が結び付いている．加熱により可溶化するが，冷却するとゲル化して固まる．製菓用以外にも微生物培養用の培地として利用される．

⑤ その他の食物繊維

アルギン酸はマンヌロン酸とグルロン酸の重合体で，**フコイダン**はガラクトースの誘導糖であるフコースの重合体である．これらは褐藻類の"ネバネバ"成分である．

キチンはえびやかにの殻に含まれる N-アセチル-D-グルコサミンの重合体であり，これを脱アセチル化したものが**キトサン**である．キトサンは血中コレステロールの改善や血圧上昇抑制などにも期待される．そのほか，植物由来のグアーガムや微生物が生産するキサンタンガム，動物由来のヒアルロン酸やコンドロイチン硫酸など多くの食物繊維が知られている．

> **国家試験ワンポイントアドバイス**
> 加熱して流動性のある寒天はゾル．冷却して凝固するとゲルとなる．

> グアーガム，キチン
> 第7章も参照．

3.7 有機酸

食品成分表（八訂）炭水化物編では，ヒトの酵素により消化，吸収されエネルギーとなる利用可能炭水化物，糖アルコールおよび有機酸の各成分値が収載される．

有機酸とは有機化合物の酸の総称であり，構造上，カルボキシ基をもつカルボン酸となることが多く，形式的にはアミノ酸や脂肪酸も含まれる．食品成分表2010では，たんぱく質を構成するアミノ酸はアミノ酸成分表編，炭素数4以上の脂肪酸は脂肪酸成分表編に収載されていた．

食品成分表（八訂）から新たに刊行された炭水化物成分表編では，ギ酸，酢酸，乳酸，シュウ酸，リンゴ酸，酒石酸，クエン酸，クロロゲン酸など20種類の有機酸が収載されている．これら有機酸のエネルギー換算係数は個別に決まっている．

有機酸のエネルギー換算係数

有機酸		
酢酸	14.6	3.5
乳酸	15.1	3.6
クエン酸	10.3	2.5
リンゴ酸	10.0	2.4
その他の有機酸	13	3

4　脂　質

4.1 脂質とは

脂質は，水には溶けず，有機溶媒に溶ける生物由来の化合物（有機化合物）の総称であり，非常に多くの種類をもつ化合物群で，**単純脂質**，**複合脂質**，**誘導脂質**，その他の脂質に大別される．誘導脂質の一つである**脂肪**

表3.9　脂質の種類と構造的特徴，および例（分布）

分類	脂質	構造的特徴	例（分布）
単純脂質	油脂	アシルグリセロール（グリセロールと脂肪酸のエステル）	トリアシルグリセロール（食用油脂，動物油脂）
	ろう	長鎖脂肪族アルコールと脂肪酸のエステル	（蜜ろう，深海魚の脂）
	ステロールエステル	ステロールと脂肪酸のエステル	コレステロールエステル（低比重リポたんぱく質）
複合脂質	リン脂質		
	グリセロリン脂質	アシルグリセロールにリン酸，塩基が結合	ホスファチジルコリン（細胞膜，卵黄，大豆）
	スフィンゴリン脂質	スフィンゴシンに脂肪酸がアミド結合，さらにリン酸，塩基が結合	スフィンゴミエリン（脳，神経組織）
	糖脂質		
	グリセロ糖脂質	アシルグリセロールに糖が結合	（植物組織）
	スフィンゴ糖脂質	スフィンゴシンに脂肪酸がアミド結合，さらに糖が結合	（動物組織）
誘導脂質	脂肪酸	長鎖の一価カルボン酸	（脂質の主要構成成分）
	ステロール	ステロール骨格に炭化水素鎖が結合	コレステロール（動物組織）植物ステロール（植物組織）
	長鎖アルコール	長鎖の一価アルコール	（ろうの構成成分）
その他の脂質	脂溶性ビタミン		ビタミンA, D, E, K
	脂溶性色素		カロテノイド，クロロフィル
	炭化水素		スクアレン

酸は，もっとも重要な脂質の構成成分の一つである（表3.9）．

4.2　脂肪酸の構造と性質

脂肪酸は，脂肪族炭化水素鎖の一方の末端にカルボキシ基（-COOH）をもつカルボン酸の一つである．

脂肪酸の性質は，炭化水素鎖の炭素の数と二重結合の数により異なる．脂肪酸は，炭素数2個の酢酸からカルボキシ基側に2個ずつ炭素鎖を増やして生合成されるため，天然に存在するほとんどの脂肪酸の炭素数は偶数で，4個以下のものを**短鎖脂肪酸**，8～10個を**中鎖脂肪酸**，12個以上を**長鎖脂肪酸（高級脂肪酸）**とよぶ．

脂肪酸の中で，炭化水素鎖に二重結合をもたないものを**飽和脂肪酸**，二重結合を1個もつものを**一価不飽和脂肪酸（モノエン酸）**，2個以上もつものを**多価不飽和脂肪酸（高度不飽和脂肪酸，ポリエン酸）**という（図3.25，表3.10）．

日本食品標準成分表2015年版（七訂）脂肪酸成分表編において，脂肪酸は炭素数と二重結合数による記号と名称で表されている．脂肪酸の記号は「炭素数：二重結合数」で表され，記号の前にCを付けて表す場合もある．

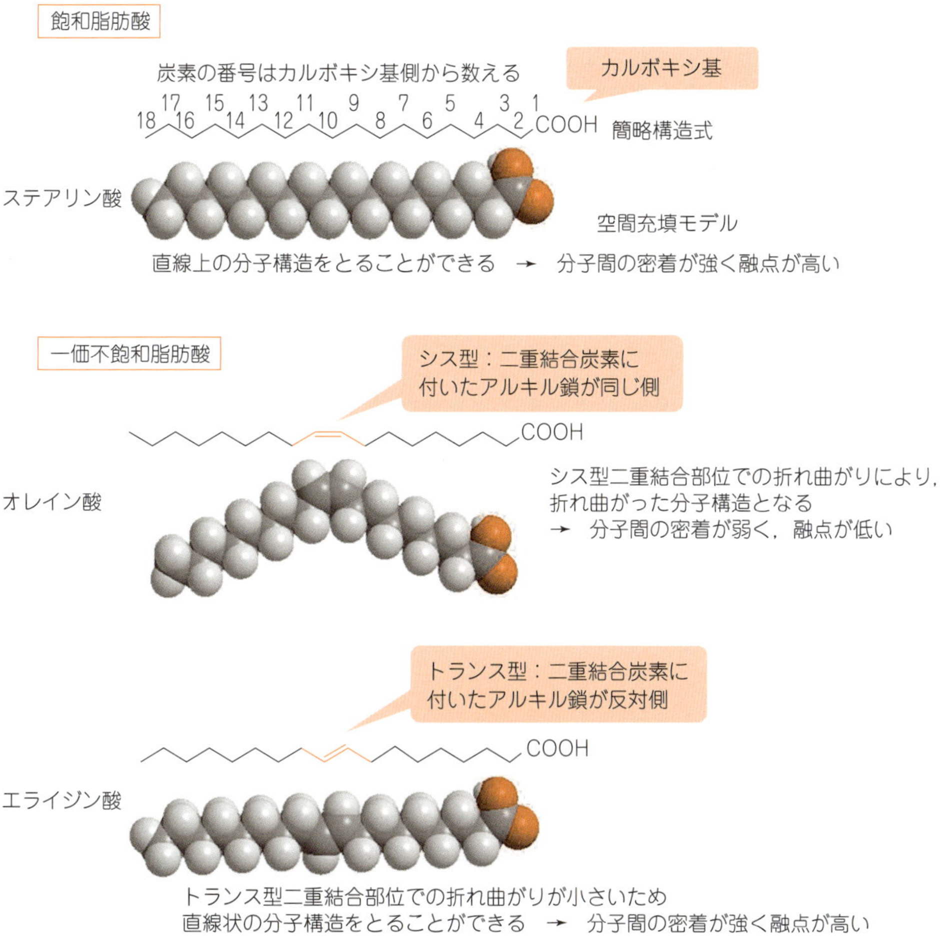

4 脂質

飽和脂肪酸

炭素の番号はカルボキシ基側から数える
17 15 13 11 9 7 5 3 1
18 16 14 12 10 8 6 4 2 COOH 簡略構造式

カルボキシ基

ステアリン酸

空間充填モデル

直線上の分子構造をとることができる → 分子間の密着が強く融点が高い

一価不飽和脂肪酸

シス型：二重結合炭素に付いたアルキル鎖が同じ側

COOH

オレイン酸

シス型二重結合部位での折れ曲がりにより、折れ曲がった分子構造となる
→ 分子間の密着が弱く、融点が低い

トランス型：二重結合炭素に付いたアルキル鎖が反対側

COOH

エライジン酸

トランス型二重結合部位での折れ曲がりが小さいため
直線状の分子構造をとることができる → 分子間の密着が強く融点が高い

図 3.25 飽和脂肪酸と一価不飽和脂肪酸の構造

　脂肪酸の名称には，昔から使われてきた慣用名と IUPAC の規則により系統的に命名された IUPAC 名の 2 通りがあり，ステアリン酸，オレイン酸，リノール酸などの慣用名が広く用いられている．脂肪酸成分表においては慣用名と IUPAC 名が混用されており，食品成分表（七訂）でも記号と二つの名称をまとめた表も掲載されている．

　IUPAC 名において，飽和脂肪酸は相当する炭素数の飽和炭化水素の名称の語尾 -ane（-ane は飽和を表す）の -e を -oic acid（酸）に置換して命名される．たとえば，炭素数 10（deca）の飽和脂肪酸は decanoic acid（デカン酸）となる．また不飽和脂肪酸は，二重結合を表す接尾語 -ene（エン）の -e を -oic acid（酸）に置換して -enoic acid となる．二つの二重結合をもつ場合は，-enoic acid の前にギリシャ語で 2 を表す di（ジ）を入れて，-dienoic acid（ジエン酸），五つの場合は，5 を表す penta を付けて pentaenoic acid（ペンタエン酸）となる（**表 3.11**）．

　IUPAC 名による名称の接頭語から炭素の数が，語尾からは不飽和度（飽

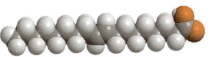

IUPAC
International Union of Pure and Applied Chemistry の略語．国際純正応用化学連合．

イコサとエイコサ
IUPAC ではイコサが正式名称である．慣例的にはエイコサが用いられることがあるが，同じ意味であることに注意しよう．

45

表3.10 おもな脂肪酸の名称，構造，融点

	IUPAC名（慣用名）	C炭素数：二重結合数（系列）	構造式	融点[*1]（℃）
飽和脂肪酸	ブタン酸（酪酸）	C4：0	$CH_3\text{-}(CH_2)_2\text{-}COOH$	−7.9
	ヘキサン酸（カプロン酸）	C6：0	$CH_3\text{-}(CH_2)_4\text{-}COOH$	−3.4
	オクタン酸	C8：0	$CH_3\text{-}(CH_2)_6\text{-}COOH$	16.7
	デカン酸	C10：0	$CH_3\text{-}(CH_2)_8\text{-}COOH$	31.4
	ドデカン酸（ラウリン酸）	C12：0	$CH_3\text{-}(CH_2)_{10}\text{-}COOH$	44
	テトラデカン酸（ミリスチン酸）	C14：0	$CH_3\text{-}(CH_2)_{12}\text{-}COOH$	58.5
	ヘキサデカン酸（パルミチン酸）	C16：0	$CH_3\text{-}(CH_2)_{14}\text{-}COOH$	63〜64
	オクタデカン酸（ステアリン酸）	C18：0	$CH_3\text{-}(CH_2)_{16}\text{-}COOH$	69.6
	イコサン酸（アラキジン酸）	C20：0	$CH_3\text{-}(CH_2)_{18}\text{-}COOH$	75.5
一価不飽和脂肪酸	*cis*-9-テトラデセン酸（ミリストレイン酸）	C14：1	$CH_3\text{-}(CH_2)_3\text{-}CH{=}CH\text{-}(CH_2)_7\text{-}COOH$	
	cis-9-ヘキサデセン酸（パルミトレイン酸）	C16：1	$CH_3\text{-}(CH_2)_5\text{-}CH{=}CH\text{-}(CH_2)_7\text{-}COOH$	
	cis-9-オクタデセン酸（オレイン酸）	C18：1(n-9)	$CH_3\text{-}(CH_2)_7\text{-}CH{=}CH\text{-}(CH_2)_7\text{-}COOH$	4
	trans-9-オクタデセン酸（エライジン酸）	C18：1	$CH_3\text{-}(CH_2)_7\text{-}CH{=}CH\text{-}(CH_2)_7\text{-}COOH$	44〜45
多価不飽和脂肪酸[*2]	9,12-オクタデカジエン酸（リノール酸）	C18：2(n-6)	$CH_3\text{-}(CH_2)_4\text{-}(CH{=}CH\text{-}CH_2)_2\text{-}(CH_2)_6\text{-}COOH$	−12
	9,12,15-オクタデカトリエン酸（α-リノレン酸）	C18：3(n-3)	$CH_3\text{-}CH_2\text{-}(CH{=}CH\text{-}CH_2)_3\text{-}(CH_2)_6\text{-}COOH$	
	6,9,12-オクタデカトリエン酸（γ-リノレン酸）	C18：3(n-6)	$CH_3\text{-}(CH_2)_4\text{-}(CH{=}CH\text{-}CH_2)_3\text{-}(CH_2)_3\text{-}COOH$	
	5,8,11,14-イコサテトラエン酸（アラキドン酸）	C20：4(n-6)	$CH_3\text{-}(CH_2)_4\text{-}(CH{=}CH\text{-}CH_2)_4\text{-}(CH_2)_2\text{-}COOH$	−49.5
	5,8,11,14,17-イコサペンタエン酸（イコサペンタエン酸：EPA）	C20：5(n-3)	$CH_3\text{-}CH_2\text{-}(CH{=}CH\text{-}CH_2)_5\text{-}(CH_2)_2\text{-}COOH$	
	4,7,10,13,16,19-ドコサヘキサエン酸（ドコサヘキサエン酸：DHA）	C22：6(n-3)	$CH_3\text{-}CH_2\text{-}(CH{=}CH\text{-}CH_2)_6\text{-}CH_2\text{-}COOH$	

[*1] "The MERCK INDEX (13th Edition)", MERCK & CO., INC (2001).
[*2] ここに示した多価不飽和脂肪酸の二重結合はすべてシス型．

表3.11 ギリシャ語の数の接頭辞

1	モノ	9	ノナ
2	ジ	10	デカ
3	トリ	11	ウンデカ
4	テトラ	12	ドデカ
5	ペンタ	13	トリデカ
6	ヘキサ	20	イコサ
7	ヘプタ	22	ドコサ
8	オクタ	多数	ポリ

和，不飽和および二重結合の数）を知ることができる．たとえば，イコサペンタエン酸は，炭素数が20個（イコサ）で，二重結合（エン）が5個（ペンタ）の脂肪酸の意味となる．IUPACや食品成分表（七訂）では20を表す接頭辞としてイコサを正式としているが，エイコサが慣例として長く使われていたことから，エイコサと表記されることが多い．イコサペンタエン酸はしばしばEPAと略されるが，これはエイコサペンタエン酸のアルファベットの頭文字を取ったためである．

天然に存在するほとんどの不飽和脂肪酸の二重結合は，それぞれの炭素に結合したアルキル鎖同士が同じ側にある**シス型**の立体配置をもつ．また，

二重結合を2個以上もつ多価不飽和脂肪酸の場合，二重結合と二重結合の間にCH_2（メチレン）基が挟まれた非共役型の1,4-ペンタジエン型とよばれる構造をもつ．脂質の自動酸化はこのメチレン基から起こるため，二重結合に挟まれたメチレン基を**活性メチレン基**とよぶ（図3.26）．この活性メチレン基を多くもつ脂肪酸ほど，酸化されやすい．

脂肪酸の二重結合の位置を表す方法に，メチル基末端から何番目の炭素に二重結合があるかにより脂肪酸を分類する方法があり，それを表す方法として二つの表記法がある．一つは，メチル基末端はω（オメガ）位とよばれることから，そこから何番目の炭素に二重結合があるのかにより，「ω数字（たとえば，ω3など）」で表す方法である．もう一つは二重結合が存在する位置をメチル基末端側の炭素から数えた「n-数字（たとえばn-3など．この場合読み方はnマイナス3）」で表す方法で，いずれの表記法においても，数字は同じとなる．たとえばメチル基末端から数えて3番目の炭素に二重結合があるものをω3，あるいは**n-3系脂肪酸**，6番目のものをω6または**n-6系脂肪酸**とよぶ（図3.26）．

動物は，n-9系脂肪酸のオレイン酸（C18：1, n-9）を合成することができる．しかし，新たな二重結合は，既存の二重結合よりカルボキシ基側にしか導入することができないため，オレイン酸から合成される不飽和脂肪酸のメチル基末端からの最初の二重結合の位置は，すべてオレイン酸と同じとなる（すべてn-9となる）．このため，動物はn-6系のリノール酸

活性メチレン基

二つの二重結合に挟まれたCH_2基を活性メチレン基とよび，この数が多いほど酸化されやすくなることをしっかり頭に入れておこう

ωとn

「ω」と「n-」に二重結合位置の表記法の数字は同じで，メチル基末端から数えて最初に二重結合をもった炭素までの炭素の数となる点に注意しよう．

n-6系とn-3系

n-6系脂肪酸は，リノール酸の仲間で，γ-リノレン酸やアラキドン酸などがある．
n-3系脂肪酸は，α-リノレン酸の仲間で，イコサペンタエン酸やドコサヘキサエンサンなどがある．
リノレン酸は，α- がn-3系，γ-がn-6系であることに注意しよう．

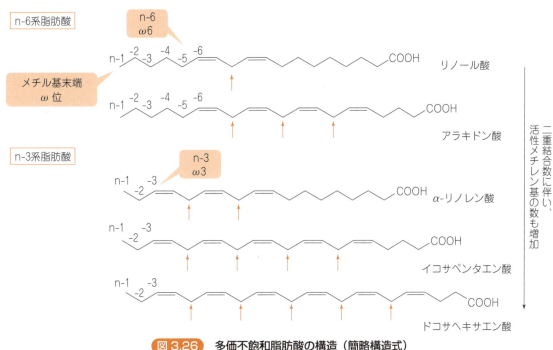

図3.26 多価不飽和脂肪酸の構造（簡略構造式）

↑：活性メチレン基（二重結合に挟まれたCH_2）．

(C18：2, n-6) や n-3 系の α-リノレン酸（C18：3, n-3）を生合成することはできない．したがって，リノール酸や α-リノレン酸は食事から摂取する必要があり**必須脂肪酸**とよばれる（図 3.26 も参照）．

一方，カルボキシ基側には二重結合や炭素を導入することができるが，この場合においてもメチル基末端側から数えた最初の二重結合の位置は変わらない．n-6 系のリノール酸からは，同じ n-6 系の γ-リノレン酸（C18：3, n-6）やジホモ-γ-リノレン酸（C20：3, n-6），アラキドン酸（C20：4, n-6）が生合成される．また，n-3 系の α-リノレン酸（C18：3, n-3）からは，同じ n-3 系のイコサペンタエン酸（C20：5, n-3）やドコサヘキサエン酸（C22：6, n-3）が生合成される．しかし，リノール酸や α-リノレン酸からこれらの脂肪酸を生合成する効率はヒトではそれほど高くないことから，リノール酸や α-リノレン酸から生合成されるこれらの脂肪酸も含めて広義の必須脂肪酸とよばれる場合もある．

脂肪酸の融点は，**総炭素数**と**二重結合**の数により大きく異なる．**融点**とは，固体が液体に変化するときの温度である．固体の状態とは，分子同士が分子間力により結合し，自由に動けないため流動性のない状態である．一方，液体の状態とは，一部の分子間の結合を一時的に切断するのに必要なエネルギーを得ることにより，分子間の距離は大きく変わらないがある程度分子が移動できる，つまり流動性をもった状態である．温度が高くなるほどエネルギーは大きくなるため，温度を上げると，固体の物質は液体に変化する．これを**融解**とよび，そのときの温度が融点である．

融点は分子間に働く力が大きいほど高くなり，また，同じような構造をもつ分子においては,分子間力は分子間の接触面積が大きいほど強く働く．飽和脂肪酸においては，総炭素数が多くなるほど分子間の接触面積が大きくなるため融点は高くなる．一方，不飽和脂肪酸の構造はシス型の二重結合の位置で折れ曲がるため，緻密な結晶をつくることができず，分子間力は弱くなる．このため,脂肪酸の不飽和度が高いほど,わずかなエネルギーでも分子間力を断ち切れるようになるため,その融点は低くなる．つまり，不飽和脂肪酸が多く含まれている油は，キャノーラ油のように常温で液体になっている．

4.3 脂質の種類

(1) 単純脂質

脂肪酸のカルボキシ基とアルコールのヒドロキシ（OH）基が脱水縮合してできる**エステル結合**をもつ化合物を**単純脂質**とよび，炭素と水素と酸素からのみ構成されている．とくに，脂肪酸とグリセロールのエステル結合をもつ化合物を**油脂**（**中性脂肪**，**脂肪**）とよび，長鎖脂肪族アルコールと脂肪酸のエステル結合をもつ化合物を**ろう**（**ワックス**）という．

国家試験ワンポイントアドバイス

食事摂取基準（2015 年版）では，n-6 系脂肪酸と n-3 系脂肪酸の目安量が設定されている（p.56 も参照）．

国家試験ワンポイントアドバイス

・油脂の融点については，p.54 も参照．
・油脂の総炭素数→ケン化価（p.55 も参照）．
・油脂の二重結合数→ヨウ素価（p.55 も参照）．

① 油脂

【油脂の構造】 脂質の中で，動植物中にもっとも多く含まれているものが油脂である．その油脂のもっとも主要な成分は**トリアシルグリセロール（トリグリセリド）**で，食用油脂の主成分でもある．アシル基とは，カルボン酸（R-COOH）から-OHを除いたR-CO-基のことで，トリアシルグリセロールはグリセロールに三つ（トリ）のアシル基が結合した化合物という意味で，グリセロールの三つのヒドロキシ基のすべてが脂肪酸とエステル結合を形成した化合物である．そのほかに1個の脂肪酸がエステル結合したモノアシルグリセロール（モノグリセリド），2個の脂肪酸がエステル結合したジアシルグリセロール（ジグリセリド）があり，脂肪酸の結合位置の違いにより，それぞれ1-あるいは2-モノアシルグリセロール，および1,2-あるいは1,3-ジアシルグリセロールの異性体がある（図3.27）．

【油脂の組成，融点】 油脂の融点は，結合する脂肪酸の種類と組成により異なる．一般に牛脂（ヘッド）や豚脂（ラード）などの動物性の油脂を構成する脂肪酸は，ステアリン酸やパルミチン酸などの飽和脂肪酸の割合が比較的高く，室温において固体で**脂（fat）**とよばれる．一方，大豆油，菜種油などの植物油中にはオレイン酸やリノール酸などの不飽和脂肪酸が多く含まれており，室温において液体で**油（oil）**とよばれる．

いわし，かつお，まぐろなどの魚油中には，イコサペンタエン酸やドコ

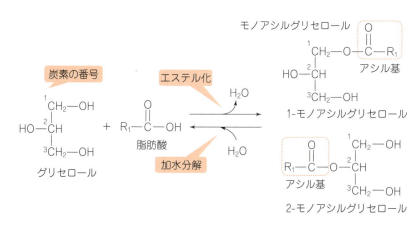

図3.27 油脂の構造

硬化油，水素添加反応
第6章も参照．

サヘキサエン酸が比較的多く含まれている．牛乳やバターなどの乳脂肪中には，特徴的な匂いをもつ酪酸やヘキサン酸など短鎖脂肪酸や中鎖脂肪酸のオクタン酸やデカン酸などが含まれている．また中鎖脂肪酸は，やし油（ココナッツ油）やパーム核油に比較的多く含まれている（**表3.12**）．

【エステル交換】 同じ脂肪酸組成の油脂の場合でも，脂肪酸がグリセロールのどの位置に結合するかによっても融点は異なってくる．油脂に酵素や触媒を作用させることにより，脂肪酸の配置を組み替えことができる．この操作を**エステル交換**とよび，この場合油脂の脂肪酸組成は変わらない．一方，油脂に別の脂肪酸を加えてエステル交換を行う場合もあり，この場合は油脂の脂肪酸の入れ替えにより脂肪酸組成が変化する．エステル交換は，パーム油などの天然油脂の改質や代用カカオ脂の製造を始め，消化の良い中鎖脂肪酸を含むトリアシルグリセロールの合成，酸化されにくい高度不飽和脂肪酸含有油脂の開発などに応用されている．

【分別油】 原料油脂中に含まれる油脂成分の融点や溶解性の違いを利用し，比較的高融点の油脂を選択的に結晶化させて得られた油脂を分別油という．これにより融点や物性が異なる新しい油脂素材を得ることができる．

② ろう

蜜バチの巣の主成分である蜜ろうやかんきつ類の皮のつやの成分，深海魚やクジラの油脂，羊毛など動植物に広く分布している．消化吸収できないため，大量に食べると下痢などを引き起こす．ろうを多く含むアブラソコムツなどは，食品衛生法で販売が禁止されている．

③ ステロールエステル

ステロールと脂肪酸がエステル結合した化合物をステロールエステルという．その一つであるコレステロールエステルは，血中LDL（低比重リポタンパク質）に含まれ，悪玉コレステロールともよばれる．

(2) 複合脂質

複合脂質は，単純脂質にリン酸や糖などが加わった脂質で，大きく**リン脂質**と**糖脂質**に分類される．

① リン脂質

リン脂質はリン酸を構成成分として含む脂質で，とくにアルコールがグリセロールのものを**グリセロリン脂質**，スフィンゴシンのものを**スフィンゴリン脂質**といい，細胞膜などの主要な構成成分となっている（**図3.28**）．

グリセロリン脂質は，グリセロールの1位と2位の炭素に結合したヒドロキシ基に脂肪酸がエステル結合し，3位のヒドロキシ基にリン酸がエステル結合した**ホスファチジン酸**に，さらにエタノールアミンやコリンなどの塩基が結合した物質である．**ホスファチジルコリン**を主要成分とする**レシチン**は，大豆や卵黄に含まれ，食品加工では**乳化剤**として広く利用されている．

レシチン
レシチンは，元来はホスファチジルコリンの別名称であった．現在はグリセロリン脂質の総称として用いられていることを頭に入れておこう．

表 3.12 おもな油脂・食品中の脂肪酸組成

油脂・食品	可食部 100 g あたりの脂肪酸総量 (g)	総脂肪酸 100 g あたりの脂肪酸 (g)													
		飽和脂肪酸							不飽和脂肪酸						
		C4:0	C6:0	C8:0	C10:0	C12:0	C14:0	C16:0	C18:0	C16:1	C18:1	C18:2 n-6	C18:3 n-3	C20:4 n-6	C20:5 n-3	C22:6 n-3
オリーブ油	94.58				0.0	0.0	0.0	10.4	3.1	0.7	77.2	7.0	0.6	0.0	0.0	0.0
ごま油	93.83				0.0	0.0	0.0	9.4	5.8	0.1	39.4	43.7	0.3	0.0	0.0	0.0
サフラワー油																
高オレイン酸	94.21				0.0	0.0	0.1	4.8	2.0	0.1	77.5	13.8	0.2	0.0	0.0	0.0
高リノール酸	92.40				0.0	0.0	0.1	6.8	2.4	0.1	14.1	75.8	0.2	0.0	0.0	0.0
大豆油	92.76				0.0	0.0	0.1	10.7	4.3	0.1	23.7	53.9	6.6	0.0	0.0	0.0
なたね油	93.26				0.0	0.1	0.1	4.3	2.0	0.2	62.2	20.4	8.0	0.0	0.0	0.0
パーム核油	93.13	0.0	0.2	4.2	3.7	48.3	15.0	8.2	2.4	0.0	15.0	2.6	0.0	0.0	0.0	0.0
やし油	92.08	0.0	0.6	8.3	6.1	46.7	17.4	9.2	2.8	0.0	7.1	1.6	0.0	0.0	0.0	0.0
牛脂(ヘッド)	89.67	0.0	0.0	0.0	0.0	0.1	2.5	25.6	15.6	3.0	45.7	3.7	0.2	0.0	0.0	0.0
豚脂(ラード)	92.66				0.1	0.2	1.7	24.8	14.0	2.5	43.2	9.6	0.5	0.1	0.0	0.0
食塩不使用バター	73.00	3.7	2.3	1.4	2.9	3.6	11.9	32.9	10.0	1.6	21.9	2.1	0.5	0.1	0.0	0.0
まいわし(生)	6.94				Tr	0.1	6.6	23.1	4.9	5.9	14.4	1.3	0.9	1.4	11.2	12.5
くろまぐろ(赤身)	0.78						2.6	17.9	8.8	3.3	24.4	1.0	0.4	2.1	3.5	15.4
(脂身)	22.65						4.0	15.5	4.9	4.4	20.8	1.5	0.9	0.8	6.2	14.1
かつお(春獲り・生)	0.33				0.0	Tr	2.4	22.4	8.5	3.3	13.9	1.2	0.6	2.4	7.3	26.7
(秋獲り・生)	4.67				Tr	0.1	4.9	19.9	4.9	5.1	16.5	1.8	0.9	1.8	8.6	20.8
牛乳(ホルスタイン)	3.57	2.0	1.3	0.8	1.7	2.0	9.2	33.6	13.2	1.6	26.6	3.1	0.4	0.2	Tr	0.0
人乳	3.46	0.0	0.0	0.1	1.1	4.9	5.2	21.1	5.5	2.3	40.5	14.2	1.4	0.4	0.2	0.9

文部科学省.「日本食品標準成分表 2015 年版(7 訂)」,脂肪酸成分表編より抜粋.値は脂肪酸 100 g あたりに換算.

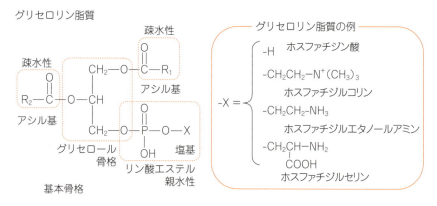

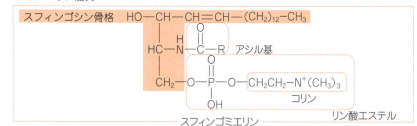

図 3.28
リン脂質の構造

スフィンゴリン脂質は，スフィンゴシンに1分子の脂肪酸がアミド結合した**セラミド**に，リン酸と塩基が結合したもので，その一つである**スフィンゴミエリン**は脳や神経組織に多く含まれる．

リン脂質は，脂肪酸に由来する炭化水素の鎖からなる，水に溶けにくい部分（疎水性部）とリン酸基などからなる水に溶けやすい部分（親水性部）を合わせもっている．このように，一つの分子の中に疎水性部と親水性部をもつ化合物を**両親媒性化合物**という．その疎水性の部分を互いに向き合い，リン酸基を含む親水性の部分を外側に向け合った脂質二重層膜は細胞膜の基本構造となっている．このような疎水性部と親水性部を合わせもつ構造は，リン脂質の乳化剤としての機能においても重要な役割を果たしている．

両親媒性
第 4 章（p.86）も参照．

② 糖脂質

糖脂質はガラクトースやグルコースなどの糖を構成成分として含む脂質で，グリセロールに2分子の脂肪酸と1分子の糖が結合したものを**グリセロ糖脂質**とよび，植物の葉緑体や種子に多く含まれる．また，セラミドに糖が結合したものを**スフィンゴ糖脂質**とよび，動物などの脳や神経組織に含まれている（図 3.29）．

③ リポたんぱく質

たんぱく質を構成成分として含む脂質をリポたんぱく質とよび，血液中で脂質の運搬などの役割を果たしている．また，卵黄に含まれるリポビテリンもリポたんぱく質の一つである．

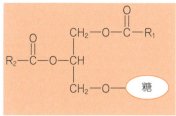
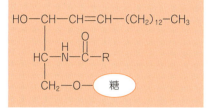

グリセロ糖脂質の基本骨格　　スフィンゴ糖脂質の基本骨格

図 3.29 糖脂質の基本構造

(3) 誘導脂質およびその他の脂質

誘導脂質は単純脂質や複合脂質を加水分解することにより得られる脂溶性成分で，脂肪酸や脂肪族アルコール，ステロールなどがある．その他の脂質としては，脂溶性ビタミンのビタミン A，D，E，K および β-カロテン，リコペン，β-クリプトキサンチン，ルテインなどのカロテノイド，クロロフィルなどの脂溶性色素，サメ肝油などに含まれるスクアレンなどの炭化水素やエーテル脂質などがある．

① ステロール

ステロール骨格の 17 位に炭化水素鎖が結合した化合物で，3 位にヒドロキシ基をもち，脂肪酸とエステル結合したものはステロールエステルである．

動物のおもなステロールは**コレステロール**で，卵や魚卵，肝臓，イカ，タコ，貝類などに多く含まれる．コレステロールは，細胞膜の重要な構成成分の一つで，膜の流動性や柔軟性に影響を与え，膜機能の発現に重要な役割を果たしている．また，脂質の消化吸収で重要な役割を果たしている胆汁酸や，ステロイドホルモン，ビタミン D_3 などを生体内で合成するための原料となっている．

一方，植物にはステロイド骨格をもつ化合物として**植物ステロール**と**エルゴステロール**の二つの種類がある．植物ステロールには**β-シトステロール**や**カンペステロール**，**スチグマステロール**などが含まれ，食物中のコレステロールの体内への吸収を阻害する作用が知られている（図 3.30）．また，キノコ類，とくにしいたけにはエルゴステロールが含まれており，紫外線照射によりビタミン D_2 に変化する（図 3.33 も参照）．

コレステロールとエルゴステロール
コレステロールは動物性食品に含まれ，エルゴステロールは，しいたけなどに含まれることをしっかり頭に入れておこう．

4.4 油脂の特性を示す指標

油脂の種類や特性，品質を評価するための指標として，物理的特性や化学的特性を示す値が用いられ，これらは定められた試験方法より求められる．

1960 年代に，即席めんの油の酸化による食中毒が多く発生したことを受け，油脂で処理した食品や油脂分を多く含む食品については規格基準や

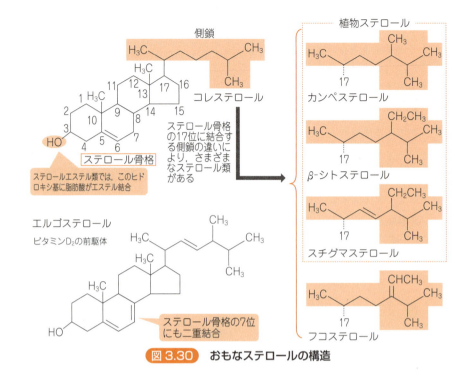

図3.30 おもなステロールの構造

製造・取扱いに関する指導要領が定められている．また，賞味期限の設定や品質管理をする上で，油脂の劣化を評価するために「酸価」や「過酸化物価」などの指標が用いられている．

(1) 物理的性質

① 融点

油脂の融点は，固体の油脂が融ける温度で，構成する脂肪酸の炭素数が多く，二重結合の数が少ないほど高くなる．また，脂肪酸組成が同じでも，グリセロールへの結合位置が異なる場合や，同じ油脂でも結晶形の違いで融点が異なる．

チョコレートの原料であるカカオバターの結晶は，融点，密度，結晶形などが異なるⅠ～Ⅵ型に分類される．つややかで滑らかな口溶けにするためには，結晶粒径が細かく高密度のⅤ型とよばれる結晶形にそろえる必要があり，そのための処理を**テンパリング**（調温）とよぶ．この処理に失敗すると，口溶けが悪くなるだけでなく，表面に白く粉が吹いたようなブルームが生じたり，光沢を失ったりするチョコレートとなってしまう．

② 比重，屈折率

比重は，油脂を構成する脂肪酸の種類により異なり，分子量が小さく，二重結合が少ないほど比重は小さくなる傾向がある．天然油脂の場合，15℃で比重は0.91～0.95で，水よりも軽いため，油は水に浮かぶ．屈折率は，不飽和脂肪酸やヒドロキシ脂肪酸が多いほど高くなり，油脂の不飽

油脂の品質

食品ごとに個別に定められている．たとえば，麺類については，食品衛生法では，酸価3以下で過酸化物価30以下，JAS規格では，油処理により乾燥したもの（フライ麺）の酸価が1.5以下．また，弁当およびそう菜については，原材料として使用する場合は，酸価1以下で過酸化物価10以下（ごま油，オリーブ油を除く），また揚げ物中の油の場合は，酸価2.5以下，発煙点170℃以上，カルボニル価50以下など．

和度や酸化の指標となる.

③ 粘度

　油脂の粘度は温度が高くなるほど低くなるが，酸化による油脂の重合により高くなるため，油脂の酸化劣化の指標となる.

④ 発煙点と引火点

　発煙点は特定の条件下で油脂を加熱した際に煙が出始めるときの温度で，加熱安定性を示す．加熱による酸化が進行するとこの値は低下する．フライに使用する油脂は，発煙点が170℃未満になった場合，新しい油脂に交換するよう厚生労働省の通知で定められている.

　引火点とは，発煙点を超えてさらに加熱を続けた場合，油脂表面から熱分解により発生した揮発性の気体に引火するときの温度である.

(2) 化学的性質

【油脂の性質を示す指標】

① ケン化価

　油脂1gをアルカリ加水分解するのに必要な水酸化カリウムのmg数で表し，油脂の構成脂肪酸の平均分子量が小さいものほど値が大きくなり，またこの値からトリアシルグリセロールの平均分子量を求めることができる.

② ヨウ素価（IV）

　油脂100gに付加するハロゲンの量をヨウ素に換算し，そのグラム数で表した値である．不飽和脂肪酸の二重結合にハロゲン分子が付加することを利用したもので，油脂中の二重結合数の指標となり，この値が高いものほど，油脂中の不飽和脂肪酸の割合が高い.

【油脂の酸化を示す指標】

③ 酸価（AV）

　油脂1g中に含まれる遊離脂肪酸を中和するのに要する水酸化カリウムのmg数で表される値で，精製された新しい油では低いが，加工，貯蔵，酸化などにより遊離脂肪酸が増えると高くなる．また，酸化や油の精製度の指標ともされる.

④ 過酸化物価（PVまたはPOV）

　油脂の過酸化反応で最初に生成する脂質ヒドロペルオキシドを，ヨウ化カリウムで還元し，生成したヨウ素をチオ硫酸ナトリウムで滴定して求めたものである．油脂1kg中の脂質ヒドロペルオキシドによりヨウ化カリウムから遊離されるヨウ素のミリ当量数で表され，油脂の初期の酸化劣化の程度を表す指標となる.

⑤ カルボニル価（CV）

　油脂1g中に含まれるカルボニル化合物（アルデヒドやケトン）の総量を2,4-ジニトロフェニルヒドラジンによる比色定量法で求めた値で，酸

加熱安定性
加熱による発煙点，引火点の上昇が少ない場合，加熱安定性が良いという.

ケン化価と分子量
ケン化価が小さい油脂ほど，構成する脂肪酸の平均分子量が大きいことをしっかり頭に入れておこう.

魚油のヨウ素価
魚油は，二重結合を多くもつイコサペンタエン酸やドコサヘキサエン酸を含み，一般の植物油に比べヨウ素価が高いことをしっかり頭に入れておこう.

過酸化物価
過酸化物価は，油脂の初期の酸化の程度を表す指標．酸化が進行した油脂には適さないことに注意しよう.

国家試験ワンポイントアドバイス
PV（POV）は中間体なので，CVやTBAのように反応が進むと上昇し続けるのではなく，途中から減っていくことに注意しよう.

化二次生成物の指標の一つである．油脂の酸化が進行すると，過酸化物価は徐々に低下し，カルボニル価が上昇する．

⑥ チオバルビツール酸反応物質（TBARS）

脂質過酸化物が分解して生成するマロンジアルデヒドがチオバルビツール酸と反応し生成する赤色色素の量を測定するもので，食品や組織中の過酸化物を比較的簡便に測定できる方法として広く用いられている．測定条件により値が異なるなど，その解釈には注意が必要である．

4.5 脂質の栄養と機能性

(1) 脂質の栄養と摂取基準

脂質はたんぱく質や炭水化物とともに三大栄養素の一つで，生体にとって主要なエネルギー源（9 kcal/g）で，体内でのエネルギー貯蔵物質になっている．しかし，高エネルギーのため，取り過ぎは肥満を引き起こし，生活習慣病の原因につながることから適切な摂取が必要である．

日本人の食事摂取基準（2015年版）では，脂肪エネルギー比率および飽和脂肪酸（%エネルギー），n-6系脂肪酸およびn-3系脂肪酸（g/日）の男女・年齢別の目安量，目標量が示されている．1歳以上の脂肪エネルギー比率の目標量は男女とも20〜30%，飽和脂肪酸の目標量は18歳以上に設定されエネルギー比7%以下となっている．

(2) 中鎖脂肪酸

母乳，牛乳やココナッツオイルなどに含まれる炭素数が8〜10個の中鎖脂肪酸からなる油脂は，長鎖脂肪酸に比べ4〜5倍程度早く分解され，直接エネルギーとして消費される．中鎖脂肪酸はすべて遊離脂肪酸として吸収された後，そのまま門脈を経て直接肝臓に運ばれるため，体脂肪になりにくい油として，**特定保健用食品**の関与成分として認められている．

(3) コレステロールの機能

コレステロールは，肝臓で**胆汁酸**となり脂溶性ビタミンなどの脂溶性成分の吸収においても重要な役割を果たしている．また，コレステロールはリン脂質とともに細胞膜などの生体を構成する重要な成分の一つともなっている．

日本人の食事摂取基準（2015年版）において，コレステロールの目標量の設定は見送られた．これは，生体内のコレステロールのうち，食事由来は20〜30%で，体内で生合成される割合の方がはるかに高く，生合成ではフィードバック機構が働き，健常人の場合，血清コレステロールレベルはほぼ一定に保たれているためである．血清コレステロール値は，遺伝を始め，さまざまな要因の影響を受けるが，健常人においては，冠動脈疾患などのリスクに対し，食事由来のコレステロールの影響はそれほど大きいものではないと考えられている．

%エネルギー
脂肪エネルギー比率のこと．総脂質の総エネルギーに占める割合．

長鎖脂肪酸
長鎖脂肪酸の場合，小腸の上皮細胞で吸収された後にトリアシルグリセロールに再合成され，カイロミクロンを形成し，リンパ管から静脈を経て脂肪組織などの肝外組織に運ばれるため，中鎖脂肪酸に比べて体内に蓄積しやすい．

コレステロールの目標量
日本人の食事摂取基準からコレステロールの目標量の設定は見送られたことはしっかり確認しておこう．

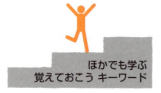

フィードバック機構
➡生化学

(4) P/S比

食品由来の飽和脂肪酸（ミリスチン酸やパルミチン酸）は，LDL-コレステロール値を上昇させるのに対し，多価不飽和脂肪酸は低下させることから，多価不飽和脂肪酸と飽和脂肪酸の比（P/S比）は1程度とすることが推奨されてきた．近年，個々の脂肪酸により影響の程度が異なることや，単に血中脂質レベルを調整するだけで心臓疾患などのリスクを軽減することは困難であることなどから使用されなくなっている．日本人の食事摂取基準（2015年版）では，飽和脂肪酸の成人の目標量（％エネルギー）は7％以下とされている．

一方，一価不飽和脂肪酸はLDL-コレステロール値を低下させる，あるいは上昇させず，酸化などに安定であるため「静かな脂肪酸」ともよばれているが，世界中の機関・学会による推奨値の幅は大きく，推奨していない場合も多い．冠動脈疾患に対する影響が確定していないこともあり，日本の食事摂取基準でも具体的な値は示されていない．

(5) 必須脂肪酸

リノール酸や α-リノレン酸などの必須脂肪酸は，正常な発育や生理機能の維持に必要な成分である．また，これらから生合成されるアラキドン酸やイコサペンタエン酸など炭素数が20個の多価不飽和脂肪酸は，**イコサノイド（エイコサノイド）** とよばれる**プロスタグランジン（PG）** や**トロンボキサン（TX）**，**ロイコトリエン**などの生合成における出発物質ともなっている．これらは炎症，免疫，中枢機能，血液凝固などの機能調節に深く関与していることから，生命活動の維持のためにはなくてはならない成分である．

イコサノイドの生理作用は，出発物質となる n-3 系のイコサペンタエン酸と n-6 系のアラキドン酸で異なる．n-3 系と n-6 系の脂肪酸の相互変換は起こらないことから，生合成されるイコサノイドの割合は食事から摂取する n-3 系と n-6 系の脂肪酸の割合に依存し，このバランスが悪くなると高血圧や動脈硬化症，心筋梗塞などの一因となる．たとえば，n-6 系のアラキドン酸からは，血小板凝集抑制作用を示すプロスタグランジン I_2 と，その逆の効果である血小板凝集作用を示すトロンボキサン A_2 がつくられ，この二つのバランスにより血管内では血液の凝集は抑えられている（図3.31）．

一方，n-3 系のイコサペンタエン酸からも同様にプロスタグランジン I_3 およびトロンボキサン A_3 がつくられ，プロスタグランジン I_3 は血小板凝集抑制作用をもつが，トロンボキサン A_3 の血小板凝集作用は非常に弱い（図3.31）．このため，n-6 系の脂肪酸を多く摂り過ぎると血液は相対的に固まりやすく，逆に n-3 系の脂肪酸を多く摂取すると血液は固まりにくくなる．

P：多価不飽和脂肪酸
S：不飽和脂肪酸

n-6系とn-3系の摂取割合
n-6系脂肪酸とn-3系脂肪酸からつくられるイコサノイドでは異なる働きを示すため，食事から摂取する際のバランスが重要である．n-6：n-3 ＝ 4：1 が推奨されていることをしっかり頭に入れておこう．

n-3系脂肪酸
平均的日本型食生活ではn-3系脂肪酸に富む魚を多く摂取してきたことからn-6：n-3 ＝ 4：1 となっている．食事の欧米化によりn-6の比が高い人も増えてきており，n-3系脂肪酸を多く含む食品を積極的に摂取するよう心がけるとよい．

Column

油脂はおいしい？

油脂にははっきりした味はないものの，霜降り肉やまぐろのトロなど，あぶらを多く含む食品に対する嗜好性が高いのはなぜだろう．あぶらには，ねっとりとした舌ざわり感や，雑味や強い味をまろやかに和らげる作用が知られているが，あぶらが分解して生成する脂肪酸が舌や小腸で化学的に認識されると，その情報が脳に伝わり幸福感をもたらすことが報告されている．

油脂は，高エネルギー栄養成分である．油脂の摂取は，体を動かすことにとって必要なエネルギー源を効率的に獲得したことに対する報酬効果としての幸福感をもたらし，また摂取したいとの欲求が生まれる．油脂に対する高い嗜好性の一因は，エネルギー獲得に対する欲求によるものと考えられる．

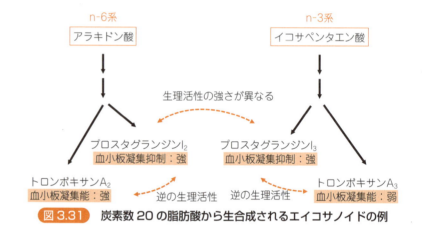

図 3.31 炭素数 20 の脂肪酸から生合成されるエイコサノイドの例

「第 6 次改定日本人の栄養所要量」では食事から摂取する n-3 系と n-6 系の脂肪酸の望ましい割合は 1：4 としているが，日本脂質栄養学会などでは 1：1〜2 としている．

(6) 保健機能食品としての油脂

植物ステロールは，コレステロールが小腸で胆汁酸ミセルへ取り込まれるのを競争的に妨害し，コレステロールの吸収を阻害することから，植物ステロールを含む油脂は血中コレステロールの低減作用を示し特定保健用食品として認可されている．n-3 系脂肪酸は，2015 年（平成 27）4 月の食品表示法施行に伴い，**栄養機能食品**の機能成分として加えられ，基準を満たすことにより「n-3 系脂肪酸は，皮膚の健康維持を助ける栄養素です」と表示して販売することが可能となった．

魚油などに多く含まれる n-3 系脂肪酸のイコサペンタエン酸やドコサヘキサエン酸を多く摂取すると，心筋梗塞症や狭心症などの虚血性心疾患のリスクが低くなるとの報告がある．また，血中の中性脂肪を減らす作用

も知られている．ドコサヘキサエン酸は，人間のすべての細胞に存在し，とくに目，脳，心筋，胎盤の順に多く含まれている．なかでも，記憶学習機能に関わる脳の海馬という部分に多く含まれ，神経細胞の情報伝達をスムーズにする作用がある．

5 ビタミン

ビタミンは微量で体内調節機能をもつ有機化合物で，生体内でまったく合成できないか，必要量を満たせないために外部から摂取しなければならない栄養素の総称である．またビタミンは化学構造上の類似性をもたないので，必須の微量有機成分を栄養学的に分類したものといえる．

現在，ヒトのビタミンでは**脂溶性ビタミン**4種類（A，D，E，K）と**水溶性ビタミン**9種類（B_1，B_2，ナイアシン，B_6，B_{12}，葉酸，パントテン酸，ビオチン，C）が知られている．一般に，水溶性ビタミンは体外へ排出されやすいために欠乏しやすく，脂溶性ビタミンは蓄積しやすく過剰摂取になりやすい傾向にある．

5.1 脂溶性ビタミン

(1) ビタミンA

レチノールをビタミンAというが，レチノールにはビタミンA効力をもついくつかの同族体が存在する．レチノールはβ-イオノン環とイソプレン鎖により構成されるが，イソプレン鎖に付く官能基によって，レチナールとレチノイン酸が存在する．

暗所で光感知に作用する**ロドプシン**はレチナールからつくられるため，不足すると夜盲症となる．レチノイン酸は，皮膚や粘膜を正常に保つことが知られている．

一方，β-イオノン環の脱水素反応によりデヒドロレチノールを生じたものがビタミンA_2である．レチノールは鶏や豚の肝臓やうなぎなど，デヒドロレチノールは淡水魚の肝臓などの動物性食品に多く含まれる．

植物に含まれる色素のカロテノイドのうち，体内でビタミンAに変換されるものを**プロビタミンA**という．代表的なプロビタミンAである**β-カロテン**はレチノール2分子が結合した構造で，体内の開裂酵素によって2分子のレチノールが生じる（図3.32）．**α-カロテンやβ-クリプトキサンチン**からはレチノール1分子が生じる（表4.1も参照）．

(2) ビタミンD

ビタミンD（**カルシフェロール**）は，植物性食品（きくらげ，干ししいたけなど）に含まれる**エルゴカルシフェロール**（ビタミンD_2）と動物性食品（魚介類など）や体内で合成される**コレカルシフェロール**（ビタミン

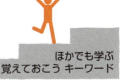

ほかでも学ぶ 覚えておこう キーワード

脂溶性ビタミン，水溶性ビタミン

➡基礎栄養学

レチノールの語源
レチノールは"retina"（網膜）が語源．

カロテンの語源
カロテンは"Carrot"（にんじん）が語源．

国家試験ワンポイントアドバイス

ビタミンA効力（レチノール活性当量）の算出式は頻出である．レチノールとプロビタミンA（β-カロテン当量）の合計値として算出される．ただし，プロビタミンAでは変換率が考慮される．
レチノール活性当量
＝レチノール＋ 1/12 β-カロテン当量
＝レチノール＋ 1/12（β-カロテン＋ 1/2 α-カロテン＋ 1/2 β-クリプトキサンチン）
（単位：μg）
なお，食事摂取基準におけるビタミンA（レチノール活性当量）の算出式は
レチノール活性当量
＝レチノール＋ 1/12（β-カロテン＋ 1/2 α-カロテン＋ 1/2 β-クリプトキサンチン＋その他のプロビタミンAカロテノイド）
となることに注意が必要である．

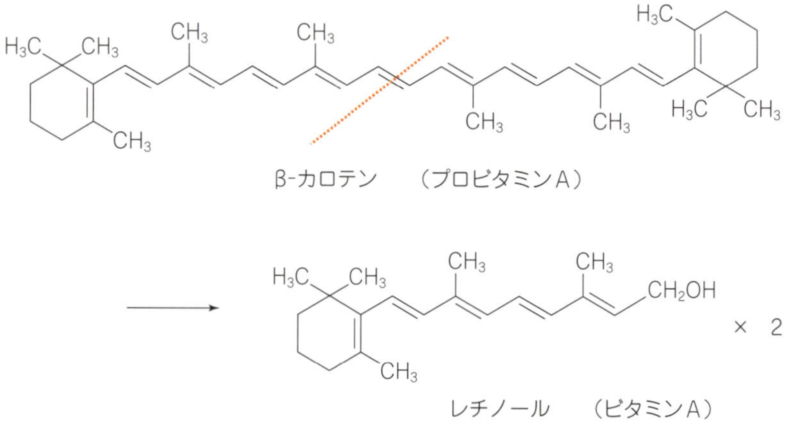

第3章 食品の一次機能

図3.32 プロビタミンAとビタミンAの構造

D$_3$）に分類される．エルゴカルシフェロールはエルゴステロール（プロビタミンD$_2$）から，コレカルシフェロールは7-デヒドロコレステロール（プロビタミンD$_3$）から紫外線の作用により変換される（図3.33）．

ヒト体内では7-デヒドロコレステロールはコレステロールから合成されるために，日光のあたる生活をしていれば，通常ビタミンDが欠乏することはない．ビタミンDはカルシウムの吸収や骨代謝に関わるため，不足するとくる病や骨軟化症，骨粗鬆症を引き起こす．

(3) ビタミンE

ビタミンE効力をもつ物質は，クロマン環にイソプレン鎖が結合した**トコフェロール**と**トコトリエノール**である．これらはイソプレン鎖の構造により分類されるが，食品中には二重結合をもたないトコフェロールがおもである．また，クロマン環に結合するメチル基の位置によりそれぞれ4種類（α, β, γ, δ）の同族体が存在する．食品成分表には4種類の同族体の値がそれぞれ収載される（図3.34）．

トコフェロールは抗酸化作用により生体内では脂質の酸化を抑制し細胞の健康維持に貢献するとともに，脂質の多い食品の抗酸化剤として広く使用されている．生体内での効力はα-トコフェロールがもっとも高い．トコフェロールは植物油に広く含まれるほか，アーモンドや落花生にも豊富に含まれる．

(4) ビタミンK

ビタミンK効力をもつ物質は，天然には**フィロキノン**（ビタミンK$_1$）と**メナキノン**（ビタミンK$_2$）が知られている．このうちメナキノンにはナフトキノン核に結合するイソプレン鎖の長さにより，いくつかの同族体が存在する（図3.35）．

フィロキノンは植物の光合成に必要であるため，葉菜類に含まれる．メナキノンは微生物によってつくられるため，発酵食品に豊富に含まれてい

トコフェロールの語源
トコフェロールは，ギリシャ語の"Tocos"（子どもを産む），"Phero"（力を与える）が語源．

ビタミンD，ビタミンKの同族体
ビタミンDはD$_2$（エルゴカルシフェロール，植物性食品）とD$_3$（コレカルシフェロール，動物性食品），ビタミンKはK$_1$（フィロキノン，葉菜類）とK$_2$（メナキノン，発酵食品）である．

食事摂取基準でのビタミンE
食事摂取基準ではビタミンEとしてα-トコフェロール値のみが算定され，その他の同族体は含んでいない．これは，血液および組織中に存在するビタミンEのほとんどがα-トコフェロールであることによる．

ビタミンK
2015年（平成27）4月から栄養機能表示が可能なビタミンとなった．

ビタミンKの語源
ビタミンKは，オランダ語"Koagulation"（凝固）が語源．

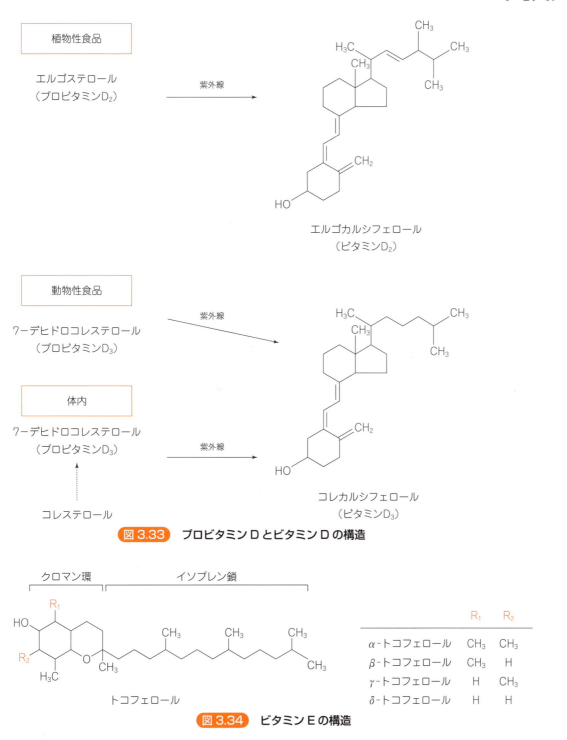

図3.33　プロビタミンDとビタミンDの構造

図3.34　ビタミンEの構造

る．

　ビタミンKは血液凝固因子の合成に重要な働きをする．そのためビタミンKが不足すると出血傾向がみられる．ビタミンKは腸内細菌でも合成されるため成人が不足することはまれであるが，新生児の欠乏症である

フィロキノン（ビタミンK₁）

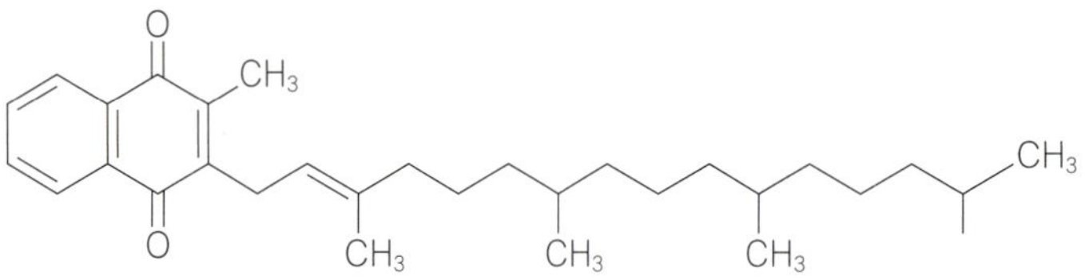

メナキノン-4（ビタミンK₂）

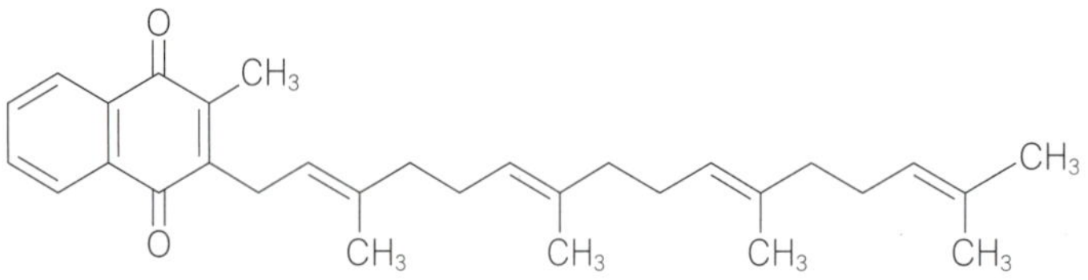

メナキノン-7（ビタミンK₂）

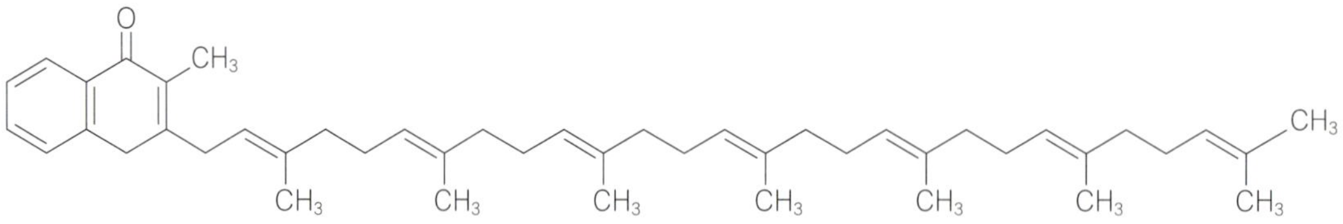

図 3.35 ビタミンK₁とビタミンK₂の構造

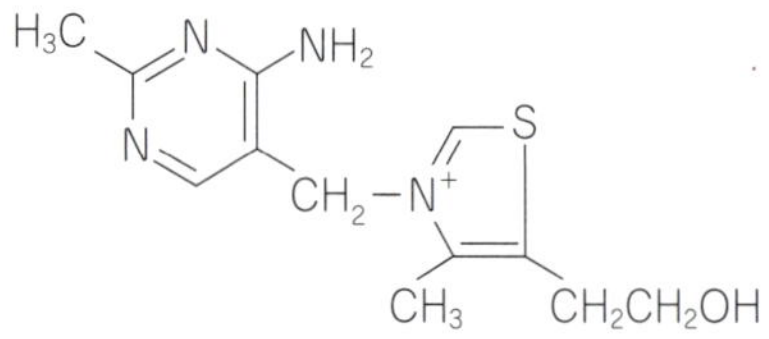

チアミン

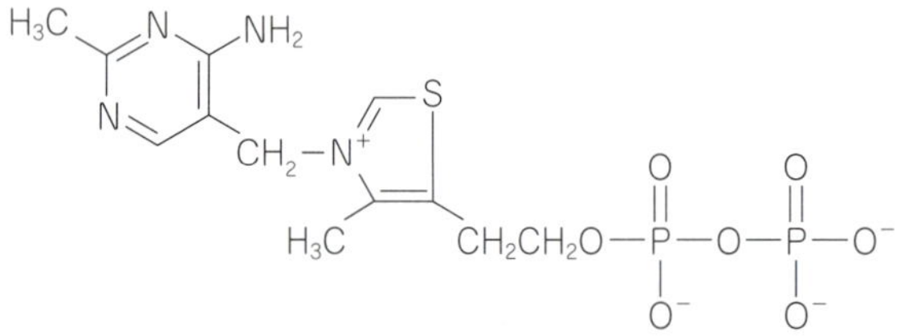

チアミン二リン酸（チアミンピロリン酸）

図 3.36 ビタミンB₁の構造

頭蓋内出血や消化管出血（新生児メレナ）には注意が必要である．

5.2 水溶性ビタミン
(1) ビタミンB₁

　ビタミンB₁（**チアミン**）は脚気の予防因子として発見された．「チアミン」とは「硫黄を含むアミン」のことであり，構造上の特徴として硫黄（S）を含んでいる．食品中にはヒドロキシ基にリン（P）が結合したチアミン二リン酸（チアミンプロリン酸）の形態で，たんぱく質と結合している（**図 3.36**）．

　ビタミンB₁は糖代謝や神経機能維持に関与しており，食欲旺盛な青少

年期に不足しやすい．欠乏症としては神経機能に異常をきたす脚気，ウェルニッケ脳症が重要である．豚肉に多く含まれている．米にも含まれるが外層部の糠や胚芽に偏在しており，搗精により著しく減少するため，玄米ごはんや胚芽米を摂取するのが栄養学的に有効である．

(2) ビタミン B_2

ビタミン B_2（**リボフラビン**）は黄色の結晶物質であり，水溶液は蛍光色となる．食品中ではフラビンモノヌクレオチド（FMN）やフラビンアデニンジヌクレオチド（FAD）として存在する．生体内では酸化還元酵素の補酵素として脂質の代謝などに関わる．光に不安定で，食品の変色や異臭の発生にも関与する．

欠乏症として皮膚症状（口内炎，口角炎，脂漏性皮膚炎など）を生じることが多い．肝臓やうなぎ，鶏卵，乳製品に豊富に含まれている．

(3) ナイアシン

ナイアシンは**ニコチン酸**と**ニコチン酸アミド**の総称である．必須アミノ酸のトリプトファンから生合成されるが合成量が少ないため，食品から摂取する必要がある．生体内ではニコチンアミドアデニンジヌクレオチド（NAD），ニコチンアミドアデニンジヌクレオチドリン酸（NADP）の形態で酸化還元反応の補酵素として作用する．**ナイアシン当量**はトリプトファン含量を考慮したものである．

欠乏症には皮膚炎，下痢，神経症をおもな症状とする，ペラグラが重要である．食品ではかつお，まぐろ，豚肝臓に豊富に含まれている．

(4) ビタミン B_6

ビタミン B_6 は，**ピリドキシン**（PN），**ピリドキサール**（PL），**ピリドキサミン**（PM）など10種類以上の同族体の総称である．生体内ではこれら三つのリン酸エステルとして存在し，ピリドキサールリン酸（PLP）をはじめおもにアミノ酸代謝の補酵素として作用する．

ヒトの腸内細菌により合成されるために，欠乏することはまれである．ビタミン B_6 は広く食品に含まれているが，とくに肉類や魚類などの動物性食品には多く含まれている．

(5) ビタミン B_{12}

ビタミン B_{12} は，悪性貧血の治療因子として発見された**シアノコバラミン**，**メチルコバラミン**，**アデノシルコバラミン**などの総称である．コリン環の中心部にコバルト（Co）を配置する赤色のビタミンである（図 3.37）．食事摂取基準にはコバルトの必要量は策定されていない．これは，コバルトがビタミン B_{12} の構成元素であり，ビタミン B_{12} に対して必要量を設定すれば良いためである．生理作用はたんぱく質，脂質，核酸の代謝や赤血球の形成に関与する．

欠乏症の巨赤芽球性貧血は重要である．ビタミン B_{12} は微生物のみが合

ナイアシン当量

食品成分表（七訂）追補2016ではナイアシン当量の記載が追加された．生体内で生じるトリプトファンからの生合成量を含めて算出されている．

ナイアシン当量＝ナイアシン＋1/60 トリプトファン

（単位：mg）

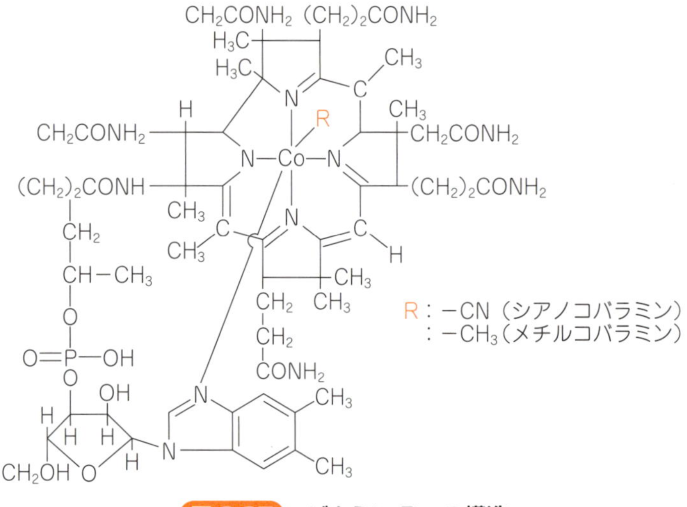

図 3.37 ビタミン B_{12} の構造

成できるため，食物連鎖により生体濃縮されやすい魚介類や畜肉の肝臓などの動物性食品で豊富に含まれる．

(6) 葉酸

葉酸はプテロイルグルタミン酸ともいわれる．赤血球の形成に関与し，欠乏すると巨赤芽球性貧血を起こす．

妊娠中に不足すると，神経管閉鎖障害のリスクを高めるため注意が必要である．植物性食品から供給されることが多く，緑黄色野菜やきのこ類に豊富に含まれる．

パントテン酸の語源
ギリシャ語で「どこにでもある酸」である．

(7) パントテン酸

コエンザイム A（CoA）の構成成分で，食品中に広く含まれ脂質代謝に関わる．

ヒトの腸内細菌でも合成されるため欠乏することはまれである．

(8) ビオチン

ビオチンはカルボキシラーゼの補酵素として脂質代謝などに関与する．

食品中では肝臓や豆類に多く含まれる．卵白中の糖たんぱく質であるアビジンと強く結合し，吸収が阻害される．

(9) ビタミン C

ビタミン C は化学名を L-**アスコルビン酸**という．強い還元性をもち酵素的褐変や風味劣化を抑えることから，酸化防止剤として広く使用されている．

体内では，コラーゲンの合成に関与し不足すると壊血症となる．アスコルビン酸は「抗壊血症効果をもつ酸」を意味する．食品中では L-アスコルビン酸のほか，酸化型の L-デヒドロアスコルビン酸として含まれるが（図 3.38），体内で相互変換が生じるため効力は同等である．野菜類や果

図3.38 ビタミンCの構造

L-アスコルビン酸（還元型ビタミンC） ⇄ L-デヒドロアスコルビン酸（酸化型ビタミンC）

物類に多く含まれる．熱に弱く調理損失が大きいビタミンである．

6 無機質（ミネラル）

食品や生体など有機化合物を構成している主要元素の炭素 C，水素 H，酸素 O，窒素 N を除いた元素を**無機質（ミネラル）**という．日本人の食事摂取基準（2015 年版）では，ナトリウム，カリウム，カルシウム，マグネシウム，リン，鉄，亜鉛，銅，マンガン，ヨウ素，セレン，クロム，モリブデンの無機質について摂取基準が策定されている．

体の中の無機質には大きく三つの役割がある．① 生体の構成成分となっているもの，② 浸透圧や酸塩基平衡を一定に保つ機能，③ 酵素やビタミンの構成成分となって，それらの活性発現に関わる機能である．

6.1　ナトリウム（Na, sodium）

【体内での機能】　**ナトリウム**はイオンの形で血液や細胞外液に存在し，体液中の pH，浸透圧や体液量の維持，神経伝達機構などに関わっている．

【含まれる食品】　食品中には塩化ナトリウム（食塩）として多く存在し，動物性食品に多く，海藻を除いた植物性食品で少ない傾向にある．

【摂取量の目安】　日本人の食事摂取基準（2020 年版）では，成人のナトリウムの推定平均必要量は 1 日あたり 600 mg，食塩相当量では 1.5 g に相当する．不足することはまずないと考えられるが，みそ，しょうゆなどの塩蔵加工品を好むことからむしろ食塩摂取量が多くなり，高血圧発症の要因となっている．

世界保健機関（WHO）のガイドラインでは，成人で食塩 5 g/ 日の目標値が強く推奨されている．しかし，日本において実現可能な値を考えると 18 歳以上の男性では食塩相当量で 1 日あたり 7.5 g 未満，女性で 6.5 g 未満を目標値としており，現状としては依然として過剰摂取の状態にある．そのためにも食塩摂取を控えるよう，食事を含めた生活習慣の改善を図る必要がある．

6.2 カリウム（K, potassium）

【体内での機能】 **カリウム**はナトリウムと同様にイオンの形で細胞内液に多く存在し，体内のpHや浸透圧の維持，心臓機能，筋肉の調節などに関わっている．

【含まれる食品】 果実類，海藻類，豆類，いも類，野菜類など植物性食品に広く含まれている．動物性食品にも含まれているので，通常の食生活であれば欠乏することはほとんどないと考えられる．しかし，下痢や多量の発汗，利尿剤の服用などでカリウムが排泄されるような病態や代謝異常の場合には，低カリウム血症になる．

【摂取量の目安】 15歳以上の男性で1日あたり3000 mg，女性で2600 mgとなっている．血圧に対してナトリウムとカリウムは拮抗するので，食塩を減らし，野菜・果実類の摂取に心がけることで高血圧の予防になると考えられている．手軽にビタミンやミネラルが摂取できる栄養機能食品において，カリウムも今回新たに対象成分に加えられた．

栄養機能食品としてのカリウム
腎機能が低下している人は摂取を避ける．また錠剤，カプセル形状の加工食品での販売はできない．

6.3 カルシウム（Ca, calcium）

【体内での機能】 体の中の**カルシウム**の99％はリン酸とともに骨・歯に含まれて，残り1％は筋肉や血液中にイオンの形で存在している．ホルモンの働きで血液中のカルシウムの濃度が常に一定に保たれており，もし血液中のカルシウムの濃度が低くなれば，骨のカルシウムが溶け出して血液に送り出される．逆に血液中のカルシウムの濃度が高くなれば，骨からカルシウムが溶け出すことを抑えるように調節する．筋肉の収縮や神経細胞の興奮，血液の凝固，免疫反応，酵素の活性化など，体の中で起こるさまざまな機能はカルシウムの濃度の変化によって引き起こされるため，血液中のカルシウムイオンは大変重要な役割を果たしている．

【含まれる食品】 供給源として，牛乳・乳製品や小魚類の果たす役割が大きい．食事からカルシウムを摂る量が減ると先ほど述べたように，骨からカルシウムが溶け出して骨組織の骨量が減少してしまう．摂取不足が長く続くと年齢とともに骨粗鬆症になるリスクが高まると考えられている．

【摂取量の目安】 日本人の食事摂取基準（2025年版）では，カルシウム摂取の推奨量は年齢ごとに異なっていて，成長期である12〜14歳の男性で1日あたり1000 mg，女性で800 mgとなっている．18〜29歳の男性で1日あたり800 mg，女性は650 mgとなっていてカルシウムを多く含む食品を毎日コツコツ摂ることが重要である．

カルシウムは骨や歯を構成するだけあって溶けにくく，吸収されにくい無機質といえる．カルシウム吸収率はもっとも高い牛乳，乳製品でも30〜40％であり，半分以上は吸収されずに排出されてしまう．カルシウムの吸収を高める成分としては，ビタミンD，カゼインの分解物のカゼイン

ホスホペプチド，乳糖，クエン酸などが知られているが，これらはすべて牛乳・乳製品に含まれている．

6.4 マグネシウム（Mg, magnesium）

【体内での機能】 体の中の**マグネシウム**は，カルシウムとともにリン酸塩となって骨や歯に存在している．また，筋肉，神経，脳など広く組織に含まれていて，酵素の活性因子，神経伝達や筋肉の収縮に関わっている．慢性的にマグネシウム欠乏が続くと心臓血管の障害をもたらすと考えられている．

【含まれる食品】 マグネシウムは葉緑素の構成成分であることから，緑黄色野菜，海草類，穀物に多く，ふだんの食事を摂っていれば欠乏することのない無機質といえる．

【摂取量の目安】 日本人の食事摂取基準（2025年版）では，年齢ごとに異なっていて，18〜29歳の男性で推奨量は1日あたり340 mg，女性で270 mgとなっている．

6.5 鉄（Fe, iron）

【体内での機能】 **鉄**は，体の中で酸素運搬や酸化還元反応で重要な働きをしている．体に含まれる鉄の約65％は赤血球のヘモグロビンに，3〜5％は筋肉中のミオグロビンに存在している．残りの約30％は鉄結合性たんぱく質のフェリチンなどに存在し，貯蔵鉄といわれている．母乳中に多い鉄結合たんぱく質の**ラクトフェリン**は抗菌活性を示し，乳児の生体防御に関わっていると考えられている．

【含まれる食品】 鉄の供給源は，大きくヘム鉄と非ヘム鉄の二つに分かれる．ヘム鉄と非ヘム鉄の消化吸収率を比較すると，体の欠乏状態にもよるが前者が20〜40％，後者が10％程度でヘム鉄の吸収率が高くなっている．ヘム鉄は，ヘモグロビンやミオグロビンの多い畜肉や魚の血合肉，まぐろ，かつおなど運動量の多い赤身の魚に多く含まれている．非ヘム鉄は，豆類，卵黄，小麦胚芽，緑黄色野菜などに含まれている．鉄イオンは還元型の2価鉄（Fe^{2+}）の形で吸収されるため，食品中の3価鉄（Fe^{3+}）をビタミンCなどで還元することで吸収率が改善される．そのため，非ヘム鉄でもビタミンCの多い食品と一緒に摂ることで鉄の吸収率を高めることができる．お茶などに含まれるタンニンや穀類・豆類に含まれるフィチン酸は，逆に鉄の吸収率を低下させる要因となっている．

【摂取量の目安】 鉄は，「失う」という字が使われているように，出血などで失われやすい無機質で，とくに若い女性の貧血のおもな原因となっている．そのため，日本人の食事摂取基準（2025年版）でも10〜14歳の女性で1日あたり12.5 mg（月経あり），15歳〜17歳の女性（月経あり）

> **国家試験ワンポイントアドバイス**
> 有機鉄のヘム鉄の方が吸収率が高い．

で1日あたり11.0 mg, 18〜29歳の女性（月経あり）で10.0 mg, 30〜64歳の女性（月経あり）で10.5 mgの推奨量が設定されている．また，慢性的に出血がある場合やスポーツなどで溶血が進んだ状態の成人は，溶血性貧血になりやすいと考えられている．

6.6 リン（P, phosphorus）

【体内での機能】　体の中の**リン**は，おもにカルシウムやマグネシウムとリン酸塩となって骨や歯などに含まれている．ほかにはATPや補酵素，リン脂質，核酸など重要な構成成分となっている．

【含まれる食品】　魚介類，肉類，穀類，豆類，乳類など，多くの食品に含まれていて，脂質，糖質，たんぱく質などと結合して存在しているため，不足することはないと考えられる．食品添加物であるポリリン酸塩（重合リン酸塩）はハム，ソーセージなど畜肉・魚肉加工品に加えられ，保水性や結着性を助けたり，乳化安定剤として使用されている．したがって，リンの欠乏よりもむしろ過剰摂取が懸念されている．

6.7 亜鉛（Zn, zinc）

【体内での機能】　**亜鉛**は，核酸やたんぱく質の合成に関与する酵素や血糖調節ホルモンであるインスリンの補因子として重要な無機物である．

【含まれる食品】　食品では肉類，豆類，種実類，貝類（とくに牡蠣）に多く含まれている．乳児の場合，母乳に十分量の亜鉛が含まれているが，人工乳では少なくなるため特別用途食品の乳児用調製粉乳に亜鉛の添加が認められている．

【摂取量の目安】　日本人の食事摂取基準（2025年版）で亜鉛の推奨量は，15歳以上では年齢別に，男性は9.0〜10.0 mg，女性は7.0〜8.0 mgの間で詳細に決められている．欠乏すると小児で成長障害や皮膚炎が起こり，成人では**味覚障害**，皮膚・粘膜・血球・肝臓などの再生不良，脱毛症，性

Column

ひじきの鉄が失われる？

これまで鉄分を多く含む食品の一つにひじきがある，とされてきた．ところが新たに改訂された食品成分表（七訂）では，干しひじき（ステンレス釜）の鉄分が6.2 mg/可食部100 g，干しひじき（鉄釜）で58.2 mg/可食部100 gと，ステンレス釜と鉄釜の両方の値が収載されている．なぜ，こんなに値が違うのだろう？　それは，ひじきの原藻を長時間煮るときに使用する釜がステンレス製か鉄製かの違いなのである．

機能障害がみられる.

6.8 銅（Cu, copper）

【体内での機能】 体の中の**銅**は，肝臓，骨，筋肉，血液に存在し，酵素の補因子として機能している．鉄とともにヘモグロビンの合成に関わり，欠乏によって貧血を起こす．

【含まれる食品】 レバー，魚介類，種実類を始め，多くの食品に含まれるため欠乏することは少ないが，乳児の場合，亜鉛と同様に人工乳で育てると銅が不足することがあるため，特別用途食品の乳児用調製粉乳に銅の添加が認められている．

6.9 マンガン（Mn, manganese）

【体内での機能】 **マンガン**は，体の中のさまざまな酵素の活性化に関わっている．骨の形成にも関わっていて，骨の石灰化を助けている．

【含まれる食品】 土壌に含まれており，それを植物が吸収することから植物性食品に広く含まれている．とくに穀類，豆類，種実類，海藻，茶に多く含まれている．

6.10 ヨウ素（I, iodine）

【体内での機能】 **ヨウ素**は甲状腺ホルモンのチロキシンの構成成分で，不足すると甲状腺腫の原因になると考えられている．

【含まれる食品】 海藻類や魚介類に多く含まれているため，日本人の食生活であれば不足することは少ないといえる．

6.11 セレン（Se, selenium）

【体内での機能】 **セレン**はグルタチオンペルオキシダーゼなど，セレノたんぱく質の構成成分として存在している．グルタチオンペルオキシダーゼは，生体内で過酸化水素や遊離過酸化物を還元する酵素であり，動脈硬化予防効果があるといわれている．

【含まれる食品】 魚介類，肝臓，卵，穀類，肉類，乳・乳製品に含まれ，日本では欠乏症はほとんどみられない．ただし，土壌中のセレン濃度がきわめて低い地域では克山病（心筋症の一種）がみられ，セレン投与で予防できることが知られている．過剰摂取を生じる可能性は低いが，サプリメントなどの不適切な使用で過剰に摂取した場合，毛髪と爪の脆弱化，脱落がみられる．

特別用途食品における乳児用液体ミルクの許可基準設定
乳児用調製乳に限り食品添加物として添加が許可された（消費者庁，平成30年8月8日）．

6.12 クロム（Cr, chromium）

【体内での機能】 生体内で**クロム**はごく微量存在し，インスリン作用を

活性化するため，糖質代謝やコレステロール代謝，アミノ酸代謝，脂質代謝に関わる元素である．欠乏すると耐糖性が低下し，糖尿病や高コレステロール血症になる．

【含まれる食品】　海藻類や魚介類，肉類，穀類などに含まれているため通常の食事を摂っていれば不足することはない．

6.13　モリブデン（Mo, molybdenum）

【体内での機能】　**モリブデン**は，キサンチンオキシダーゼ，アルデヒドオキシダーゼなどの酸化還元酵素の補因子として酵素の活性化に関与し，核酸関連化合物の代謝や尿酸の代謝に関わっている．欠乏すると脳機能障害や成長遅延を起こすことがある

【含まれる食品】　乳・乳製品，穀類，豆類，レバーなどに含まれるため，通常の食事であれば不足することはない．

6.14　コバルト（Co, cobalt）

【体内での機能】　**コバルト**はビタミン B_{12} を構成する成分であり，赤血球の産生に関わる微量元素である．欠乏すると，ビタミン B_{12} 欠乏による巨赤芽球性貧血がみられる．

【含まれる食品】　供給源としては，ビタミン B_{12} を含む食品，たとえばレバー，牡蠣，肉類，牛乳などの動物性食品である．

【摂取量の目安】　必須元素であるが，コバルトは日本人の食事摂取基準（2015 年版）では触れられていない．食品成分表にも収載されていない．

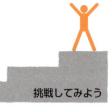
挑戦してみよう

復習問題を解いてみよう
https://www.kagakudojin.co.jp

第4章

食品の二次機能

この章で学ぶポイント

★ 食品の嗜好性に関する二次機能について学ぼう．
★ おもな色素成分，呈味・匂い成分の分類と，それぞれの特徴を理解しよう．
★ 食品の嗜好に大きな影響を与えるテクスチャーを理解しよう．まず食品のコロイドの分類，性質についても学んでおこう．

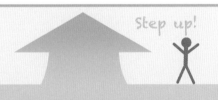

◆ ちょっと 学ぶ前に復習しておこう ◆

― 味の相互作用 ―
味覚物質は相互に影響を及ぼし，対比効果，相殺効果，相乗効果などの作用がみられる．

― コロイド ―
コロイドとは直径1〜100 nmくらいの粒子で，ろ紙を通ることはできるが，半透膜は通過できない．

― チンダル現象 ―
コロイド溶液に光を当てると，光がコロイドに乱反射するため，その道筋がみえる現象のことである．

― ブラウン運動 ―
コロイド溶液中のコロイド粒子が，不規則に動いている運動のことである．

第4章 食品の二次機能

1 色素成分

食品に含まれる色素のほとんどが天然色素であり，わずかに合成色素として黄色4号や赤色102号などのタール色素が使用される．天然色素は構造的特徴から**カロテノイド系色素**，**フラボノイド系色素**，**ポルフィリン系色素**に分類することができる．

1.1 カロテノイド系色素

カロテノイドは分子内に多数の共役二重結合をもつ脂溶性色素であり，炭化水素の**カロテン類**とヒドロキシ基やカルボキシ基が付加された**キサントフィル類**に大別される．動植物に広く分布するが，多数の共役二重結合をもつため酸素，光，重金属に不安定で酸化，重合，分解などにより退色しやすい．

えびやかにはキサントフィル類の**アスタキサンチン**を含む．生の状態ではたんぱく質と結合しており灰黒色であるが，加熱するとたんぱく質が変性することで分解され，アスタキサンチン本来の赤色となる．アスタキサンチンはさらに酸化されてアスタシンとなるが，これも赤色である．

栄養学的には，色素成分の α-カロテン，β-カロテン，β-クリプトキサンチンは β-イオノン環をもつため体内でレチノールに変換され，プロビ

国家試験ワンポイントアドバイス

リコペンにはプロビタミンAの効果がない．

β-カロテン当量の算出

β-カロテン当量（µg）
$= \beta$-カロテン（µg）$+$
$\dfrac{1}{2}\alpha$-カロテン（µg）$+$
$\dfrac{1}{2}\beta$-クリプトキサンチン（µg）

第3章も参照．

柑皮症

みかんをたくさん食べると皮膚が黄色になる（柑皮症）のは，レチノールに変換しきれなかった β-カロテンや β-クリプトキサンチンが皮膚に沈着するからである．

表 4.1 食品に含まれるカロテノイド系色素

		構造	色	所在
カロテン類	リコペン		赤	トマト，すいか
	α-カロテン		だいだい	にんじん
	β-カロテン		だいだい	にんじん，卵黄
キサントフィル類	ルテイン		黄	とうもろこし，かぼちゃ
	カプサンチン		赤	とうがらし
	アスタキサンチン		赤	さけ，ます，えび，かに
	β-クリプトキサンチン		黄	とうもろこし，みかん，柿

タミン A 効力をもつことが知られている（**表 4.1**）．

1.2 フラボノイド系色素

「フラボノイド」とは「植物に含まれる色素」の意味であり，広く植物に分布する水溶性の色素である．フラバン（C6-C3-C6）を基本骨格とし，これに付く官能基などにより狭義の**フラボノイド**と**アントシアニン**に大別される．

(1) 狭義のフラボノイド

基本骨格であるフラバンの中央にあるピラン環（C 環）の 4 位がカルボニル炭素のものを，狭義のフラボノイドという．フラバノン，フラボンやこれらのアルコール誘導体であるフラバノノール，フラボノールあるいはイソフラボンなどで，無色から淡黄色を呈する．かんきつ類に含まれる**ヘスペリジン**や**ナリンギン**（フラバノン），そばやアスパラガスなどに含まれる**ルチン**（フラボノール）が有名である（**図 4.1**）．

(2) アントシアニン

野菜や果物に含まれる赤～青（紫）色の配糖体の色素である．アントシアニンのアグリコン部（配糖体の非配糖部位）はアントシアニジンであり，1 位の酸素に水素イオンが配位結合しオキソニウムイオンになっている．B 環に付く置換基により，さまざまな種類のアントシアニジンが存在する．いちごに含まれる**カリステフィン**，赤しそに含まれる**シソニン**，なすに含まれる**ナスニン**は有名である．

アントシアニンは pH により色調が変化し，酸性で赤色，アルカリ性で青色（紫色）となる．B 環に二つ以上のヒドロキシ基をもつ場合には，金

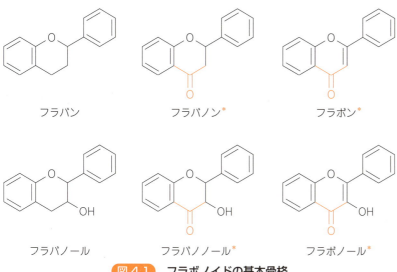

図 4.1 フラボノイドの基本骨格

＊は狭義のフラボノイド．

図 4.2　アントシアニジンの構造

R₁, R₂ に付く置換基によりさまざまな種類のアントシアニジンが存在する.

属イオンと容易にキレートを形成し色調が安定化する．なすの漬け物に鉄くぎやミョウバンを加えると鮮やかな青色になるのは，このためである（図4.2）．

1.3　ポルフィリン系色素

五員環のピロールが4個環状に結合したポルフィリン環構造をもつ色素化合物の総称であり，中心部にマグネシウムや鉄などの金属イオンを配位している．

(1) クロロフィル

クロロフィルは植物の光合成に関与する緑色の色素である．ポルフィリン環の中心部にマグネシウムをもつ構造で，これに付く官能基の違いにより，色調が異なるクロロフィル a（青緑色）とクロロフィル b（黄緑色）に大別される（図4.3）．

クロロフィルは酸に不安定であり，酸性条件下でマグネシウムは水素と置き換わり**フェオフィチン**（黄褐色）となり，さらにフィトールが離脱し**フェオフォルバイト**（褐色）と変化し退色が進む．フェオフォルバイトは

ポルフィリン環とコリン環

ポルフィリン環の中心部に，クロロフィルは Mg，ヘム色素（ミオグロビン）は Fe を配置する．ビタミン B₁₂（シアノコバラミン）はコリン環の中心に Co（コバルト）を配置する．

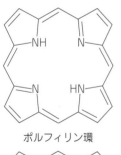

ポルフィリン環

コリン環

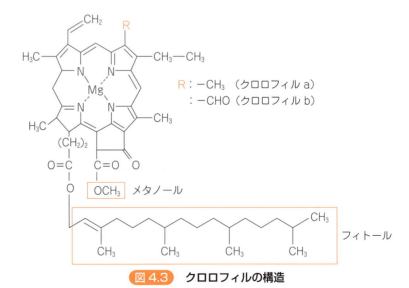

図 4.3　クロロフィルの構造

R：−CH₃　（クロロフィル a）
　：−CHO　（クロロフィル b）

メタノール

フィトール

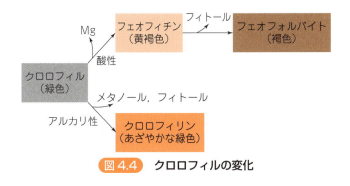

図 4.4　クロロフィルの変化

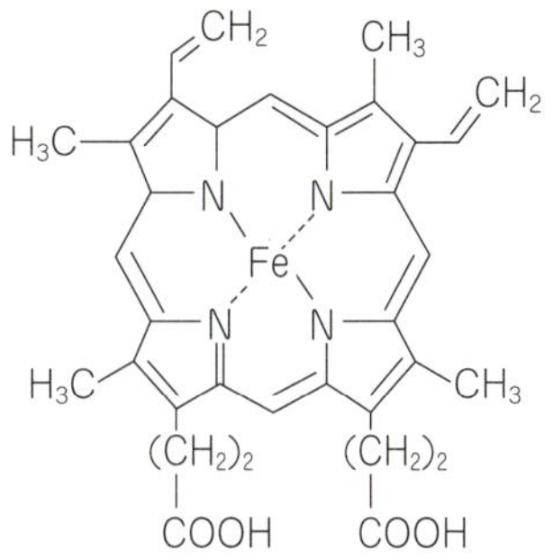

図 4.5　ヘムの構造

光過敏症（皮膚炎）の原因物質として知られる．

一方，アルカリ下では，エステル加水分解によりメタノールやフィトールが離脱して安定色素である**クロロフィリン**（あざやかな緑色）が生成される（図 4.4）．

(2) ヘム色素

ヘム色素とは，ポルフィリン環の中心部に鉄をもつ色素化合物の総称である．牛肉や豚肉などの赤色はヘム色素とグロビンが結合した**ミオグロビン**が主体となっている（図 4.5）．

畜肉の保存・加工中に肉色が変わるのは，ヘムの構造変化によるところが大きい．屠殺直後の生肉は紫赤色であるが，これは鉄が還元型（2価）であるミオグロビンの色調である．生肉を長時間保存すると鉄がメト化して酸化型（3価）の**メトミオグロビン**となり，褐色へと変化する．短時間の保存ではメト化は進行しないが，かわりに鉄に酸素が配位結合する酸素化（ブルーミング）が生じ**オキシミオグロビン**（明赤色）となる（図 4.6）．

ハムやソーセージの発色剤には亜硝酸塩を使用するが，これは亜硝酸塩から生じる一酸化窒素（NO）をミオグロビンと結合させることによって，安定な赤色色素の**ニトロソミオグロビン**を形成させるためである（図 4.6）．

1.4　その他の天然色素

(1) その他の天然色素

紅藻には，クロロフィル（緑色）のほか，フィコシアニン（青色）とフィコエリスリン（赤色）の2種類のビリン系色素が含まれる．うこん（ターメリック）に含まれるクルクミン（黄色）はジケトン系色素であり，カレー粉などに使用される．

(2) 褐変物質

食品の保存や調理・加工により褐変物質を生じることがある．褐変反応は複雑であるが，酵素的褐変と非酵素的褐変に大別される．

酵素的褐変は，りんごやバナナなどの皮をむいて放置しておくと褐変し

褐変
第6章も参照．

第4章 食品の二次機能

> **国家試験ワンポイントアドバイス**
> 生肉と食肉加工品中のミオグロビンの変化は頻出問題である．Fe^{2+} の電荷に注意して，「酸素化」と「酸化」の違いを整理して覚えておこう．

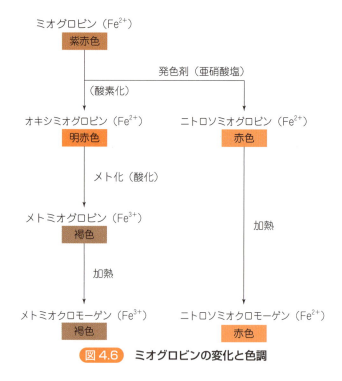

図4.6 ミオグロビンの変化と色調

て変化していく現象である．これは，ポリフェノールオキシダーゼにより，ポリフェノールが酸化され，キノン類を生じ，その後の重合反応によって褐変物質**メラニン**が生成される．

一方，**非酵素的褐変**は，しょうゆやみそが褐色になっているように，おもにアミノ・カルボニル反応によって**メラノイジン**という褐色の物質が生成される．

2 呈味・匂い成分

2.1 呈味成分

(1) 五基本味とその他の味

ヒトが感じる味覚は，五つの基本味（甘味，酸味，塩味，苦味，うま味）とその他の味（辛味，渋味，えぐ味など）に大別される．基本味は呈味成分が舌の表面に分布する味蕾を通して受容され，味神経を介して大脳に伝達される．

一方，その他の味は一般的な皮膚感覚と同じように口腔粘膜の刺激として直接受容する．辛味は舌や口腔内で感じる痛覚であり，渋味は粘膜の収斂によって認知される．

(2) 甘味成分

① 糖類

単糖類や二糖類あるいは糖アルコールは甘味をもつものが多く、甘味の種類や強さ（甘味度）は糖の種類や立体構造により大きく異なる．

フルクトースは、α型よりβ型で約3倍甘味度が高く、低温により立体構造が変化（α型→β型）すると甘味度が上昇する．果物を冷やすと甘くおいしく感じるのはこのためである．

スクロースは非還元糖であり、温度による甘味度の変化が少なく安定した甘味成分である．

糖アルコールは、**キシリトール**や**ソルビトール**など抗う蝕性をもつものや低カロリー甘味料として使用されるものが多い（表4.2）．

② 配糖体

キク科植物のステビアの葉にはジテルペン配糖体の**ステビオシド**が含まれ、マメ科植物の甘草の根にはトリテルペン配糖体の**グリチルリチン**が含まれている（図4.7）．

甘味度
甘味の強さを表す指標．スクロースの甘味を基準（1.00）とし、数値が高いほど甘味が強いことを意味している．

キシリトール, ソルビトール
キシリトールはキシリット、ソルビトールはソルビットともいう．

表4.2 甘味物質の甘味度

	甘味物質	甘味度		甘味物質	甘味度
糖質	α-D-グルコース	0.74	糖アルコール	キシリトール	1.0
	β-D-グルコース	0.50		ソルビトール	0.5〜0.6
	α-D-フルクトース	0.60		マンニトール	0.5〜0.6
	β-D-フルクトース	1.80	天然甘味物質	ステビオシド	200〜300
	スクロース（しょ糖）	1.00		グリチルリチン	150
	ラクトース（乳糖）	0.16〜0.32	人工甘味物質	アスパルテーム	180〜200
				ネオテーム	10000
	マルトース（麦芽糖）	0.3〜0.5		サッカリン	200〜500
	転化糖	1.0〜1.2			

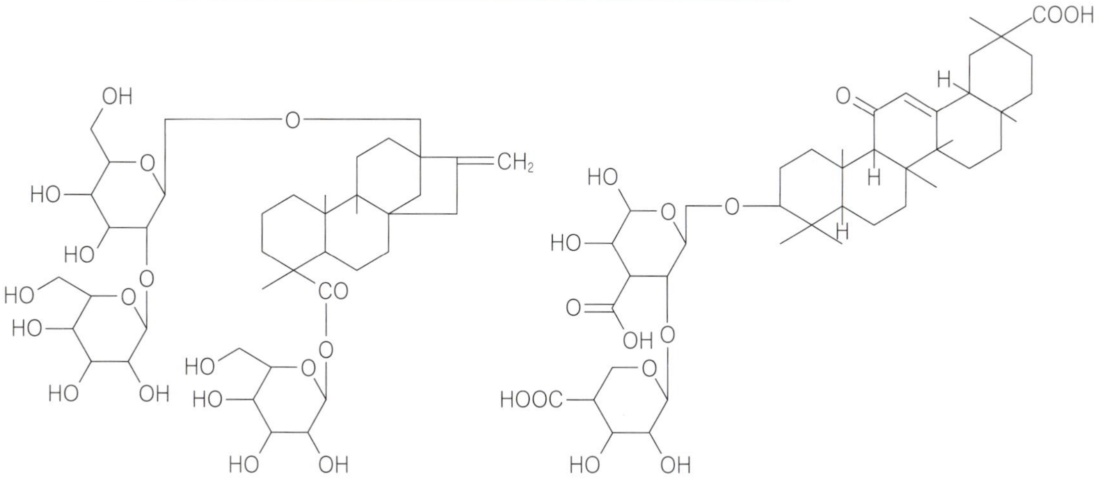

図4.7 ステビオシドとグリチルリチンの構造

読み方が似ているが異なる成分

リモニン（limonin）は苦味成分，リモネン（limonene）は香気成分．カプサイシン（capsaicin）は辛味成分，カプサンチン（capsanthin）は色素成分．ベタインはうま味成分で，ベタニンはテーブルビートに含まれる赤色の配糖体色素である．

同一成分であるが複数の呼び方があるもの

ナリンギンとナリンジン（naringin）は苦味成分．リコペンとリコピン（lycopene）は色素成分．

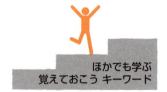

フェニルケトン尿症
➡ 社会・環境と健康，臨床栄養学

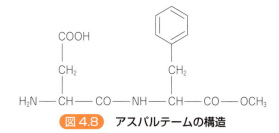

図4.8 アスパルテームの構造

グリチルリチンは塩味を和らげ（塩なれ効果），特徴的な後味は風味を引き立てるため，みそやしょうゆによく用いられる．

③ アミノ酸，ペプチド，たんぱく質

アミノ酸は，グリシンと D 型および L 型のアラニンで甘味をもつ．L-アスパラギン酸と L-フェニルアラニンが結合したペプチドである人工甘味料の**アスパルテーム**が，低カロリー甘味料として広く普及している．アスパルテームは食品表示法上，表示可能面積が 30 cm^2 以下においてもフェニルケトン尿症者に対する注意喚起として『L-フェニルアラニン化合物を含む』旨の表示が必要である（図4.8）．

ネオテームは，アスパルテームを N-アルキル化したもので，スクロースの約1万倍の甘味度をもつ高甘味度甘味料である．後味が長く残ることから風味増強やマスキング効果（ある匂いをほかの匂いでわからないようにする消臭作用）をもつ．ネオテームは分子内に L-フェニルアラニン構造をもつものの保存により遊離せず，体内の代謝物としてもこれをつくらないため注意喚起表示は不要である．そのほか，西アフリカの熱帯性果実に含まれるソーマチンやモネリンなどの甘味をもつたんぱく質が知られている．

(3) 酸味成分

食品中に含まれる酸味成分は無機酸と有機酸に大別される．いずれも，水溶液中で遊離した水素イオンの刺激を感受している．酸味成分として，無機酸の炭酸（炭酸飲料）やリン酸（清涼飲料水），有機酸の酢酸（食酢），リンゴ酸（りんご，もも），酒石酸（ぶどう），乳酸（漬け物，ヨーグルト），コハク酸（清酒，貝）などがあり，それぞれ食品の味覚に特徴を与えている．

(4) 塩味成分

食塩（塩化ナトリウム）が代表例であるが，この塩味は塩化イオンとナトリウムイオンによりもたらされる．ナトリウムの摂取を制限するための減塩食では塩化カリウム（KCl），塩化アンモニウム（NH$_4$Cl）が代替食として用いられることが多い．

(5) 苦味成分

苦味は一般的には好まれないが，少量含むことによって食品の呈味に個

性を与え常時使用する習慣が付きやすい．苦味成分として，アルカロイドの**カフェイン**（コーヒー，お茶），**テオブロミン**（チョコレート，ココア），テルペン系の**イソフムロン**（ビール），**リモニン**（みかん），**ククルビタシン**（きゅうり），フラバン配糖体の**ナリンギン**（グレープフルーツ，夏みかん），**ヘスペリジン**（みかん）が知られている．そのほか，一部のアミノ酸やペプチドも苦味を呈する．

> **国家試験ワンポイントアドバイス**
> 食品の苦味成分やうま味成分，辛味成分は頻出問題である．含まれる食品と結び付けて覚えておこう．

(6) うま味成分

食品に含まれるうま味成分は，アミノ酸系，核酸系などに分類される．アミノ酸系成分であるL-**グルタミン酸ナトリウム**はこんぶに含まれ，このエチルアミド体の**テアニン**は玉露に多く含まれる．核酸系成分である**5′-イノシン酸**（IMP）はかつお節に含まれ，**5′-グアニル酸**（GMP）は干ししいたけに含まれている．そのほか，貝類に含まれる有機酸塩の**コハク酸ナトリウム**，いかやたこに含まれる**グリシン**や**ベタイン**などもうま味成分である（図4.9）．

> **国家試験ワンポイントアドバイス**
> L-グルタミン酸やコハク酸は酸味をもつが，ナトリウムと結合するとうま味を示す．

(7) その他の成分

辛味，渋味，えぐ味は，味蕾を介さず受容されるため基本味に含まれない．これらは舌や口腔内の刺激を直接皮膚感覚として捉えるため，一種の物理的感覚ともいえる．

辛味成分は，硫黄を含む揮発性のものと硫黄を含まず揮発性のないものに大別される．揮発性辛味成分には，にんにくやたまねぎに含まれる**スルフィド類**やわさびとだいこんに含まれる**イソチオシアネート類**があり，非揮発性成分には，とうがらしやさんしょうに含まれるアミド類やしょうがに含まれるバニリルケトン類などが知られる（表4.3）．

渋味成分では，タンニンとよばれるポリフェノール類がおもな成分で，**カテキン**（緑茶），**シブオール**（渋柿），**クロロゲン酸**（コーヒー）などがある．えぐ味は，いわゆる「あく」として感知されるもので，たけのこの**ホモゲンチジン酸**や尿路結石の多くを占める**シュウ酸カルシウム**などであ

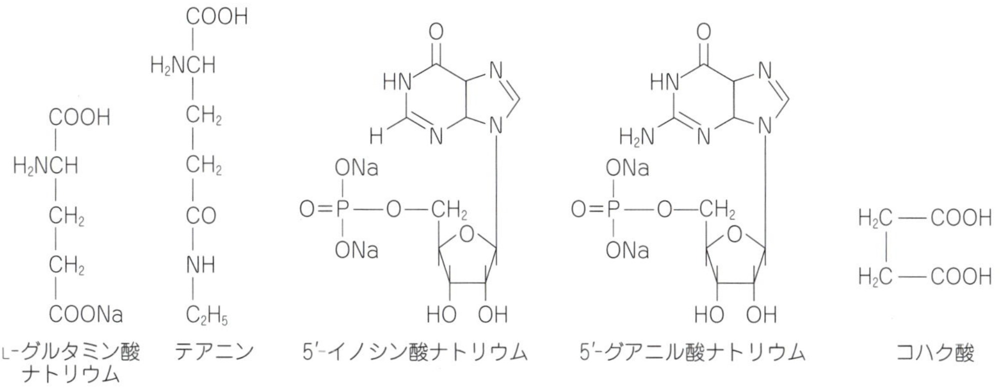

図4.9　うま味成分の構造

L-グルタミン酸ナトリウム　テアニン　5′-イノシン酸ナトリウム　5′-グアニル酸ナトリウム　コハク酸

表4.3　食品に含まれる辛味成分

分類	物質名	所在	備考
スルフィド類	ジアリルジスルフィド	にんにく	揮発性 （硫黄を含む）
	ジプロピルジスルフィド	たまねぎ	
イソチオシアネート類	アリルイソチオシアネート	わさび，黒からし	
	ヒドロキシベンジルイソチオシアネート	白からし	
	4-メチルチオ-3-ブテニルイソチオシアネート	だいこん	
アミド類	カプサイシン	とうがらし	不揮発性 （硫黄を含まない）
	ピペリン	こしょう	
	チャビシン	こしょう	
	サンショオール	さんしょう	
バニリルケトン類	ジンゲロン	しょうが	
	ショウガオール	しょうが	

黒からし，白からし：洋がらし（マスタード）の一種．

(8) 味の相互作用

私たちが食事をするときには多くの食品を口腔内に取り込み，そこで感じる味覚はきわめて複雑である．このときに感じる味覚は，単に味覚物質の合計値となるのではなく，相互に影響を及ぼすことが知られている．

対比効果は一つの味がもう一方によって引き立てられるもので，たとえばしるこ粉に塩を入れると甘味が強くなるような作用である．**相殺効果**はそれぞれの味が弱くなるもので，グレープフルーツに砂糖をかけると酸味が弱くなるのが一例である．一方，**相乗効果**はそれぞれの味の合計値以上の強さとなるもので，こんぶとかつおの合わせだしのような作用である．

その他，味覚受容体に作用する味覚変調物質として，ミラクルフルーツに含まれ酸味を甘味に変える糖たんぱく質のミラクリンや，ギムネマの葉に含まれ甘味を消失させるギムネマ酸などが知られる．

2.2　匂い成分

(1) 匂い成分の特徴

食品中のさまざまな香気成分は，いずれも鼻腔内に取り込まれ嗅細胞を介して感知される．このため香気成分には揮発性が必要であり，水や有機溶媒とある程度の親和性が求められる．食品に含まれる香気成分は，これらを満たす分子量が300以下の低分子有機化合物であることが多い．

(2) 植物に含まれる香気成分

① 野菜類

野菜類に含まれる香気成分を構造的に分類すると，アルコール類，アルデヒド類，含硫化合物などに分類される．野菜の青臭さは，α-リノレン酸やリノール酸がリポキシゲナーゼによる分解を受けて青葉アルコール

アルコール類，アルデヒド類の物質名

アルコール類の物質名は「…ノール」，アルデヒド類は「…ナール」となる．たとえば，青葉アルコールは3-ヘキサノール，青葉アルデヒドは2-ヘキサナールである．

(**3-ヘキセノール**, 緑葉野菜・トマト）や青葉アルデヒド（**2-ヘキセナール**, 緑葉野菜・トマト）あるいはキュウリアルコール（**6-ノナジエノール**, きゅうり）やスミレ葉アルデヒド（**6-ノナジエナール**, きゅうり）を生じたものである（図4.10）.

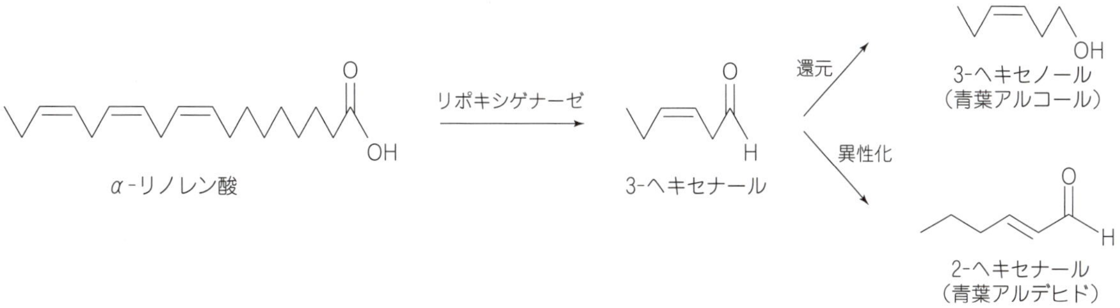

図4.10 緑葉野菜の香気成分（青臭さ）の生成

にんにくやたまねぎなどのネギ科の野菜に含まれる香気成分は，含硫アミノ酸の**アリイン**が**アリイナーゼ**により**アリシン**に分解した後**ジスルフィド類**（ジアリルジスルフィドなど）を生成したものである（図4.11）. だいこんやわさびなどのアブラナ科の野菜に含まれる香気成分は，からし油配糖体が**ミロシナーゼ**により**イソチオシアネート類**〔アリルイソチオシアネート（わさび），ブテニルイソチオシアネート（だいこん）〕となったものである（図4.12）.

国家試験ワンポイントアドバイス
にんにくやわさびに含まれる香気成分は頻出問題である．関与する酵素名とともに覚えておこう．

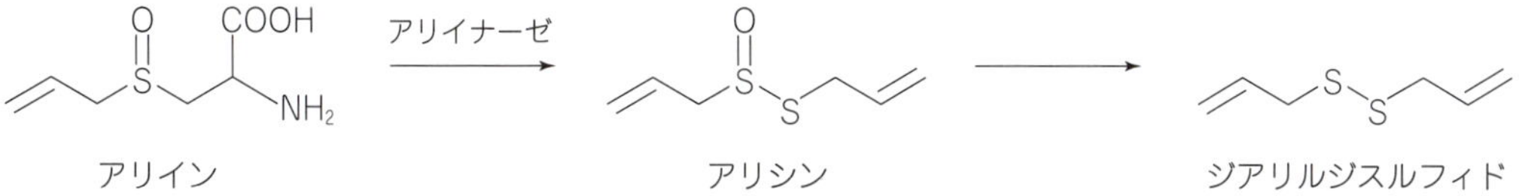

図4.11 にんにくの香気成分の生成

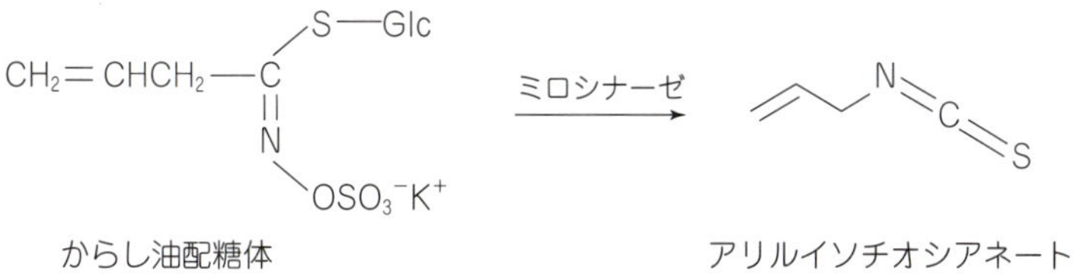

図4.12 わさびの香気成分の生成

② 果実類

果実類の香気成分は，エステル類やテルペン類のほかアルコール類，アルデヒド類である．代表的なエステル類の香気成分は，**酢酸イソアミル**（バナナ），**ウンデカラクトン**などのラクトン類（もも），さわやかな香気を生じるテルペン類の**リモネン**（みかん，レモン），**シトラール**（みかん，レ

国家試験ワンポイントアドバイス
果実，きのこ類の名前と香気成分は結び付けて覚えておこう．

モン），**ピネン**（レモン），**ヌートカトン**（グレープフルーツ）などである．

③ きのこ類

干しいたけは含硫ペプチドのレンチニン酸から生成する**レンチオニン**，まつたけは**マツタケオール（1-オクテン-3-オール）**や**ケイ皮酸メチル**がおもな香気成分である（図 4.13）．

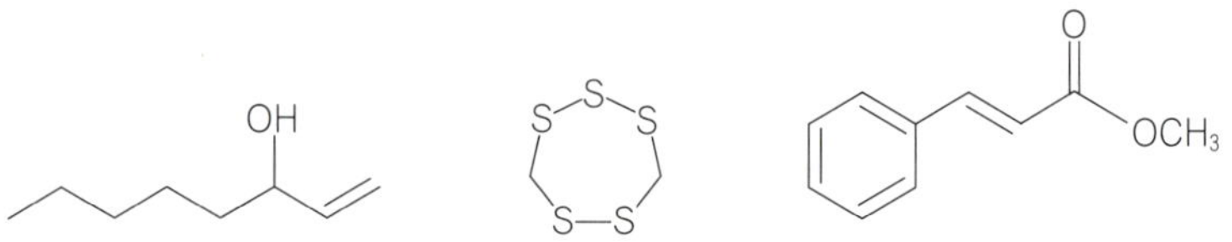

マツタケオール
（1-オクテン-3-オール）　　レンチオニン　　ケイ皮酸メチル

図 4.13　きのこ類の香気成分の構造

(3) 動物に含まれる香気成分

海水魚の魚臭は，トリメチルアミンオキシド（TMAO）の還元により生成する**トリメチルアミン**（TMA）による．還元反応は魚の死後に細菌の働きで進行するため鮮度の低下とともに魚臭は強くなる．淡水魚の魚臭はリジンから誘導される**ピペリジン**である．動物性食品の生臭さは，硫化水素やメルカプタンなどの含硫化合物やアンモニアなどの窒素化合物が関与する．

(4) アミノカルボニル反応により生じる香気成分

非酵素的褐変反応であるアミノカルボニル反応は，副反応（ストレッカー分解反応）により香気成分を生じる．アミノカルボニル反応の中間体である α-ジカルボニル化合物と α-アミノ酸の脱炭酸反応によりアルデヒド類と，アミノレダクトンを経てピラジン類が生成する．これらは焙焼香を生じる加熱香気である．

国家試験ワンポイントアドバイス
食品を焼いたときの香り（焙焼香）は，ストレッカー分解により生じる（第6章も参照）．

3　食品のコロイド

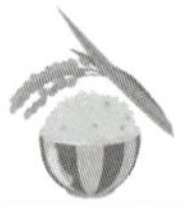

3.1　コロイドとは

気体，液体あるいは固体が微細な粒子となって，他の気体，液体や固体に分散している状態を**コロイド**（colloid，膠質）という．微粒子を**分散質**あるいは**分散相**，微粒子が分散している液体，気体，固体を**分散媒**または**連続相**という．分散質の粒子の大きさは直径 $1 \sim 100$ nm（$10^{-9} \sim 10^{-7}$ m）で，これを**コロイド粒子**という．食品の大部分は多成分系からなるコロイド状態である．

たとえば，牛乳はたんぱく質（カゼインやホエイたんぱく質），乳脂肪，炭水化物（乳糖）などの成分からなり，たんぱく質や乳脂肪はコロイド状

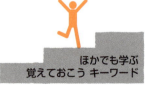

ほかでも学ぶ
覚えておこう キーワード

カゼイン，ホエイたんぱく質
➡ 食品加工学

態で分散している．コロイドは，砂糖や食塩のような分子やイオンの状態までバラバラになって溶解している状態，つまり真の溶液をつくる物質とは性質が大きく異なる．

3.2 コロイドの種類

分散質と分散媒の組合せによりできるコロイドの分類を表4.4に示す．コロイドには原理的に分散媒と分散質がともに気体である以外の，すべての組み合わせが考えられる．

気体に液体や固体が分散したコロイドは**エアロゾル**とよばれる．自然のエアロゾルとして，霧，森林の滲出液，間欠泉の蒸気などがある．人工のエアロゾルとしては，ヘイズ（薄煙），ほこり，粒子状大気汚染物質や煙などである．分散媒が液体または固体で，分散質が気体のコロイドを**泡沫**という．この場合，個々の泡は**気泡**とよぶ．分散媒が液体の泡沫にはソフトクリームやビールの泡などがあり，分散媒が固体の泡沫としてカステラやビスケットなどがある．

表4.4 さまざまなコロイド

分散媒／分散質		分散質		
		気体	液体	固体
分散媒	気体	なし	霧 ヘアースプレー	煙 大気中微粒子
	液体	ソフトクリーム ホイップドクリーム ビールの泡	牛乳 生クリーム マヨネーズ	ケチャップ ソース みそ汁
	固体	マシュマロ カステラ ビスケット	ゼリー ゼラチンゲル	各種固体状食品 クランベリーグラス （色ガラス）

クランベリーグラス
直径10ナノメートル程度の金コロイドをガラスに溶融すると，クランベリーの実のような赤く着色された美しい色ガラスができる．

3.3 コロイド溶液の示す性質

(1) 半透性

コロイド粒子は，図4.14に示すようにろ紙を通過することはできるが，セロハン膜やコロジオン膜などの半透膜を通過することはできない．コロイド粒子より小さなイオンや分子は，このセロハン膜の穴をも通ることができる．この性質を利用して電解質を含むたんぱく質溶液などを精製することができ，この操作を**透析**という．

コロジオン膜
ニトロセルロースをジエチルエーテル–エタノール混合溶媒に溶かし，溶媒を蒸発させると，透明な半透膜であるコロジオン膜ができる．

(2) チンダル現象

イギリスの物理学者ジョン・チンダルによって発見されたため，この名がある．コロイドは濁っているとは限らず，透明や半透明なものも多い．透明にみえていても，コロイドに横から強い光をあてると，光が乱反射され光の通路が光ってみえる．これを**チンダル現象**といい，この光をチンダ

ジョン・チンダル
イギリスの物理学者（1820～1893）．

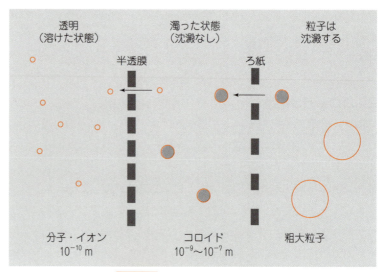

図4.14　コロイド粒子の大き

ル光という．暗い部屋や夜の空に光の通路がみえることがある．これは空気中に浮遊している微粒子によって光が散乱され，チンダル現象が起こるからである．この現象により，コロイドであるかどうかをみわけることができる．

(3) ブラウン運動

ブラウン運動は，コロイド粒子が分散媒の粒子で，水溶液中でたとえば水分子と衝突することで不規則な運動をする現象である．植物学者のロバート・ブラウンが，顕微鏡下で水中に浮遊する花粉から生じた微粒子が不規則な永久運動をすることを発見したことから，名付けられた現象である．分子運動の証拠ともされる．

牛乳を水で薄めて顕微鏡で観察すれば，小さな粒々が動いているのがみえる．これは脂肪球の**ブラウン運動**である．また，ココア飲料のようなココア粒子が分散したコロイドではなかなか微粒子が沈降しないのは，微粒子がブラウン運動をしているからである．

重力によって微粒子が沈降しても，ブラウン運動によって微粒子はまた上部へと拡散していく．コロイド粒子が沈降して下部に沈積するか，液中に浮遊しているかは，媒質の粘度にもよるが主としてコロイド粒子の粒径に依存する．粒径が大きいものは沈降して，粒径が小さいものは拡散していく．大まかにいうと，半径が 100 nm 以下になると沈降は非常に遅くなる．

(4) 電気泳動

コロイド粒子は正負のいずれかに帯電していることが多い．コロイド溶液に電極を入れて直流電圧をかけると，表面電荷と反対符号の極へと移動する．これを**電気泳動**という．この現象から，コロイドの表面が正負のど

ロバート・ブラウン
イギリスの植物学者（1773〜1858）

ちらに帯電しているのかが決定できる．

粒子の移動は，粒子の大きさや形状，表面電荷，加えた電圧，pH，温度などによって影響される．異なるコロイド粒子を移動速度の差を使って分離することができるので，たんぱく質の分離などによく用いられる手法である．

(5) 塩析，凝析

コロイドには電荷が大きく水となじみやすい親水コロイドと，電荷が小さく水となじみにくい疎水コロイドとがある．

疎水コロイドとは電解質を少量加えるだけで沈殿を生じるコロイドで，無機コロイドが多く，金属，水酸化鉄，水酸化アルミニウムなどがある．水の連続相に油滴が分散したO/Wエマルションも疎水コロイドの一種である．疎水コロイドに少量の電解質を加えて沈殿を生じさせる操作あるいは現象を**凝析**という．この原理は，浄水場で汚水に硫酸アルミニウムを加えて泥を沈殿させるのに用いられている．

親水コロイドとは，電解質を少量加えても沈殿はせず，多量に加えて初めて沈殿が生じるコロイドで，たんぱく質，でん粉など多くの天然高分子がこの性質を示す．親水コロイドに多量の電解質を加えて沈殿を生じさせる操作あるいは現象を**塩析**という．たんぱく質のコロイド溶液である豆乳に，にがり（主成分は塩化マグネシウム）を加えると沈殿が生じるが，これは塩析の利用である．

> **国家試験ワンポイントアドバイス**
> 塩析は，さまざまな食品加工で用いられている．

3.4 サスペンションとエマルション

(1) サスペンション（懸濁液）

固体のコロイド粒子が水や有機溶媒などの分散媒に分散したコロイドであり，チョコレート，みそ汁，スープなどがある．サスペンション中の粒子は，顕微鏡でも，あるいは裸眼でも確認することができ，静置しておくと沈殿を生ずる．

(2) エマルション（乳濁液）

水と油のどちらかの一方がコロイド粒子になって他方の液体中に分散したコロイドを**エマルション**という．その例として牛乳，マヨネーズ，バター，マーガリンなどがある．

① エマルションの二つの型

エマルションは分散媒（連続相）と分散質がともに液体のコロイドである．食品のエマルションは水と油からできている．図4.15にエマルションの二つの型を示す．分散質が油で分散媒が水の場合，**水中油滴型エマルション（O/Wエマルション）**という．分散質が水で分散媒が油の場合，**油中水滴型エマルション（W/Oエマルション）**という．牛乳，クリーム，マヨネーズなどはO/Wエマルションで，バターやマーガリンはW/Oエ

> **国家試験ワンポイントアドバイス**
> サスペンションとエマルションは具体的な食品と結び付けて覚えておこう．たとえば
> サスペンション → みそ汁
> W/O型エマルション → バター
> O/W型エマルション → クリーム

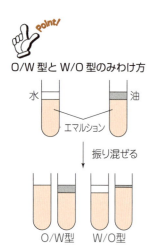

O/W 型と W/O 型のみわけ方

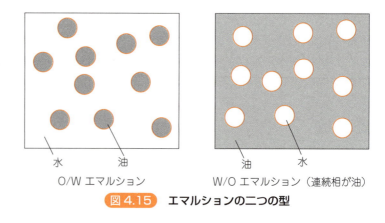

O/W エマルション　　W/O エマルション（連続相が油）

図 4.15　エマルションの二つの型

マルションである．

　二つのエマルションの簡単なみわけ方がある．試験管を 2 本用意して，各々に同量の同一のエマルションを少量ずつ取り，一方には数滴の水，一方には数滴の油を入れ振り混ぜ，水が混ざったら O/W 型，油が混ざったら W/O 型である．

　エマルションが，O/W，W/O のいずれになるかは，水と油の混合比や用いる界面活性剤（乳化剤）によって決まる．バターの製造においては，O/W エマルションであるクリームをチャーニングという操作によって，W/O エマルションであるバターに変化させる．このようにエマルションの型が変化することを**エマルションの転相**という．

② 食品に使用できる乳化剤

　乳化剤の分子内の親水性と疎水性の割合を数値化したのが，**親水性／親油性バランス**（HLB）である．HLB 値は 0 から 20 までの値を取り，0 に近いほど親油性が高く 20 に近いほど親水性が高くなる．HLB が 8〜18 を用いると O/W 型に，また疎水性の強い乳化剤である HLB が 4〜6 を用いると W/O 型となる．

　食品に使用できる合成添加物として，グリセリン脂肪酸エステル，ソルビタン脂肪酸エステル，プロピレングリコール脂肪酸エステル，ショ糖脂肪酸エステルが認可されている．このうちグリセリン脂肪酸エステルがもっとも多く使われている．このほかに天然添加物・既存添加物として，大豆や卵黄から採られるレシチン（グリセロリン脂質），キラヤから採られるサポニン，牛乳を原料とするカゼインナトリウムなどが使用される．

③ エマルションの安定性

　O/W エマルション中の油滴が浮上してエマルションの上部に濃厚な脂肪の層をつくる現象を，**クリーミング**という．ホモゲナイズ（均質化）されていない牛乳を冷蔵庫の中にしばらく置くと，乳脂肪が浮いてくる現象もクリーミングである．マヨネーズのような乳化食品では品質の劣化に結び付くので，防止する必要がある．クリーミングを防止するには，粒子を

キラヤ

南米のチリ，ボリビア，ペルー地域に自生する「シャボンの木」で，その樹皮にはサポニンを含んでいる．

ノンホモ牛乳

均質化（ホモゲナイズ）していない牛乳のことで，時間が経過すると乳脂肪が浮上する．

小さくするとともに，分散質と分散媒の比重を合わせる必要がある．クリーミングするまでの時間は，エマルション中の油滴の浮上速度が大きいほど短くなるので，油滴の浮上速度が小さいエマルション，またホモジナイズなどで油滴を小さくするほどクリーミングを起こしにくい「安定な」エマルションである．

　分散相の濃度が高くなると，それに伴って粘度も上昇する．また，コロイド粒子の体積分率とその残りの空隙の比が，0.74：0.26 以上にコロイド粒子の体積分率が上昇すると，**転相**が起こり分離する．

(3) ゾルとゲル

　コロイド溶液の状態は，**ゾル**と**ゲル**の二つに分類される．ゾルは流動性をもった状態を，ゲルは分散質が凝集して架橋により網目構造をつくり，溶液全体の流動性がなくなり固化した状態をいう．棒寒天や凍り豆腐のように，ゲル中の分散媒である水が減少して乾燥状態になったものを**キセロゲル**（乾燥ゲル）という．

　ゲル化するものには，でん粉，たんぱく質（卵白，乳たんぱく質，大豆たんぱく質，魚肉たんぱく質，ゼラチン），海藻抽出物（寒天，カラギーナン）などがある．これらのゲルは温度によりゾルとゲルが変化する**熱可逆性ゲル**（ゼラチン，寒天など）と，いったんゲルになるとゾルに戻らない**不可逆性ゲル**（豆腐，ヨーグルトなど）に分類できる．またゲルを放置しておくと，ゲル内に形成された網目構造から水が分離する．これを**離水**または**離漿**という．

> **国家試験ワンポイントアドバイス**
> ゲル：流動性がない（固体の性質）
> ゾル：流動性がある（流体の性質）

カラギーナン
紅藻類から抽出される多糖類．アイスクリームなどのトロミ付けに使用されている．

4　食品のテクスチャー

4.1　テクスチャーとは

　テクスチャー（texture）とはラテン語の texo（織る，編む）由来の言葉で，織物などの組織，風合いを指す言葉である．食品のテクスチャーとは，食品の物理的性質に由来する口腔内の感覚で，口腔内で感知される「口あたり」「舌ざわり」「歯ごたえ」など，食品の力学的性状を広く表す言葉として用いられている．

4.2　テクスチャーの分類

　食品のテクスチャーは，食品の力学的（物理的）特性，幾何学的（形状的）特性，および水分含量や脂質含量の影響を受ける．**ツェスニアク**（Szczesniak）は，食品のテクスチャーに属する言葉を整理して，客観的に測定が可能な具体的な要素に分類し，**表 4.5** に示すテクスチャープロファイルを提案した．

　このテクスチャープロファイルでは，テクスチャーの特性を，力学的，

ツェスニアク
A. S. Szczesniak
ゼネラルフーズ研究所（アメリカ）に勤務．1963 年にテクスチャープロファイルを示した．

表4.5 ツェスニアクのテクスチャープロファイル

特性	一次特性	二次特性	一般用語
力学的特性	硬さ		軟らかい → 歯ごたえのある → 硬い
	凝集性	もろさ	ボロボロの → ガリガリの → もろい
		咀嚼性	軟らかい → 歯ごたえのある → 強靭な
		ガム性	崩れやすい → 粉状の → ゴム状
	粘性		サラサラした → 粘っこい
	弾力性		塑性の → 弾力のある
	粘着性		ネバネバする → 粘着性 → ベタベタする
幾何学的特性	粒子の大きさと形状		砂状，粒状，粗粒状
	粒子形状と配向性		繊維状，細胞状，結晶状
その他の特性	水分含量		乾いた → 湿った → 水気のある → 水気の多い
	脂肪含量	油状	油っこい
		グリース状	脂っこい

A. S. Szczesniak, *J. Food Sci.*, **28**, 385 (1963).

幾何学的特性，その他の特性の大きく三つの特性に分類した．さらに，その内の力学的特性およびその他の特性に分類されている各特性を，咀嚼の初期の特性を一次特性，咀嚼の後期の特性を二次特性としてそれぞれ分類している．

人間は食品をみてから口に入れえん下するまでの間に，食品のさまざまな物理的性質を知覚し，テクスチャーを評価している．最初のひと口では，硬さや粘度などの力学的特性および粒の大きさなどの形状特性を評価している．咀嚼の初期では，噛み砕く過程での付着性，ガム性などの力学特性や粒の形などの形状的特性を評価している．さらに，咀嚼の後期では，口腔内での広がり方や崩壊の仕方，水分の吸着や放出，脂肪の遊離などの特性を評価している．

4.3 食品のテクスチャーの客観的評価方法

表面特性や形状的特性を含めて，食品のテクスチャーを総合的に評価する機器はないが，力学的特性を評価する機器はいくつか提案されている．ヒトの咀嚼挙動をモデル化することにより開発された**テクスチュロメーター**である．

プランジャーが2回運動して，プランジャーにかかる抵抗力を記録する．これらから，硬さ，凝集性，弾力性，付着性，粘り，もろさ，咀嚼性，ゴム性の解析を行う．これらのパラメーターの値は物理的な意味をもつものではないが，官能検査で求められるテクスチャー特性との相関が高いとされる．

力学的特性を評価する機器の一つである，テクスチャーアナライザーでのTPA（テクスチャープロファイルアナリシス）の測定例を図4.16に

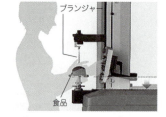

テクスチャーアナライザー
http://www.an.shimadzu.co.jp/test/products/mtrl03/mtrl0313.htm に一部加筆．

4 食品のテクスチャー

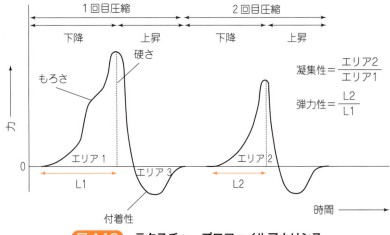

図4.16 テクスチャープロファイルアナリシス

示す．これは円柱状のプランジャーでプリンなどの半固体試料を測定した例である．縦軸は応力（プランジャーにかかる力）を，横軸は試料への貫入時間つまり歪を表す．1回目の圧縮（下降）で，圧縮初期にショルダー部が観察される場合，これを「もろさ」とし，最高値を硬さとする．1回目の圧縮後にプランジャーを引き上げるとき（上昇）に，プランジャーにかかる力であるエリア3を付着性とする．1回目の圧縮でのエリア1と2回目の圧縮でのエリア2の比（エリア2／エリア1）を凝集性とする．

4.4 えん下困難者用食品の評価

高齢社会を迎え，いわゆるえん下困難者用食品や軟らか食品といった食品の需要が高まっている．摂食の安全性という面から，一定の基準に基づいて食品の特性，とくに硬さや付着性に応じてクラス分けする規格がある*．

表4.6にえん下困難者用食品における食品群別許可基準を示す．これらは，TPA解析での測定条件や評価ポイントの定義を基礎としてつくられている．

えん下困難者用食品の追加
平成30年4月1日より，えん下困難者用食品に「とろみ調整用食品」が新たに加わった．

特別用途食品
第7章も参照．

＊特別用途食品の表示許可制
食安発第0212001号（平成21年2月12日）

表 4.6 えん下困難者用食品における食品群別許可基準

規格[1]	許可基準Ⅰ[2]	許可基準Ⅱ[3]	許可基準Ⅲ[4]
硬さ（一定速度で圧縮したときの抵抗）（N/m²）	$2.5 \times 10^3 \sim 1 \times 10^4$	$1 \times 10^3 \sim 1.5 \times 10^4$	$3 \times 10^2 \sim 2 \times 10^4$
付着性（J/m³）	4×10^2 以下	1×10^3 以下	1.5×10^3 以下
凝集性	0.2～0.6	0.2～0.9	—

[1] 常温及び喫食の目安となる温度のいずれの条件であっても規格基準の範囲内であること．
[2] 均質なもの（たとえば，ゼリー状の食品）
[3] 均質なもの（たとえば，ゼリー状またはムース状等の食品）．ただし，許可基準Ⅰを満たすものを除く．
[4] 不均質なものも含む（たとえば，まとまりのよいおかゆ，軟らかいペースト状またはゼリー寄せなどの食品．ただし，許可基準Ⅰまたは許可基準Ⅱを満たすものは除く．

硬さ，付着性および凝集性の試験方法：試料を直径 40 mm，高さ 20 mm（試料がこぼれる可能性がない場合は，高さ 15 mm でも可）の容器に高さ 15 mm に充填し，直線運動により物質の圧縮応力を測定することが可能な装置を用いて，直径 20 mm，高さ 8 mm 樹脂製のプランジャーを用い，圧縮速度 10 mm/ 秒，クリアランス 5 mm で 2 回圧縮測定する．測定は，冷たくして食する，または常温で食する食品は 10 ± 2 ℃および 20 ± 2 ℃，温かくして食する食品は 20 ± 2 ℃で行う．

Column

介護食の開発に重要な食品物性の研究

　日本は世界一の長寿国であるとともに，総人口に 65 歳以上の人の占める割合が 21％以上の超高齢社会でもある．高齢化にと伴い食物のえん下（食物を飲み下すこと）が困難な人が増加している（えん下障害）．口から取り込まれた食物が，正常な過程を経て食道から胃へと到達せず，気管を経て肺へ到達してしまうことを誤えんという．ここ数年の死因第 3 位は肺炎で，肺炎による死亡者のほとんどは高齢者で，その多くは「誤えん性肺炎」により亡くなっている．このような背景からえん下が困難な人のために介護食が注目されている．

　もっとも誤えんしやすい食品は，水やお茶などの低粘度の液体といわれている．これは，粘度が低いと，えん下時に食塊がばらばらになり気管に入りやすくなるためである．お茶などの粘度を上げるための増粘多糖類からなるトロミ調整剤が市販されている．どの程度の物性なら介護食として適切かなどの点については，まだ不明な点が多い．

　えん下障害は身体的のみならず，心理的，社会的にも影響を与えるものであり，食事を口から良好に摂取し，えん下できることへの重要性が指摘されている．安全に咀嚼・えん下機能を遂行するためには，食品のテクスチャーが重要な役割を果たしている．食品の物性を変化させることで食塊の形成が容易となり，飲み込みやすくなることが報告されている．こうした介護食関連の食品の開発においても，食品物性の検討は重要である．

もち，だんご　　パンなど　　液体
えん下障害の人が食べにくいもの

5 食品のレオロジー

5.1 レオロジーとは

レオロジーとは，物体に外力を与えた場合の変形や流動など各種力学物性を取り扱う学問である．1923年にビンガムによって創立され，ギリシャ語のrheos（流れる）から名付けられた．食品の分野では，素材の物性や加工特性，品質管理，また舌ざわり，歯ごたえ，歯切れなどのテクスチャーまで有用な定量的情報を与えることから，レオロジーの応用が図られている．

最近では，安全にえん下できるように介護食などの物性をレオロジーに求める動きもあり，人間の感覚器官や食の安全を科学的な数値としてとらえる研究開発や製品検査の一環として利用されている（p.90，コラム参照）．

> **ビンガム**
> E.C.Bingham
> アメリカの化学者．

5.2 粘度と流動特性

液体をかき混ぜると流動するが，力を取り除くとやがて自然に止まる．この現象は液体内の摩擦に起因する．この流れに抵抗する内部摩擦を**粘性**（viscosity）といい，その程度を数値化したものを**粘度（粘性率）**という．たとえば水あめやはちみつのように「ドロドロした液体」は，水のような「さらさらした液体」よりも粘度が高い．粘度としての数値は，**ずり応力**（せん断応力）と**ずり速度**（せん断速度）の比として表され，ニュートンの粘性法則として知られている．

食品の場合，粘度を数値として定量化することで，誤えんを防ぐための最適な粘度範囲の設定，あるいはとろみ調整食品のとろみの目安などの提案ができる．

図4.17に示すように，断面積 $S\,[\mathrm{m}^2]$ の平行な2平面間に厚みが $L\,[\mathrm{m}]$ の流体が満たされていると考える．下面は静止して上面は x 方向に $F\,[\mathrm{N}]$

> **誤えん**
> 食品や唾液は口腔内から咽頭，食道を通って胃に入るが，何らかの理由により，誤って喉頭と気管に入った状態をいう．食事中に限らず，就寝中も起こることがあり，肺炎につながることもある．

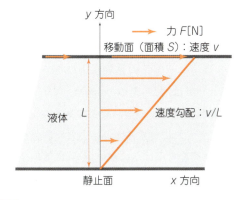

図4.17 平行平面間の流体の速度の違い：ずり応力とずり速度

の力を加え，v [m/s] という速度で移動させる．板間の流体内で図 4.17 に矢印で示すような速度分布が形成されたとする．ここで，上下の面に接する部分の液体はそれぞれの面に粘着してすべらずにいると仮定すると，2 平面間の流体の速度は下面に接するところでは 0，それより上面に近づくにつれてしだいに速度を増して，上面に接するところで v に達し，図 4.17 に示すような速度の違いを生じる．

流動速度があまり大きくなければ，流線が 2 平面と平行に層状をなして流れる（このような流れを**層流**という．これに対して乱れた流れを**乱流**という）．このとき，単位板面積あたりの力 F/S を**ずり応力**あるいは**せん断応力**という．また，速度勾配 v/L を**ずり速度**あるいは**せん断速度**という．**粘度**（viscosity）η [Pa・s] はずり応力：[Pa]（パスカル ＝ N/m²）とずり速度 v/L とから，式（1）に示すように定義される．

ずり（せん断）

はさみなどを使って挟み切るように，物体や流体の内部の任意の面に関して平行方向に力が作用することである．

$$F/S = \eta (v/L) \qquad (1)$$

つまり

$$\eta（粘度）＝（ずり応力）/（ずり速度） \qquad (2)$$

この式（2）の関係を**ニュートンの粘性の法則**という．この η の値によって流体の粘さの程度を数量的に表すことができる．

国際単位系（SI）での粘度単位は，ずり応力（単位：Pa）とずり速度〔単位：(m/s)/(m) ＝ s⁻¹〕の比から，Pa・s となる．食品の系では，補助単位：ミリ m（1/1000）を用いて，m Pa・s で表される．たとえば，水の粘度は 20 ℃で 1 m Pa・s である．

5.3 ニュートン流動と非ニュートン流動

気体や液体のように，わずかな力を加えると容易に変形する物質を一般に**流体**という．また，**流動**とはそれら物質の流れ方をいう．

(1) ニュートン流体

ニュートン流体とはニュートンの粘性法則に従う流体のことである．ニュートン流体の例としては，はちみつ，水あめ，グリセリン（グリセロール）の水溶液など，比較的低分子の溶液などである．図 4.18（左図）に示すように，ずり速度とそれに対するずり応力との関係が原点を通る直線となる流体である．ずり速度を上げるに従い，それに伴いずり応力も上がっていく．ここで，原点を通る直線が横軸となす角 θ が粘度 η となる．このような流体では，任意のずり速度とそれに対するずり応力を測定し，その

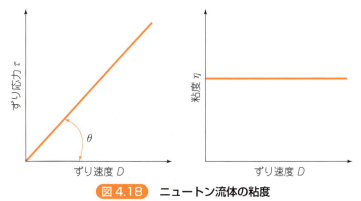

図4.18 ニュートン流体の粘度
左:ずり速度とずり応力の関係,右:ずり速度と粘度の関係.

比をとれば粘度が求められる.粘度の高い流体ほど横軸とのなす角θが大きくなる.図4.18(右図)に示すように,これらの関係をずり速度と粘度の関係とした場合,傾きθが常に一定であるから,粘度 =(ずり応力)/(ずり速度)は,ずり速度が変わっても粘度としては一定の値となる.

(2) 非ニュートン流体

ニュートン流体に対して,ずり速度とそれに対するずり応力との関係が原点を通る直線ではなく曲線となる流体あるいは原点を通らない直線となる流体など,すなわちニュートンの粘性の法則に従わない流体がある.これらの流体を**非ニュートン流体**とよぶ.非ニュートン流体の各種流動曲線を図4.19(a)に,これらの関係をずり速度と粘度とした場合を図4.19(b)に示す.

なお,たんぱく質や多糖類などの高分子物質,またエマルション,サスペンションなどではずり速度を増すと粒子間の相互作用の構造が変わり粘度が低下するため,ニュートン流体とはならない.これらは非ニュートン流体といわれる.

① 擬塑性流動

擬塑性流動は,図4.19(a)のように原点を通りずり速度に対して凸の曲線となり,ずり速度の増加とともにずり応力が低下する流動である.この場合,粘度はずり速度の増加とともに低下する.つまり,撹拌速度などを徐々に速めてずり速度を増加すると,みかけの粘度が減少してくる.この流動は**シアシニング**あるいは**ずり流動化**ともよばれる.これは構成分子が連鎖構造や凝集構造をもち,ずり速度の増加とともに構造が細分化されるために起こる.マヨネーズ,フルーツジュース,コンデンスミルク,でん粉糊などでみられる現象である.

② ダイラタンシー

ダイラタンシーとは図4.19(a)に示すように原点を通りずり速度に対して凹の曲線で,ずり速度の増加とともにずり応力が増加する流動であ

ずり流動化の例
たとえば,マヨネーズはよく混ぜた方が粘度が少なくなり,料理にかけやすくなる.

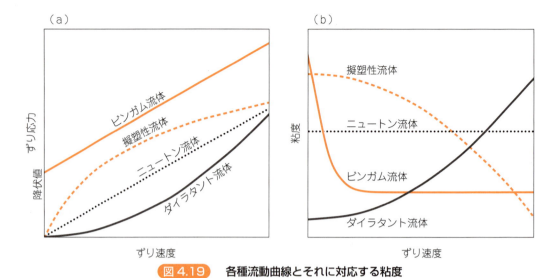

図4.19　各種流動曲線とそれに対応する粘度

る．これは粘度がずり速度とともに増加することを意味する．この流動は**シアシックニング**あるいは**ずり粘稠化**ともよばれる．遅いずり刺激には液体のように振る舞い，より速いせん断刺激に対してはあたかも固体のような抵抗力を発揮する性質である．かたくり粉の水溶液，高濃度のでん粉溶液でみられる．

③ ビンガム塑性流動

ビンガム塑性流動

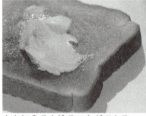
力を加えると塗ることができる

　ビンガム塑性流動とは，図4.19（a）に示すように**降伏値**をもつ流動で，降伏値までは弾性的に変形し，この値を超えるとニュートン流体のように流動性を示すようになる．降伏値をもつニュートン液体とみなすことができる．

　なお降伏値とはバターなどでみられるように，バターはナイフで力を加えるとトーストに塗ることができるが，ある程度の力を加えないと動き出すことはない．このバターを流動させるために必要な力を**降伏応力**といい，その値を降伏値という．このような振る舞いをする例にはバターのほか，トマトペーストや塗料，練り歯磨き，石鹸などがある．

④ 時間に依存する流動

　流体には撹拌しているうちに，しだいにみかけの粘度が小さくなっていくものがある．このような流体について流動曲線を求めると図4.20のようになる．この図は，ずり速度を0からしだいに大きくして求めた上昇流動曲線と，それとは逆にずり速度を減じたときの降下流動曲線を示したものである．ずり速度を増大していくときには，ずり速度が加えられることによるずり応力の低下を生じて，みかけの粘度がずり速度の増大とともに小さくなり，ずり速度を減じてくるときには，低下したずり応力が急には戻らないので，図4.20に示すような曲線（ヒステリシスループ）を描く

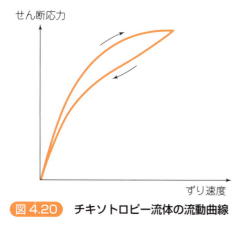

図 4.20　チキソトロピー流体の流動曲線

と考えられている．このような流体の性質を**チキソトロピー**といい，この性質を示す流体を**チキソトロピー流体**という．これはずり速度の増加に伴い構造破壊が起き，静置により復元することによる．チキソトロピーを起こす食品としては，マヨネーズやケチャップなどがある．

逆に，振盪や撹拌によって流動性が低下すなわち粘度が上昇し，静置によりもとに戻る現象を**レオペクシー**という．これは，ずり速度を加えることにより構造形成が促進されることによる．レオペクシー挙動を示す食品としては，卵白の泡立て（メレンゲ）があげられる．

⑤ みかけの粘度

非ニュートン流体の場合，ずり速度の増加に従ってずり応力が直線的な比例関係が成立しないので，ずり速度を変えていけば，無数の粘度が得られることとなる．それぞれ各ずり速度で得られる粘度をみかけの粘度：η_{app} という．

みかけの粘度（η_{app}）＝ ずり応力／ずり速度（単位：Pa・s）　　　(3)

5.4　弾性率（ヤング率と剛性率）

弾性とは，物体に外力を与えると変形（ひずみ）を生じるが，外力を除くともとに戻る性質である．応力と変形に直線的な比例関係が成り立つとき，この関係を**フックの弾性の法則**という．変形が小さい場合，**応力**（単位面積にかかる力）と**ひずみ**（変形前の単位長さあたりの変形量）は，フックの法則に従って比例する．その比例定数である弾性率にはヤング率と剛性率がある．**ヤング率** E［単位：Pa］は図 4.21 の左図に示すような引っ張りまたは圧縮変形に関する弾性率であり（図には伸び変形の場合を示してある），以下の式で定義される．

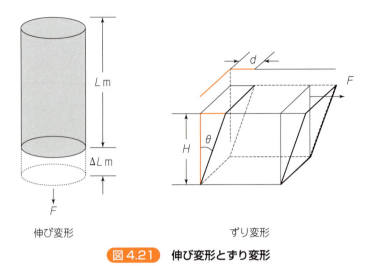

伸び変形　　　　　　　ずり変形

図 4.21　伸び変形とずり変形

$$\sigma = E\varepsilon \qquad (4)$$

ここで，σ [Pa] は伸び応力または圧縮応力，ε は伸びひずみまたは圧縮ひずみである．ひずみとはもとの長さ L に対する変形した長さ ΔL の比（$\varepsilon = \Delta L/L$）で表され，無次元である．式 (4) から，ヤング率の大きな弾性体ほど同一の応力に対して変形しにくいことがわかる．

剛性率あるいはずり弾性率 G [単位：Pa] は，図 4.21 の右図に示すように，直方体のずり変形に関する弾性率で，ずり応力 σ [Pa] とずりひずみ γ を用いて以下のように定義される．

$$\sigma = G\gamma \qquad (5)$$

ずりひずみ ε とは，変形量 d／高さ $H = \tan\theta$ である．式 (5) から，弾性率の大きな弾性体は同一の応力に対して変形しにくい．

試料にある程度以上のひずみを与えると，ひずみと応力が比例しなくなる．弾性限界以上のひずみが与えられたときに永久変形が残るが，こうした性質を**塑性**という．

5.5 弾性体，粘性体，粘弾性体

食品は粘性と弾性の両方の性質をもつものが多く，こうした性質を**粘弾性**という．粘性は液体的性質を，弾性は固体的性質を，それぞれ示す．この粘弾性体の力学的挙動を視覚的に説明するために，フック弾性（弾性率 G）をバネで，ニュートン粘性（η）をダッシュポット（ピストン）で表し，これらを組み合わせた力学模型で表現することができる．

弾性体と粘性体の応力とひずみの関係を図4.22に示す．弾性体の場合，図4.22の左図のように，時間 t_1 で力（応力）をかけると同時に瞬間的に伸び（ひずみ）が起こり，その力に応じた伸びを維持し，時間 t_2 で力

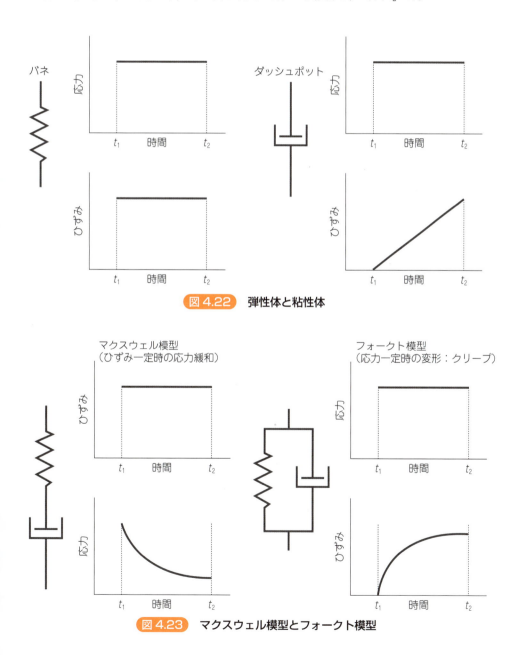

図4.22 弾性体と粘性体

図4.23 マクスウェル模型とフォークト模型

が取り除かれると，バネは瞬間的にもとの状態に戻る．この挙動が**完全弾性**である．また，粘性を表すダッシュポット（ピストン）模型では，図4.22の右図に示すように，力を加えるとピストンの位置が時間に比例して変わっていく．時間 t_2 で力を除いたとき，そのときのピストンの位置をそのまま維持し，弾性とは異なりもとの位置に戻ることはない．

粘弾性体は，弾性体の瞬時変形と粘性体の流動性を合わせもつ物体である．その力学的な変形の挙動のもっとも簡単な粘弾性体のモデルであるフォークト模型とマクスウェル模型を図4.23に示す．図4.23の左図の**マクスウェル模型**はバネとダッシュポットを直列に結合した形で，ひずみを一定としたときの応力変化である応力緩和現象を記述するのに適している．時間 t_1 から t_2 の間，図4.23の左図の上部に示すように一定ひずみをマクスウェル模型で記述される粘弾性体に与えると，応力緩和現象は図4.23右図の下部に示すような形になる．応力が時間の経過につれて指数関数的に減衰する．最初の応力 σ の 1/e に対応する時間を緩和時間という．

フォークト模型はバネとダッシュポットが並列結合した形である．応力を一定としたときの変形であるクリープ現象を記述するのに適している．図4.23の右図の上部に示すように時間 t_1 から t_2 の間一定応力をフォークト模型で記述される粘弾性体に与えると，クリープ曲線は図4.23の右図の下部のような形になる．この模型に力（応力）を加えると，図のようにしだいにひずみを増していく．図には示していないが，力を除くとひずみは徐々に減少していく．物質に一定の力を与え，その状態で変形の時間的増加を**クリープ**という．

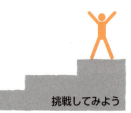

マクスウェル模型とフォークト模型の使い分け

マクスウェル模型：チーズの応力緩和測定

フォークト模型：チーズのクリープ測定

復習問題を解いてみよう
https://www.kagakudojin.co.jp

第5章

食品の三次機能

この章で学ぶポイント

★ 食品の三次機能は体調調節機能ともいわれるが，医薬品のように疾病を治す機能ではないことを注意しよう．
★ 消化管内で体調調節機能を発揮する食物繊維，オリゴ糖，糖アルコールの機能を学ぼう．
★ 体内で体調調節機能を発揮する食品成分が，どのように体内に吸収されるか知っておこう．植物に含まれるフィトケミカルは，体調調節機能を示す食品成分であることを覚えておこう．

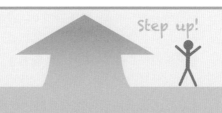

◆学ぶ前に復習しておこう◆

たんぱく質と炭水化物が消化吸収される仕組み	脂質が消化吸収される仕組み	親水性物質と疎水性物質	植物の色素成分
消化管内で消化酵素によって分解されて，低分子となり吸収される．	脂肪酸まで分解された後，脂肪酸の長さに応じて異なる吸収のされ方をする．	化学的にどのような違いがあるかを復習しておこう．	植物に含まれるフィトケミカルには，色素成分として学んだ成分が多く含まれる．復習しておこう．

第 5 章　食品の三次機能

消化管内は体外である
腸内細菌叢については,「付録 2」参照.

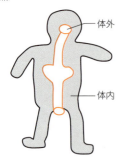

1 | 消化管内で作用する機能

　口から摂取した食品は消化管内での消化吸収を経た後,肛門から排泄される.私たちの消化管は体の内側にあるが,体の外側の環境と直接接触している管のようなものである.これは,健康診断で,口から胃カメラ(上部消化器官内視鏡),肛門から大腸内視鏡(下部消化器官内視鏡)を挿入して検査することでもわかるだろう.

　健康なヒトの体内は無菌状態であるが,体外の環境と接している消化管内,とくに腸内には大量の微生物が生息している.消化管内で生育しているさまざまな微生物が**腸内細菌叢**である.保健機能を有する多くの食品成分が明らかになっているが,これらが私たちの体の中でどのように機能を発揮するのかを学んでいこう.

1.1　食品成分の体調調節機能が消化管で作用するためには

　食品成分が体調調節機能を発揮するためには,消化管内で作用する場合と消化管から体内に吸収され体内で機能を発揮する場合がある.食品成分が消化管内で機能を発揮する場合,ビフィズス菌のような有用な微生物が増えることによって機能を発揮したり,腸内細菌が生産した短鎖脂肪酸や有機酸を介して機能を発揮したりする場合が多い.最近の研究では,消化管ホルモンや消化管免疫細胞を介して,体調調節機能を発揮するための信号(シグナル)を体内に送っていることも知られている.

　体の成分以外の物質が体内に簡単には入ってこないように,消化管内には物質を選択する仕組みがあり,その代表的なものが栄養成分の消化・吸収の仕組みである.標的臓器で体調調節機能を発揮する食品成分は,何らかのルートで体内に吸収される必要がある.消化管を通過して体調調節機能を発現する経路の模式図を図 5.1 に示す.

1.2　消化管内で体調調節機能を発揮する成分の特徴

　食物繊維,オリゴ糖,糖アルコールは,消化管内で体調調節機能を発現する食品成分に分類される.これらは,①ヒトの消化酵素による分解を受けず体内に取り込むことができない,②体内に吸収されるがエネルギー代謝成分になることができず,尿中に排泄される,のどちらかの性質をもつ.

　ヒトの消化管内で分解されない成分は,腸内細菌で分解されずエネルギーにならないものと腸内細菌で分解されエネルギーになるものがある.消化吸収される糖質のエネルギーは,Atwater 係数から 4 kcal/g であるが,吸収されず大腸に到達し腸内細菌の発酵で 100% エネルギーに変換されると 2 kcal/g となる.消化管内で半分吸収され,残りが大腸で発酵分解される糖質は 3 kcal/g(1 g あたりのエネルギーは,

食物繊維やオリゴ糖のエネルギー
0〜3 kcal/g である.

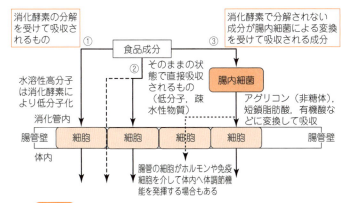

図5.1 食品成分が体内に取り込まれるルートの模式図

食品成分が体内へ吸収される代表的なルートは，① 消化吸収の仕組みに従って体内に吸収される成分，② 直接体内へ吸収される成分（低分子で疎水性の物質が多い），③ 成分自体は消化酵素では分解されないが腸内細菌で分解（発酵）され吸収される，の三つと考えられている．

消化管内で体調調節機能を発揮する場合には，食品成分が腸管細胞に直接作用したり，腸内細菌を介して体内へシグナルを送る経路があることを示す研究が最近増えてきている．

$\underbrace{4\ \text{kcal} \times 1/2}_{\text{直接吸収される半分}} + \underbrace{2\ \text{kcal} \times 1/2}_{\text{発酵でエネルギーを産生する半分}} = 3\ \text{kcal}$）となる．

一方，食物繊維は消化酵素で分解されず大腸に到達するので，1 g あたりのエネルギーについては腸内細菌で25%未満発酵分解されるものを0 kcal/g，25%から75%未満のものを1 kcal/g，75%以上のものを2 kcal/g としている．

広い意味で口腔内も消化の開始点であることから，口腔内で健康機能を発現する成分についても解説する．

1.3 食物繊維とオリゴ糖

(1) 食物繊維とその機能

食物繊維は，食品標準成分表と食事摂取基準では「ヒトの消化酵素で消化されない食物中の難消化性成分の総体」と定義されている．食物繊維は水溶性食物繊維と不溶性食物繊維に分類される．代表的な食物繊維の名称と含まれる食品を**表5.1**に示した．

食物繊維のおもな機能として科学的に明らかになっているものは，① 糖質代謝改善，② 脂質代謝改善，③ 排便機能や便性の改善，④ 有害物質の排泄や除去，⑤ カルシウム吸収促進，である．また，これらの効果と関連しながら，大腸憩室症や，大腸や直腸がんのリスク低下，免疫刺激作用があることを示す知見が蓄積されつつある．食物繊維は難消化性であるため，大量に摂取するとまれに鼓腸や下痢を起こすことがある．

難消化性デキストリン
薄い濃度の塩酸が存在する状態で，じゃがいもやとうもろこしなどのでん粉を加熱して調製した**焙焼デキストリン**を，さらにアミラーゼなどの消化酵素で分解し，分解しなかった成分を精製したものである．難消化性デキストリンのエネルギーは1 kcal/g である．食物繊維として整腸作用があるだけではなく，消化管内での糖や中性脂質の吸収を抑制することから，清涼飲料を始めとする多くの特定保健用食品に使用される添加物である．

鼓腸
腸間内に大量のガスがたまり，上腹部がふくらんだ状態．

第 5 章　食品の三次機能

食物繊維は植物起源のものだけではない

繊維という言葉から，食物繊維は植物を連想させる．歴史的には植物由来の成分を食物繊維と定義していた時期もあるが，現在では右のように，食品中の難消化性成分の総体で植物起源以外のものも含まれる（表5.1）．かにやえびの甲羅由来のキチン，でん粉のうち消化されにくい構造をもつようになったレジスタントスターチ，難消化性デキストリンも食物繊維に含まれることに注意しよう．

表 5.1　おもな食物繊維の種類と含まれる食品

分類	名称	おもな食品
水溶性食物繊維	ペクチン	果物，野菜
	グルコマンナン	こんにゃく
	グアガム	グア豆
	寒天	紅藻類（てんぐさ，おごのり）
	アルギン酸	褐藻類（こんぶ，わかめ）
	β-グルカン	オーツ麦，大麦
	イヌリン	きくいも，チコリー
不溶性食物繊維	セルロース	果物，野菜，穀類
	ヘミセルロース	穀類，野菜，豆類，果物
	リグニン	豆類
	キチン	えびやかにの甲殻

水溶性食物繊維と不溶性食物繊維で共通する機能が少なくない．**水溶性食物繊維**は，利用可能な炭水化物（糖質）の吸収速度を遅くする，水分を吸収しカサが増すことによって便通を改善する，腸内細菌叢を改善する，

Column

ルミナコイドという言葉を知っておこう

食物繊維とオリゴ糖の健康機能は消化管内で機能を発現する．日本食物繊維学会では，「ヒトの小腸内で消化・吸収されにくく，消化管を介して健康の維持に役立つ生理作用を発現する食物成分」をルミナコイドとよぶと提唱している．図5.2にルミナコイドの分類を示した．ルミナコイドは食物繊維を含め，3糖以上の構成糖からなるオリゴ糖や，糖アルコール，レジスタントスターチ，レジスタントプロテインを含む健康機能面からの分類である．

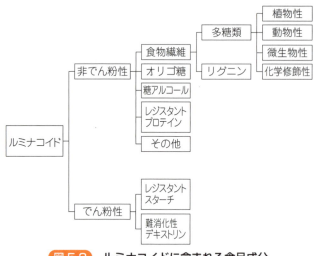

図 5.2　ルミナコイドに含まれる食品成分

消化管の免疫担当細胞へ直接作用する，などが明らかになっている．一方，**不溶性食物繊維**は，消化管内でカサが増えることで便量を増やす，満腹感を高める，食品の通過速度を速める，有害物質を吸着し排泄する，腸内細菌叢を改善する，などが明らかになっている．ただし，それぞれの食物繊維成分で健康機能活性は異なっている．

最近では，腸内細菌叢の解析技術が進歩し，当初考えていたより，腸内細菌が食物繊維の多彩な体調調節機能と関連していることが明らかになりつつある．今後の研究の進歩を待つ必要はあるが，食物繊維の体調調節機能の多くは，腸内細菌叢改善作用を介した作用である可能性もある．

なお，水溶性食物繊維の難消化性デキストリンは，食後の糖の吸収を穏やかにすることが科学的に明らかにされている．そのための規格基準型の特定保健用食品の関与成分として，難消化性デキストリンを1日あたり4〜6 gの摂取目安量を含む加工食品では「糖の吸収をおだやかにするので，食後の血糖値が気になる方に適している」という表示が認められている．

(2) オリゴ糖，糖アルコール

単糖が二つまたは三つ以上結合した糖質を**オリゴ糖**という．オリゴ糖のうち，消化管で吸収されにくい構造をもったものを**難消化性オリゴ糖**という．また，単糖のカルボニル基が還元されてアルコールになったもの（R-COOH → R-OH）を**糖アルコール**というが，糖アルコールも腸内で吸収されにくい構造をもつものがある．

これらの難消化性糖質は，食物繊維と似たような健康機能をもつ．また，難消化性オリゴ糖や糖アルコールは，腸内の善玉菌であるビフィズス菌にのみ利用される構造をもったものがあり，腸内細菌叢を改善することによって体調調節機能を発揮するものもある．難消化性オリゴ糖や糖アルコールは，大量に摂取すると鼓腸や下痢をまれに起こすことがある．

糖アルコールの中で，**エリスリトール**（エリトリトールともいう）は他の糖アルコールと異なる作用機序をもつ．エリスリトールは消化管から吸収されるが，吸収されたエリスリトールはほとんどエネルギーにならず尿から排泄されるという性質をもつ（表 5.2）．そのため，他の糖アルコールで起こる鼓腸や下痢が起こりにくい．

L-アラビノースは，食後の血糖値の上昇を抑制する特定保健用食品の関与成分である．

(3) おなかの調子を整える食品

① ビフィズス菌などを増やすプレバイオティクス

プレバイオティクスは，消化管内で消化も吸収もされずに結腸に到達し，ビフィズス菌や乳酸菌などの腸内有用菌を増やし，ウェルシュ菌などの腸内有害菌の増殖を抑制する物質である．腸内細菌叢の改善や，腸内細菌が生産する酪酸や酢酸などの短鎖脂肪酸を増やすことで体調調節機能を発現

規格基準型特定保健用食品
特定保健用食品のうち許可件数が多く，科学的根拠が明確なものは，消費者庁が規格基準を決めている．この規格基準に合っていれば，特定保健用食品として認められる（表 7.6 参照）．

オリゴ糖
いくつの単糖が結合したもの（重合度）をオリゴ糖とするかは，研究者の間で議論がある．食品成分表（七訂）ではオリゴ糖の重合度は定義していない．

プレバイオティクスとプロバイオティクス
プレバイオティクスは物質（生物ではない）であるのに対し，プロバイオティクスは生きた微生物である．

表5.2　難消化性糖質のエネルギー換算係数*

分類	難消化性糖質の例	エネルギー換算係数
第1群	糖アルコール（エリスリトール），スクラロース	0 kcal/g
第2群	糖アルコール類 （マンニトール，マルチトール，パラチニット） オリゴ糖類 （フルクトオリゴ糖，キシロオリゴ糖，ゲンチオオリゴ糖，ラフィノース，スタキオース，乳果オリゴ糖） その他 （ソルボース，ラクチュロース，シクロデキストリン類）	2 kcal/g
第3群	糖アルコール類 （ソルビトール，キシリトールなど）	3 kcal/g

*食品成分表2020年版では収載値が1 g/100 g以上となる食品では，マンニトール（1.6 kcal/g），マルチトール（2.1 kcal/g），ソルビトール（2.6 kcal/g）というカッコ内の換算係数を使用している．

生物工学会誌，第89巻，486（2011）を参考に作成．

する．難消化性オリゴ糖，糖アルコール，食物繊維がプレバイオティクスに含まれる．

② 生きた微生物を摂取するプロバイオティクス

　消化管内には多種多様なバクテリアが存在している．健康なヒトでは，消化管の下部に向かって微生物の菌数が増えていき，大腸内では叢のようにさまざまな種類の細菌があり，これらを**腸内細菌叢**とよぶ．腸内有用菌に区分されるビフィズス菌を増やし，ウェルシュ菌などの腸内有害菌を抑制することが健康な腸内環境を維持するために重要である．腸内有用菌を増やすためにビフィズス菌や腸内に生きて到達する乳酸菌を食品から摂取することが体調調節機能として重要であることが科学的に証明され，こ

Column

ヒトミルクオリゴ糖

　ヒトの母乳には，オリゴ糖が牛乳に比べ非常に多く含まれるという特徴がある．ヒトの母乳には約7%の糖質が含まれる（食品成分表による普通牛乳の乳糖含量は4.4 g/100g）が，この約20%はオリゴ糖である（残りの約80%は乳糖）．ヒトの母乳に含まれるオリゴ糖をヒトミルクオリゴ糖とよぶ．

　化学構造の異なるオリゴ糖が200種類程度あるといわれているが，大部分は還元末端に乳糖の構造をもっている（「付録1」参照）．驚くことに，分娩後1週間程度の初乳では1 Lあたり22〜24 g，その後の常乳では12〜13 gも含まれるヒトミルクオリゴ糖のほとんどは，乳糖と異なり消化管で吸収されず，直接は栄養素とならない．

　消化されないヒトミルクオリゴ糖は，結腸でビフィズス菌の増殖を促進し，ウイルス感染を防ぐ役割を果たしている．母乳で育てている乳児の便の色が黄色く，独特の酸っぱい匂いがするのは，ビフィズス菌の生産した酢酸と乳酸によるもので，便のpHが低下することで胆汁が黄変したためである．

の体調調節機能が「おなかの調子を整える」特定保健用食品として数々登場した．

腸内環境を整える機能をもつ，生きた有用微生物を**プロバイオティクス**とよぶ．プロバイオティクスの定義は時代とともに変化してきたが，2002年（平成14）にFAO／WHOは「宿主に適当量与えたとき健康効果を発揮する生きた微生物」であると定義した．

日本の特定保健用食品では，ヨーグルト，プロバイオティクスを含むヨーグルトなどの摂取により腸内有用菌の腸内細菌叢での量と割合を増やし，腸内有害菌の量と割合を減らすことで，腸内に発生するアンモニア，硫化水素，アミン類，フェノール類，インドール類などの腸内腐敗産物を減少する．これらの結果，腸内環境を整える作用が明らかにされている．

最近はプロバイオティクスの体調調節機能として，非感染性疾患（生活習慣病）の予防効果があることが明らかになりつつある．また，プロバイオティクスは，消化管内の免疫細胞を活性化し腸管免疫機能を増強し非感染性疾患を予防する機能，腸内細菌叢を改善することによって肥満を抑制する可能性を示す研究も行われている．

プロバイオティクスを含む食品としては，ヨーグルトが良く知られているが，乳酸菌は，日本の伝統的な食品である漬物，しょうゆ，みそなどの発酵食品に広く存在している．

(4) 口腔内で健康機能を発現する成分：歯の健康維持に役立つ

糖質などを含む食品を摂取することによって口内のミュータンス菌が乳酸を生成し，歯の表面のエナメル質にあるヒドロキシアパタイト（リン酸カルシウム）を溶解（脱灰）することによってう蝕（虫歯）のきっかけになる．歯の状態が健康に保たれていれば，脱灰した箇所にカルシウムが沈着する再石灰化が起こり，エナメル質は正常に保たれる．

歯の健康維持に役立つという表示が認められている特定保健用食品を次にあげる．

① ミュータンス菌の乳酸生成を抑制する．関与成分：キシリトール，マルチトール．

② 脱灰の抑制と再石灰化を増強．関与成分：カゼインホスホペプチド（CPP）

③ カルシウムを供給することで再石灰化しやすい環境にする．関与成分：リン酸化オリゴ糖カルシウム．

④ 歯の再石灰化を増強する．関与成分：フラノン，キシリトール，リン酸一水素カルシウム．

⑤ 歯の再石灰化を促進するとともに，歯の表面をフッ素で覆い改善する．関与成分：緑茶フッ素．

非感染性疾患
感染性微生物以外の原因で起こる疾患で，生活習慣病とほぼ同じ意味．第1章も参照．

腸管免疫
消化管のおもな機能は消化吸収であるが，免疫器官としても重要である．「体の外側」である消化管は病原菌などの侵入口でもある．そこで，これらの侵入物と戦うために免疫機能が発達している．免疫グロブリンA（IgA）の約6割は消化管にある．

特定保健用食品
第7章も参照．

第 5 章　食品の三次機能

2　消化管吸収後の標的組織での体調調節機能

　私たちが食品として摂取した成分が体の中の標的組織で体調調節機能を発現するためには，体内に吸収される必要がある．食品成分が体内に吸収される，おもな経路を図 5.1 に示した．食品成分のうち，消化吸収の仕組みで吸収される成分（図 5.1 ①）や腸内細菌が関与する成分（図 5.1 ③）のうち，水に溶ける成分（親水性成分）のほとんどは消化管を通過するための経路（輸送体，トランスポーターとチャネル．図 5.3）を介して吸収される．それに対して，低分子の油に溶ける（疎水性）成分は，腸管から直接吸収される．

　細胞の外側と内側とで物質をやり取りする仕組みの代表的なものとして，トランスポーターとチャネルがある．両方とも細胞膜の脂質二重層に存在する．

　トランスポーターはイオンまたは電荷のない分子を選択的に通過させるためのたんぱく質分子であり，濃度勾配に沿って膜を移動させる場合と，濃度勾配に逆らって移動させるものがある．それに対して，**チャネル**は細胞膜に特定のイオンだけを通すポア（孔）を形成することによって細胞の外側と内側のイオンを濃度勾配に従って運搬する．チャネルを通したイオンの移動は一瞬にして細胞内外のイオン濃度勾配を変化させることができるのに対し，トランスポーターを介した物質移動にはエネルギーと時間がかかる．トランスポーターとチャネルの違いを理解しやすいように，図 5.3 に示した．

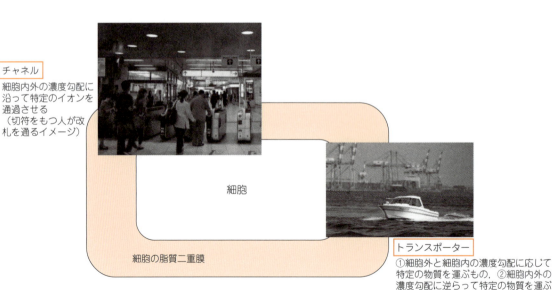

図 5.3　トランスポーター（輸送体）とチャネル（イメージ図）

2 消化管吸収後の標的組織での体調調節機能

単糖，アミノ酸といった有機物や水溶性ビタミン，さらにカルシウムイオン，ナトリウムイオンや親水性状態である金属イオンは輸送体を通じて体内に入り，血流にのって，標的組織へ運ばれる．運搬の途中に，肝臓などで化学構造が変化する場合もある．これに対して，油に溶けやすい脂溶性物質で中鎖脂肪酸程度の大きさの分子は直接消化管から取り込まれ，すみやかに肝臓に運ばれて直接エネルギーになる．一方，比較的大きな脂溶性分子（長鎖脂肪酸，モノアシルグリセロール）はリン脂質やコレステロールなどとミセルをつくって取り込まれる．脂溶性物質も体内に取り込まれ，場合によっては化学構造に変化を受けた後に標的組織に到達して初めて生理的調節機能を発揮することができる．

2.1 植物由来の活性成分，フィトケミカル

ヒトは，酸素を取り込んで，有機物質を酸化することでほとんどのエネルギーを得ている（酸化的リン酸化）．しかし，この酸化過程で，分子状酸素より生体への障害性が高い活性酸素がごくわずかに発生することが知られている．この活性酸素を消去する作用（抗酸化作用）をもつ物質として**フィトケミカル**がある．

ヒトは活性酸素を消去する仕組みを体内にもっているため，短期的には活性酸素による障害が起こることはない．しかし，生体内で活性酸素が発生し続けることが，がん，糖尿病，心疾患，アルツハイマー病などの生活習慣病（非感染性疾患）の原因の一つとなる．抗酸化活性を特定の疾病に直接結びつけることは，現段階では容易ではないが，抗酸化活性が非感染性疾患の予防に有効であることが報告されている．

疫学調査の結果から，野菜や果実の摂取量が多いヒトは非感染性疾患の罹患率が低いことが明らかにされている．野菜や果実にはポリフェノール化合物に代表される抗酸化物質が含まれており，ビタミンCや食物繊維以外の体調調節機能をもつ物質の探索が行われている．ポリフェノール化合物などは，ビタミンのように生体維持に不可欠ではないが，体調機能調節に寄与する植物由来の化合物であり，フィトケミカルに含まれる．

2.2 ポリフェノール化合物

ポリフェノール化合物は，化学的には1分子の中にフェノール性ヒドロキシ基を複数個もつ物質の総称である．ポリフェノール化合物は，①フェノール性ヒドロキシ基が活性酸素の毒性を除去する，②活性酸素の発生源となる金属イオンを安定化する，ことによって抗酸化活性を発現する．そのほか，ポリフェノール化合物の一部には女性ホルモン様の活性があり，植物エストロゲンとよばれる体調調節機能物質も含まれている．

ポリフェノール化合物には，カテキン類，テアフラビン類，イソフラボ

細菌の情報伝達による免疫作用
生きた細菌が体内（消化管内は体内ではない）に入ってしまうと，細菌感染を引き起こす．そのため，消化管内にあるM細胞や樹状細胞といった，生体外から侵入してきた異物を監視するシステムを使っていることが明らかになっている．腸内細菌のような消化管を通過することができない成分が標的組織で免疫調節作用などの体調調節機能を発現するために，この仕組みを使っているのである．これらの細胞に取り込まれた細菌は，消化管内の免疫細胞で分解され，免疫担当細胞が「情報（シグナル）」を体内の標的組織に伝えるのである．

フェノール性ヒドロキシ基
フェノール性ヒドロキシ基は，ベンゼンのような芳香環に結合したヒドロキシ基である．アルコールに結合したアルコール性ヒドロキシ基と異なり，活性酸素などに電子を与えて安定化する性質（抗酸化性）がある．

表5.3 体調調節機能を有するおもなポリフェノール化合物

フラボノイド	フラボン類（アピゲニン，ルテオリン） フラボノール類（ケルセチン，ルチン） フラバノン類（ヘスペリジン，ナリンゲニン） イソフラボン類（ゲニステイン，ダイゼイン） カテキン類（カテキン，エピカテキン） アントシアニン類（シアニジン，デルフィニジン）
非フラボノイド	フェニルプロパノイド（クロロゲン酸，カフェ酸） レスベラトロール クルクミン

ン類，その他のフラボノイドが含まれる（表5.3）．

(1) カテキン類とテアフラビン類

緑茶に含まれるカテキン類（エピガロカテキンガレート，エピカテキンガレート，エピカテキン，エピガロカテキンなど）と，おもに紅茶に含まれるテアフラビン類（テアフラビン，テアフラビンガレートなど）には抗酸化性がある．抗酸化活性以外にも，コレステロール上昇抑制，血中脂質上昇抑制，抗肥満作用，動脈硬化予防作用，抗菌作用，虫歯予防があることが明らかにされつつある．

茶カテキンは，体脂肪蓄積抑制，コレステロール上昇抑制，食後の血中脂質上昇抑制，**ウーロン茶重合ポリフェノール**は食後の血中脂質上昇抑制，体脂肪蓄積抑制という体調調節機能で特定保健用食品が認可されている．

(2) イソフラボン類

大豆には，女性ホルモン（エストロゲン）と化学構造が似ており，女性ホルモン様の機能を有する植物エストロゲンとよばれるイソフラボン類が配糖体の形で含まれている．**大豆イソフラボン類**は発酵微生物や腸内細菌の作用によって糖部分が切り離され一部が吸収される．大豆イソフラボ

テアフラビン
紅茶のテアフラビンは，カテキンがポリフェノールオキシダーゼによって酸化されたものである．

エクオールと腸内細菌叢
消化管内でエクオールを生産することができるヒトの割合は，日本人では30〜50％とされており，腸内細菌叢が異なるためであることが徐々に明らかにされている．しかし，どのような腸内細菌叢であればエクオールを確実に産生することができるのかは，専門家の間でも今のところ定説はない．

植物エストロゲン
フィトエストロゲンともいわれる．

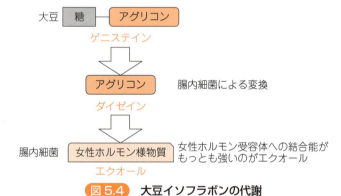

図5.4 大豆イソフラボンの代謝

大豆に存在するイソフラボンの一種ダイジンは，上述のように腸内細菌や発酵食品中の微生物の作用によってダイゼインというアグリコン（非配糖体）に変換される．ダイゼインは，腸内細菌の作用によって女性ホルモン様活性がもっとも強いエクオールに変換され，消化管から吸収される．

は腸内細菌によってさらに別の物質に代謝される（図5.4）.「骨の健康が気になる方」に対する特定保健用食品の関与成分として体調調節機能の表示が認められている.

　日本人は大豆の摂取量が多いことから，特定保健用食品として摂取する大豆イソフラボン量は，糖部分が切断されたアグリコンの量として1日あたり30 mgが上限量として決められている．ビタミン類やミネラルの上限摂取量が決められているのと同じで，大豆製品の摂り過ぎが悪いということではない.

(3) その他のフラボノイド

　アントシアニン：ブルーベリーに含まれるアントシアニンが目の健康に良いとされているが，科学的な証明は発展途上である.

　ケルセチン：血圧低下作用，コレステロール低下作用が報告されている．ルチンのアグリコン（非糖部分）がケルセチンである．ケルセチンにグルコースを転移酵素で付加したケルセチン配糖体（酵素処理イソクエルシトリン）は，ホルモン感受性リパーゼを活性化することで脂肪分解を促進する体脂肪蓄積抑制作用があり，ケルセチン配糖体を関与成分とした特定保健用食品がある.

(4) その他のポリフェノール

　リグナン類（フェニルプロパノイド）：抗酸化能に加え植物エストロゲン作用をもつ．ゴマがリグナン類を含む代表的な食品で，ごま油，焙煎ごま油にセサミン，セサミノール，セサモリン，セサモールが含まれている（図5.5）．体調機能調節の研究は発展途上で，特定保健用食品になっているものはない.

　ウコンのクルクミン：ウコン由来の香辛料ターメリックから抽出される．抗酸化作用があるが研究途上である.

　エラグ酸：いちごに代表されるベリー類に多く含まれるポリフェノール

Point!

リグニン
リグニンは植物由来の不溶性食物繊維で，ポリフェノールの一種であるリグナン類とは別の成分であるので注意しよう.

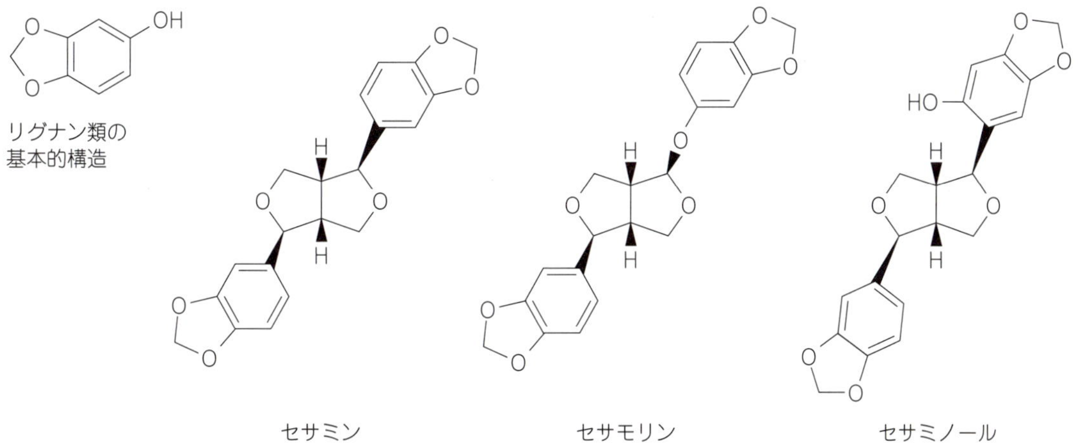

図5.5　リグナン類の基本的化学構造とセサミンおよびセサモリン，セサミノール

二次代謝産物
生命維持や発育（増殖）に直接関係しないが，生物が生産する物質．

ルテインとルチン
ルテインはテルペン骨格をもつカロテノイドであり，とうもろこしやかぼちゃに多く含まれている．
ルチンはケルセチンのアグリコン（非糖部分）であり，そばやアスパラガスに含まれている．まったく別の物質であるので注意しよう．

で，抗酸化作用が期待され研究が行われている．エラグ酸を関与成分とする特定保健用食品は今のところない．

ゲニポシド酸：植物の二次代謝産物で，イソプレン重合体のモノテルペンの一種．杜仲茶由来のゲニポシド酸（杜仲茶配糖体）は「血圧が高めの方へ」の特定保健用食品である．

(5) テルペノイド化合物

抗酸化作用のあるルテイン，リコピン（リコペン）については，さまざまな体調調節機能が報告されているが，科学的には発展途上である．

(6) 含硫化合物

イソチオシアネート類（スルフォラファン，アリルイソチオシアネート）には抗酸化作用，がん予防効果があるとされているが，研究途上である．

アリシンは，アリインからアリイナーゼの作用で生成する．アリシンがビタミン B_1 と結合して生成されるアリチアミンには，ビタミン B_1 の吸収性を高め，体内での効力を高めることが明らかとなっている．

3 体調調節機能をもつ植物以外の活性成分

ヒトの体内に吸収され，標的組織で体調調節機能を示す植物以外の食品由来の成分について，消費者庁や食品安全委員会による審査を経て始めて認められる特定保健用食品の関与成分を中心に紹介する．

個別許可型の特定保健用食品
国の審査を経て表示が許可される．

3.1 n-3系脂肪酸

イコサペンタエン酸（エイコサペンタエン酸），**ドコサヘキサエン酸**に代表される n-3系多価不飽和脂肪酸は，肝臓中で脂肪の燃焼を上昇させ，中性脂質の合成を抑制することが証明され，血中中性脂質や体脂肪が気になる方への食品として特定保健用食品として認可されている．

n-3系脂肪酸は「皮膚の健康維持を助ける栄養素」という生理的調節機能表示が可能な栄養機能食品としても，2015年（平成27）4月1日より認められている．

n-3系脂肪酸
栄養機能食品でもある（表7.8も参照）．

3.2 中鎖脂肪酸

一般的な食品由来の中性脂質の吸収と異なり，中鎖脂肪酸は小腸の膜を通過した後，毛細血管から門脈を経て直接肝臓に入り効率よく燃焼（酸化）することから，血中中性脂質や体脂肪が気になる方を対象とした特定保健用食品として認可されている．

国家試験ワンポイントアドバイス
食品の三次機能としては，食品成分に対応した体調調節効果を問う問題が出題されることがある．特定保健用食品と関連させて理解しよう．

3.3 血中中性脂質や体脂肪が気になる方を対象とした食品成分

消化吸収後の標的組織で調節機能があると特定保健用食品の関与成分と

3 体調調節機能をもつ植物以外の活性成分

して認められているものとして，大豆たんぱく質由来のβ-コングリシニン，みかん由来のポリフェノールの一種であるヘスペリジンにグルコースを付加したモノグリコシルヘスペリジンがある．

3.4 ペプチド類

ヒトの血圧を調節する仕組みにレニン-アンギオテンシン系がある．アンギオテンシンⅠから血圧上昇作用のあるアンギオテンシンⅡへの変換に関与するアンギオテンシン変換酵素（ACE）を阻害するペプチドが，乳中のカゼイン由来のラクトトリペプチド，魚介類由来のサーディンペプチド，かつお節由来ペプチド，イソロイシルチロシン（天然素材ブナハリタケエキス）が特定保健用食品として認められている．

3.5 血圧が高めの方を対象とした特定保健用食品関与成分

杜仲茶配糖体，γ-アミノ酪酸（GABA）が特定保健用食品の関与成分である．

3.6 他のおもな特定保健用食品の機能とその関与成分

(1) コレステロールが高めの方を対象とした特定保健用食品関与成分

ブロッコリーやキャベツに含まれる含硫アミノ酸 S-メチルシステインスルホキシド，大豆たんぱく質，植物ステロールが特定保健用食品の関与成分である．

(2) 骨の健康に寄与する特定保健用食品関与成分

上述の大豆イソフラボンに加え，乳由来の乳塩基性たんぱく質，納豆のビタミン K_2 がある．

(3) 肌が乾燥しがちな方を対象とした特定保健用食品関与成分

2016年（平成28）4月にコンニャク由来のグルコシルセラミドを関与成分とする，肌が乾燥しがちな方を対象とした特定保健用食品（飲料）が認可された．

(4) 研究が進展中の食品由来活性成分

コラーゲンペプチド，ヒアルロン酸，グルコサミンなど体内への吸収の問題を含め研究途上の活性成分もある．

コエンザイムQ10（CoQ10）は医薬品としても使用されているため，食品として使用する場合はルールが若干複雑である．インターネット上では「ビタミンQ」とされていることもあるが，ヒトの体内で生合成されることが明らかになっており，ビタミンの定義には当てはまらない．CoQ10は安全性が高いとされているものの，医薬品としては1日30 mgを上限量として認められている．食品安全委員会では，CoQ10の上限摂取量はデータが少ないため決定できないとしているが，いわゆる健康食品の中に

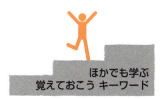

ほかでも学ぶ 覚えておこう キーワード

ACE：アンギオテンシン変換酵素阻害（angiotensin converting enzyme）
➡臨床栄養学

GABA：ガンマアミノ酪酸（γ-aminobutyric acid）
第7章も参照．

コエンザイムQ10を含む食品の取扱い
https://hfnet.nih.go.jp/usr/kiso/pdf/coq10070104.pdf

食品添加物として使用可能な医薬品原料

γ-オリザノール（酸化防止剤），ゲンチアナ（苦味料），キナ末（苦味料），ニガキ（苦味料），シコン（着色料）はカッコ内の用途での食品添加物としての使用が認められている．γ-オリザノール以外は生薬（漢方薬）である．

は，医薬品の上限摂取量を超えるものも販売されている．

　オクチト酸（α-リポ酸），γ-オリザノール，タウリン，メラトニン，エフィドリン，5-ヒドロキシトリプトファン（5-HTP），アンドロステンジオン，デヒドロエピアンドロステロン（DHEA）といった成分の名前を**いわゆる健康食品**の広告でみたときは注意が必要である．これらの物質は医薬品に使用する物質であるためである．医薬品だけに使用することができる成分は，「専ら医薬品として使用される成分本質（原材料）リスト」に収載されており，いわゆる健康食品を含む食品には使用することができない．

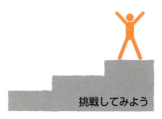

復習問題を解いてみよう
https://www.kagakudojin.co.jp

第6章

食品成分の相互作用

この章で学ぶポイント

★ たんぱく質の変化，炭水化物の変化，脂質の変化を理解して，食品保存中の変化や食品加工・調理中の変化へと関連させよう．
★ 食品貯蔵中や調理加工中に起こる成分変化である褐変について，理解しよう．
★ 食品にはさまざまな酵素が関連している．とくに食品加工に利用されている酵素について学んでおこう．

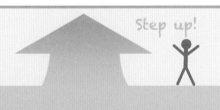

◆ちょっと 学ぶ前に復習しておこう◆

ペプチド結合
アミノ酸のカルボキシ基と，別のアミノ酸のアミノ基が脱水縮合してできた結合．

両性電解質
塩基性の水溶液中では酸として，酸性の水溶液中では塩基として作用する物質．アミノ酸，たんぱく質は両性電解質．

等電点
平衡混合物全体からみて，正と負の電荷が0になるときのpHの値を等電点という．

等電点沈殿
等電点ではたんぱく質が凝集して沈殿する．この現象を等電点沈殿という．

1 たんぱく質の変化

食品中のたんぱく質は，約20種類のアミノ酸がペプチド結合によって決められた配列で重合し（これを**一次構造**という），さらに高次構造（**二次構造，三次構造，四次構造**に分かれる）をつくって存在している．高次構造をつくるためには水素結合，イオン結合，ジスルフィド結合（S-S結合），疎水結合によってたんぱく質分子内，あるいは分子間で相互作用し，安定な構造を保っている．また，たんぱく質は食品中で，脂肪，炭水化物，無機質など他成分と相互作用したり，環境が変化することでたんぱく質の構造は変化し，たんぱく質の機能も変化していく．このような変化は食品の品質低下をまねくこともあるが，積極的に利用して食品の価値を高めているものもある．

ここでは，これらの変化を理解し，食品の保存中の変化，調理加工の意味の理解につなげていく．

1.1 たんぱく質の変性

酸・アルカリ処理，塩類添加，有機溶媒などの化学的処理や撹拌，圧力，加熱，凍結，乾燥などの物理的処理によって，たんぱく質の立体構造は変化する．たんぱく質の立体構造が変化して天然状態の構造と異なる現象を**たんぱく質の変性**という．

変性ではアミノ酸同士を結合しているペプチド結合は切断されていないため，一次構造に変化はない．食品においては化学的処理や物理的処理によって変性した場合，たんぱく質のほとんどはもとの構造に戻らない．これを**不可逆的変化**という（表6.1）．

たんぱく質が水に溶けるときは，水との親和性を高めるため，親水性アミノ酸が外側に，疎水性アミノ酸が内側に存在するような構造をとる．

たんぱく質が変性すると内側に折りたたまれた疎水性アミノ酸が表面に露出するようになり，その結果，水との親和性が低下し，たんぱく質同士の相互作用が変化し，沈殿，凝固，ゲル化などを生じる．こうした変化は，溶液中のpH，たんぱく質濃度，塩類の種類や濃度によって異なる（図6.1）．

変性したたんぱく質では，ペプチド鎖がコンパクトな構造から緩んだ構造となっているため，たんぱく質分解酵素が働きやすくなり，消化が良くなると考えられている．

重合
一つの化合物（分子）が二つ以上結合して，大きな分子量の化合物になること．「付録1」も参照．

たんぱく質の変性
第3章も参照．

国家試験ワンポイントアドバイス
たんぱく質の変性とはアミノ酸配列を意味する一次構造は変化せず，二次構造，三次構造，四次構造を含めた高次構造が変化していることを理解しよう．一次構造が変化する身近な例としては，消化がある．私たちが食べ物を食べて胃や腸で分泌される酵素によって，たんぱく質が分解されてペプチドやアミノ酸となり，体に吸収されていく過程である．

親水性アミノ酸，疎水性アミノ酸
第3章-2も参照．

表6.1 たんぱく質の変性要因

化学的要因	物理的要因
酸・アルカリ，有機溶媒，金属イオン，塩類，界面活性剤など	加熱，凍結，撹拌，高圧，超音波，紫外線，X線，希釈，乾燥など

1 たんぱく質の変化

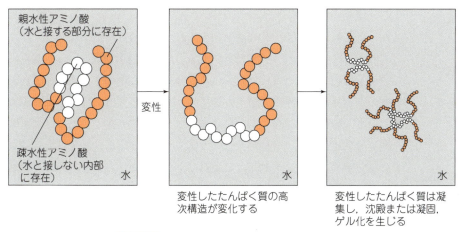

図6.1 たんぱく質の変性による沈殿，凝固

表6.2 たんぱく質の変性とそれを利用した食品の例

変性の要因	食品の例
加熱（煮る，焼くなど）	ゆで卵，湯葉，かまぼこ，にこごり，焼き魚
凍結	凍り豆腐（高野豆腐）
酸	ヨーグルト，しめさば
アルカリ	ピータン
塩類添加	豆腐
物理的な処理（撹拌，泡立てなど）	メレンゲ，スポンジケーキ

　たとえば，大豆は生のままでは硬く消化も良くないが，煮沸など加熱すると軟らかくなり，たんぱく質が変性するので食感や消化，嗜好性も向上する．表6.2にたんぱく質の変性を利用した食品の例をまとめた．

1.2 等電点沈殿

　第3章でも触れたように，たんぱく質はアミノ酸がペプチド結合で結合した高分子であるため，正（+）の電荷と負（−）の電荷をもつ**両性電解質**である．この電荷はpHの変化によって変化し，+と−の数が等しくなるpHで電気的反発力が低下し，たんぱく質同士は凝集しやすくなる．このときのpHを**等電点**といい，たんぱく質同士が凝集して沈殿する現象を**等電点沈殿**という．

　加熱殺菌した牛乳に乳酸菌を加えると，乳酸菌は乳糖を分解して乳酸を生成する．乳酸によって牛乳のpHは低下し，等電点に近づくにつれて牛乳中のたんぱく質であるカゼインは互いに凝集し，ゲル状の組織を形成するようになる．このようにたんぱく質の等電点沈殿を利用した食品が，ヨーグルトである．

大豆の蒸煮
トリプシンインヒビターやレクチンなどの成分を不活性化する作用もある．

両性電解質
第3章-2も参照．

1.3 塩析

たんぱく質の水溶液中に塩類を加えると，塩類濃度の低い場合は，たんぱく質の溶解度を増加させる効果がある．これを**塩溶効果**という．さらに塩濃度を高めていくと今度はたんぱく質分子を取り巻いている水分子が奪われ，たんぱく質分子の溶解度が低下し，沈殿するようになる．これを**塩析**という．硫酸アンモニウムという試薬はその効果が強く，しばしば実験や研究で使用される．硫酸アンモニウムの濃度によって沈殿するたんぱく質の種類が異なることを利用してたんぱく質の分離・精製を行うことがある．これを**硫安沈殿**という．

1.4 たんぱく質の架橋形成

食品の加工や調理において，たんぱく質は変性するとともにアミノ酸の側鎖の官能基に化学的変化を生じることがある．多くのたんぱく質はシステイン（Cys）を含んでおり，このシステイン残基のチオール基（SH基あるいはスルフィドリル基ともいう）は酸化剤で容易に酸化され，たんぱく質分子間あるいは分子内で**ジスルフィド結合**（**S-S結合**ともいう）という架橋構造を形成し，会合や凝集，凝固を生じる．たとえばパンの生地形成において，小麦たんぱく質同士のSH基の酸化によってSS結合を形成し，粘弾性のあるグルテンが形成される．

酵素による架橋反応も知られており，トランスグルタミナーゼにその作用がある．グルタミン（Gln）残基とリシン（Lys）残基間を架橋する酵素であり，食肉の結着や麺類のコシの付与などの物性面の向上に応用されている．

> ジスルフィド結合
> 第3章も参照．

1.5 アルカリ処理による変化

たんぱく質を強アルカリで長時間処理すると，たんぱく質中のシスチン，システイン，セリンなどからデヒドロアラニンを生じ，これがリシン残基と架橋を形成し，**リシノアラニン**を生成することがある．必須アミノ酸であるリシンが失われるため，栄養価が低下することになる．またリシノアラニンには腎臓に対する毒性が報告されているが，実際の食品では有害になるほどの量は含まれていない．

アルカリ処理を利用した食品の例としては，**ピータン**（皮蛋）がある．これはアヒルなどの卵殻表面にアルカリ性物質（炭酸ナトリウムや石灰）を塗り，アルカリを卵中に浸透させてつくられる．たんぱく質はアルカリによって変性し，その結果，ゼリー状のたんぱく質ゲルを形成する．また，このゲルは茶褐色を呈している．これは非酵素的褐変によって卵白中のたんぱく質と糖が反応したためである．

2 炭水化物の変化

2.1 でん粉の酵素による分解

米やいもなどの植物に大量に含まれるでん粉は，ヒトにとって重要なエネルギー源である．食物として取り込まれたでん粉は，はじめにだ液中のアミラーゼ（**α-アミラーゼ**）によって部分的に分解され，デキストリンおよび一部はマルトースまで分解される．次に膵液アミラーゼ（α-アミラーゼ）によってマルトースやイソマルトースまで分解され，最終的に小腸の**α-グルコシターゼ**によってグルコースに分解され吸収される．グルコースの小腸からの吸収は能動輸送であり，グルコース輸送体（グルコーストランスポーター）であるSGLT（ナトリウム - グルコース共輸送体）によって行われる．

α-アミラーゼはα-1,4結合をランダムに切断し，すみやかにでん粉液の濃度を下げるため液化アミラーゼとよばれる．**β-アミラーゼ**はでん粉を非還元末端からマルトース単位で切断するが，α-1,6結合には作用しない．ここに残存する糖質を限界デキストリンという．**イソアミラーゼ**は分枝構造のα-1,6結合を切断できるため枝切り酵素ともよばれる．**グルコアミラーゼ**は非還元末端からグルコース単位で切断し，α-1,6結合にも作用する．β-アミラーゼやグルコアミラーゼなど末端部から作用し，甘味をもつマルトースやグルコースなどの糖類をすみやかに生成する酵素を糖化アミラーゼという（図6.2）．

また，小腸までの消化酵素で分解されず食物繊維としての特性をもつでん粉が存在し，難消化性でん粉（**レジスタントスターチ**）とよばれている．レジスタントスターチは血糖値の上昇を抑制し，腸内細菌叢を整えるなど特定保健用食品の食品素材として期待されている．その構造は，未糊化でん粉（生でん粉）や老化でん粉であると考えられている．

2.2 でん粉の糊化

でん粉は植物から採取，精製しただけでは消化・吸収がほとんどできないため調理や加工をしてから食する．

マルトース
でん粉の直鎖部分．グルコースがα-1,4グリコシド結合した二糖類．

イソマルトース
でん粉の分岐部分．グルコースがα-1,6グリコシド結合した二糖類．

ルミナコイド
第5章も参照．

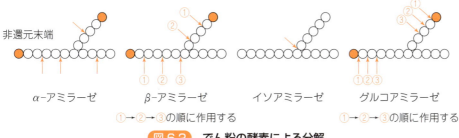

図6.2 でん粉の酵素による分解

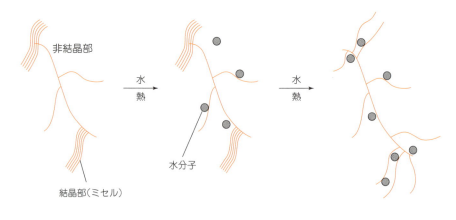

生でん粉（β-でん粉）　　　　非結晶部に水分子が浸入　　　　糊化でん粉（α-でん粉）
　　　　　　　　　　　　　　　　　　　　　　　　　　　　　　ミセル部にも水分子が浸入し
　　　　　　　　　　　　　　　　　　　　　　　　　　　　　　ミセル構造が崩壊

図6.3　でん粉の糊化

　生でん粉（β-でん粉）は，アミロースとアミロペクチンが規則的かつ密に配列する結晶部位（ミセル）と非結晶部位で構成されている．このミセルには水分子や消化酵素が侵入できないため，ヒトは生でん粉を栄養源として利用できない．生でん粉に水を加え加熱すると，まず非結晶部位に水分子が侵入し，ついで熱エネルギーにより構造がゆるんだミセルに到達する．その後ミセルが崩壊し糊状になる．このような現象を**糊化（α化）**といい，生成したものが**糊化でん粉（α-でん粉）**である．糊化でん粉は消化・吸収が良好である（図6.3）．

　でん粉の糊化には，さまざまな要因が関与する．結晶化度が低いほど糊化しやすい．米では，十分な浸漬時間と加熱時間が必要であるが，じゃがいもは熱水を加えて練ると，ただちに糊化する．また水分含量が多いほど糊化しやすいため，水分が少ないパンは高温で焼き上げが必要である．アルカリ液やジメチルスルホキシドは著しく糊化を促進させ，常温での糊化を可能とする．脂質はでん粉–脂質複合体を形成し，でん粉構造の崩壊を防ぐため，糊化を抑制する．

2.3　でん粉の老化

　糊化でん粉をそのままにしておくと，でん粉分子が徐々に相互結合し離水を生じながらミセル構造が再形成される．この現象を**でん粉の老化**という．ご飯を冷蔵庫で保存すると硬くてパサパサになり食味が低下する．ご飯の糊化でん粉の老化によるもので，消化も良くない．老化でん粉は生でん粉とよく似た構造だが，一部がミセル化するのであり完全に生でん粉に戻るわけではない（図6.4）．また，直鎖構造のアミロースが多いと立体障害が少なくミセル化しやすいため，老化の進行が速い．

でん粉の老化を進めるのは？
冷蔵庫内の温度域が，もっともでん粉の老化を進めてしまう．

2 炭水化物の変化

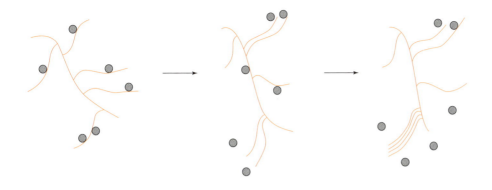

糊化でん粉（α-でん粉）　　でん粉分子間が狭くなり　　老化でん粉
　　　　　　　　　　　　　水分子が離水する　　　　　一部が再結晶化（ミセル化）する

図 6.4　でん粉の老化

　もっとも老化しやすい条件は温度 0 ～ 5℃，水分 30 ～ 60% である．そのため老化を防止するには 60℃ 程度の糊化温度以上で保温する（炊飯器の保温機能など），高温で乾燥させる（インスタントラーメン，α 米など），冷凍する（冷凍ご飯，冷凍パンなど）ことが有効である．糖質の添加はでん粉分子の水和を安定化するため老化を抑制する．乳化剤であるしょ糖脂肪酸エステル（シュガーエステル）は，パンやケーキなど広く老化防止剤として普及している．これはアミロースと複合体を形成することでミセル構造の再形成を抑制している．

2.4　多糖類のゲル化

　多糖類は一般にゲル化しやすいため，さまざまな形で加工食品に応用されている．でん粉糊液（のりえき）をいったん加熱後冷却するとゲル化する．くずでん粉からくずもちやくずきり，わらびでん粉からわらびもちがつくられる．
　ペクチンはジャムやゼリーに，グルコマンナンからはこんにゃくが製造されるが，いずれも多糖類のゲル化を利用した加工食品である．また寒天やカラギーナンなどはゲル化剤，増粘剤（ぞうねんざい），乳化安定剤としても利用されている．**ゲル化**は多糖類の分子間のらせん構造を介した相互作用により架橋構造が形成されることによる．分子間の相互作用は水素結合によるものが多いが，ジャム（低メトキシルペクチン）やこんにゃくのようにカルシウムイオンを介することもある．

2.5　糖のカラメル化

　単糖やオリゴ糖などの糖を 160 ～ 200℃ で加熱すると，融解（ゆうかい）してねばりを生じるとともに褐色に変色する．これを糖の**カラメル化**という．スクロースやグルコースで反応しやすく，糖の種類により異なる甘い香りを生じる．

コンビニのおにぎりが硬くならないのは？

コンビニエンスストアで販売されているおにぎりやお弁当のご飯は，冷蔵保存によっても硬くなりにくい．これは，炊飯時に α-グルコシダーゼを添加していることが一因である．これにより，でん粉の一部が分解し，糖質を生じさせることででん粉分子の水和を安定させているのである．

カラメル化はアミノカルボニル反応とならんで代表的な非酵素的褐変反応である．**アミノカルボニル反応**は還元糖とアミノ基をもつ窒素化合物との間で生じるが，カラメル化は糖が単独で反応する．

3 脂質の変化

3.1 脂質の酸化劣化（酸敗，変敗）

脂質は水に溶けないため，炭水化物やたんぱく質のような微生物による劣化である腐敗はほとんど起こらない．しかし，空気中の酸素と反応し不快な匂いや味を引き起こし，場合によっては下痢など食中毒の原因となることもある．

このような，脂質の変化は**酸化**あるいは**酸敗**または**変敗**とよばれ，食品の加工・製造や保存における大きな問題の一つである．また，生体内における脂質の酸化がさまざまな疾患や老化と関連していると考えられており，脂質の酸化を防止するための食品成分や加工方法が注目されている．

(1) 脂質の自動酸化

自動酸化は，室温付近の温度で大気中に普遍的に存在している分子状酸素（**三重項酸素**）と脂質中の不飽和脂肪酸の間で起こる反応である．この反応は，いったん反応が進行すると，次々と連鎖的に反応が進行することから自動酸化とよばれており，脂質の酸化で理解しておくべきもっとも重要な酸化反応である．

自動酸化反応機構を**図6.5**に示した．反応は，不飽和脂肪酸と**フリーラジカル**との反応による脂質ラジカルの生成が引き金となる．不飽和脂肪酸の二重結合の隣のメチレン基から水素ラジカルが引き抜かれ，フリーラジカルに水素ラジカルを供与すると同時に，自身は**脂質ラジカル**となる（**図6.5①**）．生成した脂質ラジカルは隣接する二重結合と共鳴することにより，安定化される（**共鳴安定化**）．

とくに，活性メチレン基より生じたラジカルは，両側の二重結合が共鳴安定化に寄与するため，通常のラジカルより安定である．脂質の自動酸化は，飽和脂肪酸では起こらず，活性メチレン基の数が多いほど起こりやすい．たとえば，**活性メチレン基**をもたないオレイン酸の相対的な自動酸化速度を1としたとき，活性メチレン基が1個のリノール酸は10倍程度，2個のα-リノレン酸は20倍程度との報告がある．

脂質ラジカルは，次に同じラジカルの性質をもつ三重項酸素と反応し，**脂質ペルオキシラジカル**となり，さらに他の不飽和脂肪酸の活性メチレン基から水素ラジカルを引き抜き，自身は自動酸化反応における一次生成物である**脂質ヒドロペルオキシド**となる．一方，水素ラジカルを引き抜かれた不飽和脂肪酸は，新たな脂質ラジカルとなり，この反応を繰り返す．こ

ラジカル

電子が1個しか入っていない電子軌道（不対電子）をもった原子や分子のこと．
一つの電子軌道に電子が2個入るとその軌道は安定となる．ラジカルの状態は，非常に不安定で他のラジカルと共有結合を形成して安定化する．「付録1」も参照．
$R_1\cdot + R_2\cdot \rightarrow R_1:R_2$

共鳴安定化

分子中の電子が二重結合などを介して移動することにより電荷の偏りが小さくなり，安定化すること．下の反応では，左端の炭素上にあった不対電子（・）が，隣接する二重結合の移動とともに右端の炭素に移動し，不対電子の性質が，二つの炭素上に分散し，安定化している．これらは，極端な構造を表したもので，実際には，両方の性質を同時にもっている．

-ĊH-CH=CH-
⟷ -CH=CH-ĊH-

三重項酸素

空気中に普通に存在している酸素は，三重項酸素とよばれ，不対電子を二つもつビラジカルで，他のラジカルと反応しやすいことをしっかり頭に入れておこう．

活性メチレン基

第3章-4も参照．

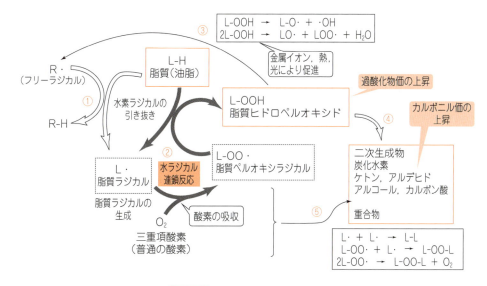

図6.5 脂質の自動酸化反応

① フリーラジカルにより脂質からの水素ラジカルの引き抜き（脂質ラジカルの生成，自動酸化の開始）
② 連続的な脂質ヒドロペルオキシドの生成（ラジカルの連鎖反応）
③ 脂質ヒドロペルオキシドの分解（フリーラジカルの生成，ラジカル連鎖反応の増幅）
④ 脂質ヒドロペルオキシドの分解・重合（二次生成物の生成）
⑤ ラジカルの濃度が高くなると，ラジカル同士が反応しラジカルが減少（停止反応，重合物の生成）

のため，いったん，この反応が起こると連鎖的に反応が繰り返される（**ラジカル連鎖反応**，図6.5②）．

　脂質ヒドロペルオキシドは，熱や光，金属イオンなどにより容易に分解し，各種のラジカルを与え，酸化反応の初期〜中期においては，未酸化脂質からの脂質ラジカル生成を促進するため，脂質ヒドロペルオキシドの生成量が急激に増大する（図6.5③）．しかし，生成するラジカルの量が増えると，ラジカル同士の反応が多くなり，重合物が生成し，ラジカル連鎖反応は停止する（図6.5⑤）．そのため，自動酸化が一定以上進むと，脂質ヒドロペルオキシドの生成量より分解量が上回り，その蓄積量は徐々に減少する（図6.5④）．

　過酸化物価は，脂質ヒドロペルオキシド量の指標となる値で，自動酸化の初期〜中期では急激に上昇するが，ピークに達した後減少に転じるため，過酸化物価のみで自動酸化の進行の度合いを判断することはできない．

　一方，脂質ヒドロペルオキシドの分解により生成するアルデヒドやケトンなどのカルボニル化合物の指標として**カルボニル価**がある．この値は，自動酸化の中期から徐々に上昇するため，過酸化物価と合わせて用いることにより自動酸化の進行の度合いを判断することができる．脂質ヒドロペルオキシドの分解により生成する低分子化合物は，不快臭（酸化臭，変敗臭）と強く関わっている．一方，ラジカル同士の結合により生成する重合物が増えると粘度の増加が起こる（図6.6）．

過酸化物価，カルボニル価
第3章-4も参照．

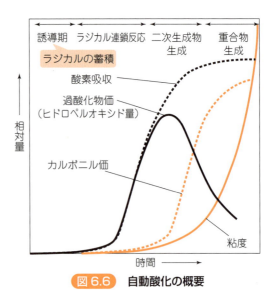

図6.6 自動酸化の概要

　自動酸化反応を抑えるには，一方の反応物である酸素の除去や，フリーラジカルへ水素ラジカルを供与しラジカルを安定化する，あるいはそれ自身がラジカルと反応して安定な化合物になる抗酸化剤の添加や，低温や遮光，金属イオンの捕捉など，脂質ヒドロペルオキシドの分解を促進する因子を取り除く方法などがある（表6.3）．

表6.3 油脂の自動酸化促進因子と防止法

脂質酸化促進因子	酸化防止法
酸素	脱酸素剤による酸素の除去 不活性ガス（窒素，二酸化炭素）による置換 空気の除去（真空包装）
光	暗所に保存 遮光（アルミ包装など光を通さない包装材の利用）
温度	低温状態に保つ（加工，保存，流通）
金属イオン ヘマチン化合物	金属イオン，ヘマチン化合物の除去 金属キレート剤による捕捉（不活性化）
ラジカル	ラジカル生成の抑制：放射線などの照射を避ける ラジカルの消去：抗酸化性化合物の利用 　抗酸化化合物の例：トコフェロール，β-カロテン，ポリフェノール類など

ヘマチン化合物
ヘモグロビンなどに含まれるポルフィリンの鉄錯体構造（ヘム）を含む有機化合物で，脂質酸化を促進する作用がある．ヘモグロビンはヘマチンとグロビンたんぱく質が結合したものである．

熱酸化
自動酸化と異なり，脂質ヒドロペルオキシドは蓄積しにくいことに注意しよう．

(2) 熱酸化

　油脂を高温で加熱した際の酸化反応の速度は，室温付近で起こる自動酸化に比べ非常に大きく，また，分解や重合反応など複雑な反応が起こるため生成物も多様となることから，自動酸化と区別し**熱酸化**とよばれる．
　熱酸化においても，油脂中の不飽和脂肪酸が空気中の酸素と反応して脂

質ヒドロペルオキシドが生成する過程は，自動酸化と同じである．しかし，酸化速度が著しく大きいことに加え，生成した脂質ヒドロペルオキシドの分解反応や脂質ラジカル同士の重合反応の速度も大きいため，脂質ヒドロペルオキシドはあまり蓄積せず，多様な生成物が生じる．熱酸化の進行による低分子量の揮発性分子の生成は，不快臭や発煙点・引火点低下の原因となる．また，揚げ物調理中に胸焼けを引き起こす成分として揮発性成分の**アクロレイン**が知られている．一方，重合物の生成は，油の粘度の上昇を引き起こす．アクロレインは加水分解の結果生じたグリセロールから生じる．

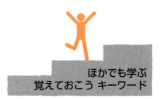

ほかでも学ぶ
覚えておこう キーワード

アクロレイン
➡食品衛生学

　油を用いた加熱調理では，深鍋を用いたフライ調理や少量の油を用いた炒め物などがある．深鍋を用いたフライ調理において，油表面では酸素と脂質による熱酸化反応が進行するが，底部では酸素がないためラジカル同士の反応による熱重合が主となる．加熱した油脂に揚げ種を入れると，揚げ種中の水分が蒸発し，気泡となり空気中へ飛散するが，一部は油脂の加水分解を引き起こし，遊離脂肪酸が生成するため，**酸価**が上昇する．このような熱酸化においては脂質ヒドロペルオキシドの分解速度が大きいため，過酸化物価は通常10以下と小さく，熱酸化劣化の指標としては適さず，酸価，カルボニル価，発煙，粘度，着色度（彩色度）などが熱酸化の劣化指標として用いられる．

　一方，炒め物調理においては，少量の油を用い高温で加熱するため，空気と油の接触面積が非常に大きく，脂質の酸化速度も非常に高くなるため，過酸化物価は100を超えることもあり，中毒の危険性があり注意が必要である．

(3) 光増感酸化（一重項酸素酸化）

　高い反応性をもった**一重項酸素**は自動酸化とは異なり，活性メチレン基の存在に関わらず直接脂肪酸の二重結合と反応し，過酸化脂質（脂質ヒドロペルオキシド）を生成する．

　一重項酸素が生成する過程の一つに，**光増感反応**がある．**光増感剤**の性質をもった化合物が光エネルギーを吸収し，高エネルギー状態になった後，そのエネルギーを空気中に存在する普通の酸素（三重項酸素）に受け渡すことにより反応性の高い一重項酸素が生成する．食品においては，クロロフィルの分解により生じた**フェオフォルバイト**が光増感剤として働き，これを含む食品を食べると**光過敏症**となることがあるため注意が必要である．β-カロテンには一重項酸素を消去する働きがある．光増感酸化の抑制法としては，光増感剤の除去や生成の抑制，遮光などがあげられる．

(4) 酵素による酸化

　生体内では脂質酸化を触媒する酵素（リポキシゲナーゼやシクロオキシゲナーゼ）の働きを利用し，イコサノイドなど生物活性をもった化合物が

三重項酸素と一重項酸素
三重項酸素は，ラジカルとは反応するが，脂質とは直接反応しない．一方，一重項酸素は直接脂質の二重結合と反応することに注意しよう．

フェオフォルバイト
図4.4（p.75）参照．

生合成される．また，植物の青臭さや豆臭さの成分の生成にも**リポキシゲナーゼ**が関与している．リポキシゲナーゼによる酸化の抑制には，加熱処理による酵素の失活のほか，抗酸化剤の使用やリポキシゲナーゼ欠損の農作物の利用などがある．

3.2 油焼け

脂質含量の高い魚の加工・保存中に起こる褐変現象を**油焼け**とよぶ．これは脂質の酸化・分解により生成したカルボニル化合物とアミン類による非酵素的褐変反応による．魚の冷凍などで油焼け（冷凍焼け）を防ぐために，表面を氷で覆う**グレーズ処理**が行われる．

3.3 トランス脂肪酸の生成

トランス型二重結合を有する不飽和脂肪酸を**トランス脂肪酸**とよぶ．コーデックス委員会栄養表示に関するガイドラインCAC/GL2においては，「少なくとも一つ以上のメチレン基で隔てられたトランス型の非共役炭素 – 炭素二重結合をもつ，一価不飽和脂肪酸および多価不飽和脂肪酸のすべての幾何異性体」と定義されており，トランス型二重結合を含んでいても共役二重結合をもつ脂肪酸は含まれない（図6.7）．

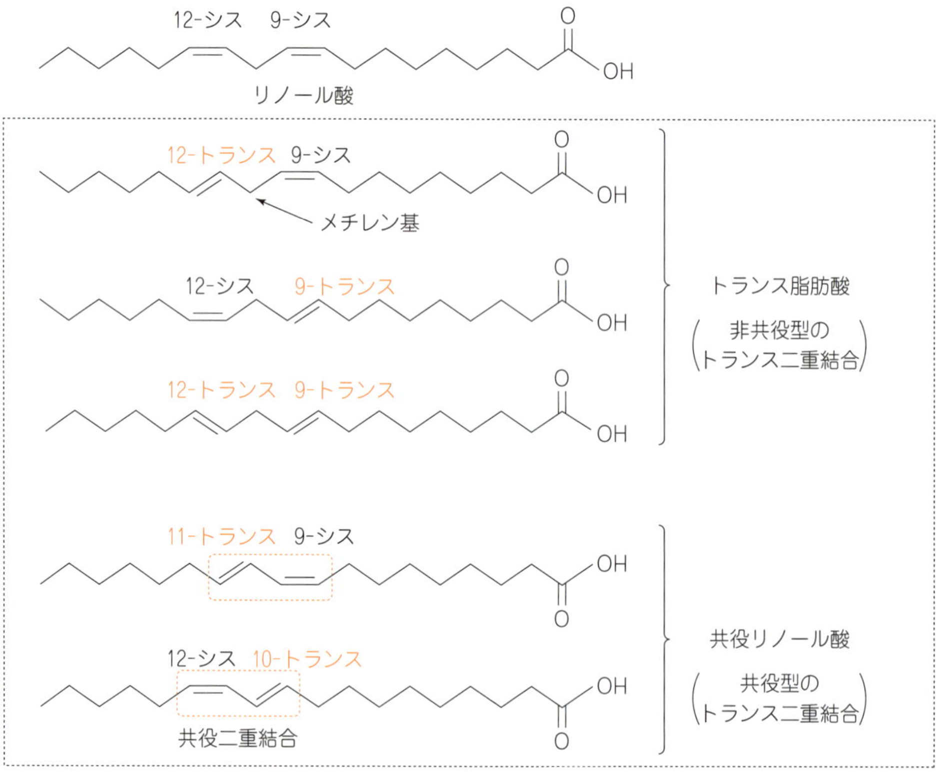

トランス脂肪酸の定義
コーデックス委員会の定義ではトランス型二重結合をもっていても，共役二重となっている場合はトランス脂肪酸ではないことに注意しよう．ちなみに，共役二重結合とは，-CH=CH-CH=CH- のように，二つの二重結合が一つの単結合で隔てられた二重結合であることも一緒に覚えておこう．

トランス脂肪酸の表示
食品中のトランス脂肪酸の表示については，義務化されている国や地域があるが，日本では，現在のところ表示義務はない点に注意しよう．

図6.7　リノール酸とそのトランス型異性体の例

トランス脂肪酸は，血中LDLコレステロールの上昇とHDLコレステロールの低下を起こすことから冠動脈疾患の危険因子であるとの報告があり，トランス脂肪酸の摂取量については，摂取エネルギー比1%以下（1日あたり2g以下）あるいはできるだけ少なくすることが推奨されている．このため，欧米をはじめとした一部の国や地域では，食品への表示の義務化など規制の対象となっている．平均的な日本人の摂取量は推奨値を下回っているとされているが，欧米化した食事スタイルやスナック菓子中心の食生活を送っている人などでは，注意が必要となっている．

トランス脂肪酸は，植物油などの不飽和脂肪酸に対する水素添加の過程で生成する．水素添加は不飽和脂肪酸の二重結合に水素を付加し飽和化する反応で，これにより油脂の融点を調整するともに酸化劣化に対する安定性を向上させることができる．水素添加により製造された油脂を**硬化油**とよぶ．硬化油は，からっとした食感や酸化安定性が高く劣化しにくいことから，揚げ油として用いられるほか，マーガリン，ファットスプレッド，ショートニングなどの原料として利用され，これらを用いてつくられる揚げ物や焼き菓子，ケーキ，パン，ドーナッツなどにもトランス脂肪酸が含まれる．

硬化油の製造過程のほかにも，油脂を高温で処理した場合にシス-トランス異性化が起こるため，植物油などの精製における**脱臭**の過程や油を高温で加熱する調理過程においてもトランス脂肪酸が生成する．

トランス脂肪酸は，食品加工・製造工程だけでなく，ウシやヤギなどの反芻（はんすう）動物では，胃の中に存在する微生物（ルーメン細菌）がトランス脂肪酸をつくるため，反芻動物の肉や乳およびそれを用いてつくられた乳製品などにもトランス脂肪酸が含まれている．ウシなどの反芻動物の肉や乳中に含まれているトランス脂肪酸は，生体内で共役不飽和脂肪酸に代謝される．その一つの共役リノール酸（CLA）は，制がん，体脂肪低減，抗動脈硬化，免疫機能改善など多様な生理作用が報告され，体脂肪低減サプリメントとしても利用されている．しかし，トランス脂肪酸としての作用は人工的に生成したものと同等で，冠動脈疾患のリスクを高めるとの報告もあり，その摂取については議論が分かれている．

国家試験ワンポイントアドバイス

トランス脂肪酸に関する問題が出題されることがある．海外と日本で規制が異なることを理解しよう．

LDL（低比重リポたんぱく質）とHDL（高比重リポたんぱく質）

善玉コレステロールはHDLコレステロールのことで，エステルを形成していない（遊離型）コレステロールが主であることも，一緒に覚えておこう．

水素添加反応（硬化，飽和化）

-CH=CH- ＋ H_2 → -CH_2CH_2-

4 褐変（酵素的褐変，非酵素的褐変）

食品の貯蔵中あるいは調理加工中の成分間反応で，全体的に黒ずんだり褐色となることがある．これらの変化を**褐変**という．褐変は，その発色の機構から酵素的褐変と非酵素的褐変の二つに分けられる．

4.1 酵素的褐変

野菜や果物の皮を剥いて放置しておくと，皮を剥くことによる細胞の破壊により，細胞中に存在する**ポリフェノール類**が酸素の存在下，**ポリフェノールオキシダーゼ**の作用により着色物質に変化する．この酵素的褐変に関与するポリフェノール類はりんご，バナナ，ごぼう，なす，さつまいも，やまのいも，コーヒー，紅茶などに含まれるチロシン，クロロゲン酸，カテキン類，カテコール，没食子酸などである．また，この褐変に関与するポリフェノールオキシダーゼとしては，カテコールオキシダーゼ，ラッカーゼ，チロシナーゼなどが知られている（図6.8）．

ポリフェノールオキシダーゼは銅や鉄により活性化され，食塩や塩化カルシウムなどにより阻害される．また，酢酸などの酸の添加によってpHを低下させ，ポリフェノールオキシダーゼの反応速度を低下させることも有効である．皮を剥いたりんごなどを塩水や酢水に入れておくと変色しないのは，このためである．酵素的褐変は生鮮食品の加工・調理・保存上大きな問題である．そのため，加熱による酵素の不活性化（**ブランチング**）や，アスコルビン酸などの還元剤，亜硫酸塩や食塩などの酵素阻害剤の添加が行われている．

酵素的褐変を積極的に取り入れている食品は紅茶である．紅茶特有の赤色色素は，カテキン類の酸化生成物であるテアフラビンとその重合物である（図6.9）．

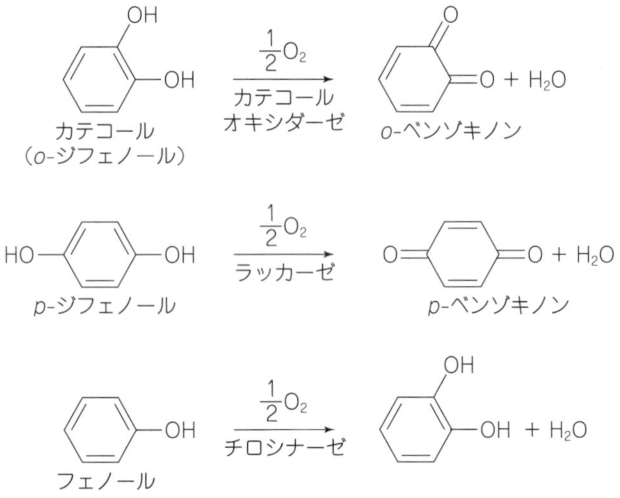

ポリフェノールオキシダーゼ
カテコールオキシダーゼ，ラッカーゼ，チロシナーゼの総称として用いられることが多い．

ブランチング
冷凍野菜をつくるときに施す，蒸す，ゆでるなどの加熱処理．

図6.8 ポリフェノールオキシダーゼの作用

4.2 非酵素的褐変

酵素が関与しない褐変反応は非酵素的褐変といい，非酵素的褐変にはアミノカルボニル反応（メイラード反応），カラメル化反応などがある．また，アミノカルボニル反応の過程で生じるストレッカー分解やカラメル化反応

国家試験ワンポイントアドバイス

1912年L. C. Maillardがこの反応を発見したことから，メイラード反応（マイヤー反応）ともよばれている．国家試験では「アミノカルボニル反応」が用いられている．アミノカルボニル反応の反応過程，生成物，反応条件など多岐に渡り最頻出である．

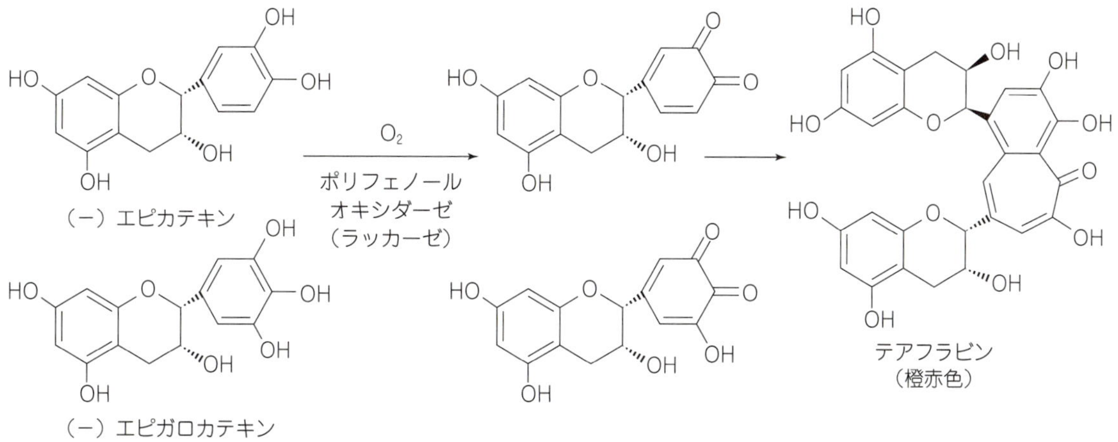

4 褐変（酵素的褐変，非酵素的褐変）

図6.9 紅茶色素成分の生成

は食品の香気成分の生成反応としても重要である．

(1) アミノカルボニル反応

アミノカルボニル反応は，食品中のアミノ基をもつアミノ化合物（アミノ酸，ペプチド，たんぱく質，アミン類，アンモニアなど）と，カルボニル基をもつカルボニル化合物（還元糖，アルデヒド，ケトン，レダクトンなど）との間に起こる反応である．この反応は三段階（初期段階，中期段階，終期段階）の反応からなり，最終生成物として褐色色素**メラノイジン**（melanoidin）が生成される．メラノイジンは香気や抗酸化性も示す．また，メラノイジンは，しょうゆの製造工程の加熱処理による色付けにも関与している．

一方，アミノカルボニル反応が食品の価値を低下させる場合もある．アミノカルボニル反応はたんぱく質の栄養価の低下を引き起こす．リシンのε-アミノ基がアミノカルボニル反応で利用されると，非有効性リシンとなるためである．アスパラギンと還元糖は加熱によりアミノカルボニル反応を引き起こし，アクリルアミドを生成する．このアクリルアミドは毒性および発がん性をもつ．

① アミノカルボニル反応経路

アミノカルボニル反応の反応経路を図6.10に示した．

初期段階：アミノ化合物のアミノ基とカルボニル化合物のカルボニル基との間に起こる脱水縮合により，シッフ塩基が生成される．そして，シッフ塩基の二重結合が転位（**アマドリ転位**）し，アミノレダクトンとアミノケトンを生じる．これら生成物を**アマドリ転位生成物**という．

中期段階：アマドリ転位生成物から酸化，脱水，脱アミノ反応により，オソン，3-デオキシオソン，エンジオールなどが生成される．また，3-デオキシオソンからはジエンジオールを経てフルフラールが，エンジオールからはジケトンを経てケトエンジオールが生成される．

ε-アミノ基
リシンのカルボキシ基が結合している炭素から数えて5番目の炭素に結合しているアミノ基を，ε-アミノ基という．

非有効性リシン
リシンは，ペプチド結合していないε-アミノ基が他の物質と反応しやすく，栄養的に利用できなくなる．

第6章 食品成分の相互作用

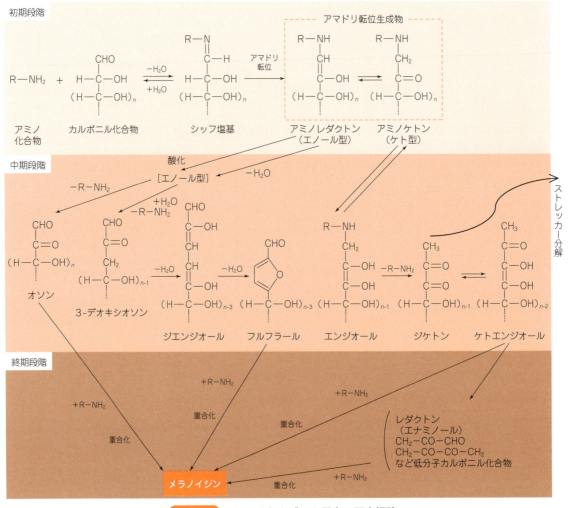

図 6.10 アミノカルボニル反応の反応経路

参考：池田清和，柴田克己 編，『食べ物と健康1 第3版』〈エキスパート管理栄養士養成シリーズ〉，化学同人（2016），p.151.

終期段階：オソンやフルフラールなどの反応性の高い化合物が，アミノ化合物と縮合および重合することにより褐色物質のメラノイジンが生成される．

② ストレッカー分解

アミノカルボニル反応の過程で生成した中間体のα-ジカルボニル化合物と遊離のα-アミノ酸が高温で反応し，脱水，脱炭酸反応でアミノレダクトンやアルデヒドを生じる副反応を**ストレッカー分解**という．アミノレダクトンやアルデヒドは食欲をそそる加熱香気成分である．また，アミノレダクトンはさらに縮合・環化してピラジン化合物に変化し，焙煎香気成分となる．生成する香気は，反応するアミノ酸の種類によって異なる（図6.11）．

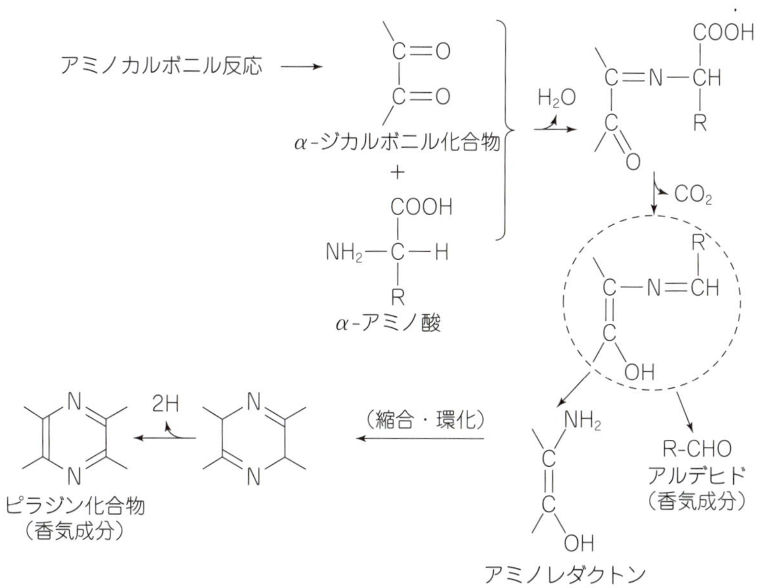

図6.11 ストレッカー分解による香気成分の生成

③ アミノカルボニル反応の反応条件

アミノカルボニル反応に関与するアミノ化合物にはアミノ酸が強く関与し，カルボニル化合物には還元糖が強く関与する．還元性のないショ糖や糖アルコールは関与しない．その他，アミノカルボニル反応の反応因子には温度，水分，pH，無機イオンなどがあげられる．

温度：温度が高い方が反応は進みやすい．一方，10℃以下にすると反応を抑えることができる．

水分：水分含量10〜40％，水分活性0.65〜0.85の中間水分食品でもっとも反応が進みやすい．水溶液中であっても反応は進む．水分活性を0.4以下にすると反応を抑えることができる．

pH：アルカリ性側では反応が進み，酸性側では反応が起こりにくいため，pH 5以下に制御すると反応を防止することができる．

無機イオン：鉄イオン，銅イオンはレダクトン類の酸化を触媒するため褐変を促進する．亜硫酸塩はカルボニル化合物に結合して褐変を抑制するため，褐変防止剤として利用されている．

(2) カラメル化反応

グルコース，スクロースなどの水溶液を融点以上の160〜200℃に加熱していくと暗褐色に着色し，香気性と甘味および苦味のある粘稠な褐色物質カラメルが生成する．食品を高温で加熱した際，糖類が単独で引き起こすこの反応を**カラメル化反応**という．

カラメルは着色料として製造され，しょうゆ，ソース，洋酒，清涼飲料水などの着色とフレーバー付与に用いられている．

水分活性
第3章-1も参照．

砂糖の色
砂糖は原料，精製の程度，結晶の大きさなどにより分類されている．砂糖の主成分はスクロース（ショ糖）で，サトウキビやテンサイの搾汁を濃縮・結晶化して得られる粗糖から精製される．
黒糖などの含みつ糖は砂糖の結晶と糖みつが混在した精製度の低い砂糖だが，灰分，カルシウム，ビタミンなどを含んでいる．分みつ糖は砂糖の結晶と糖みつを完全に分離した精製度の高い砂糖である．分みつ糖の一つに三温糖があり，製造中の加熱でカラメル化反応が起こり，黄褐色に着色する．

5 | 酵素による成分変化

国家試験ワンポイントアドバイス
食品の加工とそれに関する酵素の組み合わせが頻出である．

さまざまな酵素が食品に関係している．食品への利用例を**表6.4**に示す．酵素の働きにより食品の品質が左右され，劣化する場合は変質・変敗，好ましい変化は発酵・熟成などとよばれる．

5.1 食品にとって好ましくない酵素反応

酵素による食品成分の変化の代表例は前述（「4.1 酵素的褐変」参照）したように，褐色色素を生成する褐変反応である．褐変反応は食品の品質を低下させるため，多くの食品において① 加熱処理による酵素の不活性化（**ブランチング**），② 酵素阻害剤の添加，③ pHの調整などの処置を施している．その一例として，①では冷凍野菜の加工において，生野菜をブランチングさせ，野菜の内在酵素を失活させた後に冷凍している．②では食塩や亜硫酸塩を使用し，酵素反応を抑制している．

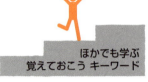

ほかでも学ぶ 覚えておこう キーワード

ブランチング
➡食品加工学

国家試験ワンポイントアドバイス
食品の保存に関する問題は頻出である．

5.2 食品加工と酵素利用の関係

酵素は多くの食品の加工に利用されている．食品への酵素のおもな利用例としては，以下のものがある．

(1) 茶の発酵

茶においては微生物を使用せず，茶葉中の酵素を作用させて酸化させることを**発酵**とよぶ．紅茶の製造工程で，発酵により特有の色と香りがつくられ，抽出液は鮮やかな紅赤色を呈するようになる．茶葉に含まれるカテキン（エピカテキン，エピガロカテキン）は発酵時，茶葉に含まれる**ポリフェノールオキシダーゼ**により酸化され，橙赤色のテアフラビンを生成する（図6.9参照）．

(2) わさび，からしの辛味発現

わさびやからしには**シニグリン**やシナルビンが含まれている．わさびは

表6.4 食品における酵素の利用例

酵素	基質	生成物	備考
アリイナーゼ	アリイン	アリルスルフェン酸 最終生成物：アリシン	にんにく，ねぎの香気成分
インベルターゼ	スクロース	グルコース，フルクトース	転化糖
キモシン（レンネット）	κ-カゼイン	カード	チーズの製造
グルコースイソメラーゼ	グルコース	グルコース，フルクトース	異性化糖
ナリンギナーゼ	ナリンギン	ナリンゲニン，糖	柑橘類苦味成分の分解
ヘスペリジナーゼ	ヘスペリジン	ヘスペレチン，糖	みかん缶詰の白濁原因物質の除去
ミロシナーゼ	シニグリン	アリルイソチオシアネート	わさび，からし，だいこんの辛味物質
ラクターゼ	ラクトース	ガラクトース，グルコース	乳糖不耐症用牛乳

5 酵素による成分変化

わさび CH₂=CH-CH₂-C(S-C₆H₁₁O₅)(N-OSO₃K) →ミロシナーゼ→ CH₂=CHCH₂-N=C=S

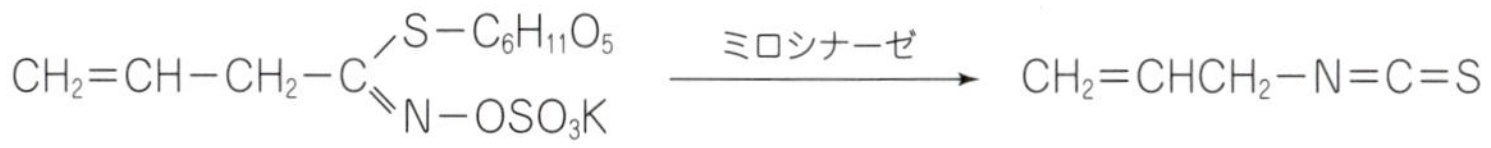

シニグリン　　　　　　　　　　　　アリルイソチオシアネート

からし HO-〈環〉-CH₂C(S-C₆H₁₁O₅)(N-OSO₃K) →ミロシナーゼ→ HO-〈環〉-CH₂-N=C=S

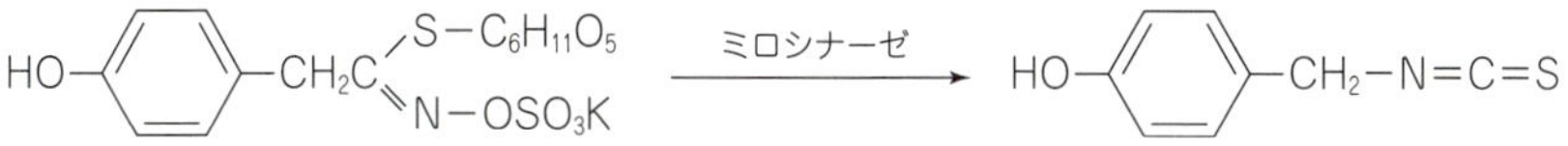

シナルピン　　　　　　　　　　　　p-ヒドロキシベンジルイソチオシアネート

図 6.12 辛味成分の生成

すりおろすと組織が破壊され，シニグリンが**ミロシナーゼ**により加水分解され，辛味成分の**アリルイソチオシアネート**が生成される．また，からしは練るときに温水を用いると，ミロシナーゼが活性化され，辛味成分のp-ヒドロキシベンジルイソチオシアネートを生成する（図 6.12）．

(3) にんにくの香り

にんにく，ねぎなどは匂い物質の一種である含硫化合物をもつ．このうち，にんにくは磨り潰して細胞を破壊すると独特の強い匂いを発する．これは**アリイン**が**アリイナーゼ**によって分解されてアリルスルフェン酸となり，さらに縮合してアリシンを生成するためである．

(4) 肉の熟成と呈味成分の生成

動物は屠殺されると組織への酸素の供給が停止されるので，嫌気的な解糖系の反応が進行する．その結果，ATPの供給が抑制されるためATPレベルが下がり，乳酸が生成し，pHが低下するとともに死後硬直を起こす．畜肉類が死後硬直を起こすと筋肉は硬くなり，保水性に乏しくなるため，食用には向かない．魚類の死後硬直が始まる時間は畜肉類に比べて早く，その持続時間は短い．

その後，低pH領域で活性のあるプロテアーゼ（カテプシンやカルパイン）が作用して筋肉が軟化（解硬）し，アミノ酸やペプチドが遊離してくる．その結果，肉が軟らかくなり，風味が向上する．また残存しているATPにATPアーゼが働き，ADPを経てAMPが生産される．このAMPにAMPデアミナーゼが働き**IMP**（**イノシン酸**）を生み出す．IMPはうま味成分として機能する．

その後，IMPはヌクレオチダーゼによって脱リン酸化されてイノシンとなり，さらにヌクレオシダーゼによりヒポキサンチンとなる．

動物のうち，いか，たこ，貝類はAMPデアミナーゼをもっていないため，IMPをつくることができない．これらの動物の場合，ヌクレオチダーゼがAMPに働きかけアデノシンとなり，さらにアデノシンデアミナーゼによりイノシンが生成される（図 6.13）．

また，魚介類の鮮度判定はATPの分解から生じる関連化合物の割合を

K値
K値は，ATP関連の全化合物に対するイノシンとヒポキサンチンの割合で表される．

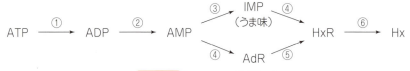

図6.13　ATPの分解経路

ATP：アデノシン三リン酸，ADP：アデノシン二リン酸，AMP：アデノシン一リン酸（アデニル酸），AdR：アデノシン，IMP：イノシン一リン酸（イノシン酸），HxR：イノシン，Hx：ヒポキサンチン．①ATPアーゼ，②ミオキシナーゼ，③AMPデアミナーゼ，④ヌクレオチダーゼ，⑤アデノシンデアミナーゼ，⑥ヌクレオシダーゼ．

用いた**K値**で表される．

$$K 値(\%) = \frac{イノシン + ヒポキサンチン}{ATP + ADP + AMP + IMP + イノシン + ヒポキサンチン} \times 100$$

(5) ナチュラルチーズ製造への利用

仔牛の第4胃から抽出される**レンネット**は凝乳酵素とよばれ，主成分はたんぱく質分解酵素の**キモシン**である．

ナチュラルチーズを製造する際の原料乳であるたんぱく質の主成分は，カゼインである．カゼインにはα_s-，β-，およびκ-カゼインがある．これらのカゼインはリン酸基を含んでおり会合しやすい．また，カルシウムとリン酸がカゼインのホスホセリン残基に結合して，安定な複合体を形成し，乳中ではコロイド分散している（カゼインミセル）．κ-カゼインがキモシンにより分解されると，カゼインミセルが不安定になり，カゼインミセル同士が凝集したカードを形成する．ナチュラルチーズはこのカードをそのまま発酵・熟成させたり，さまざまな微生物やカビなどを植え付けて熟成させてつくられている．

(6) 糖の製造

でん粉をアミラーゼなどの酵素または酸により加水分解して得られた糖液（主成分はグルコース）を**グルコースイソメラーゼ**，またはアルカリにより異性化したものを異性化液糖という．異性化液糖の主成分はぶどう糖と果糖である．果糖の含有率が50％未満のものをぶどう糖果糖液糖，50％以上90％未満を果糖ぶどう糖液糖，90％以上のものを高果糖液糖という．異性化液糖は，しょ糖に匹敵する甘味をもつ安価な甘味料として清涼飲料水などに利用されている．

しょ糖を**インベルターゼ**（invertase）や希酸で加水分解すると，D-グルコースとD-フルクトースが1：1で生成する．しょ糖溶液の旋光性は右旋性（+66.5°）であるが，酵素などを作用させると加水分解の進行に従って左旋性（−20°）となる．この加水分解は右旋性から左旋性への逆転を

国家試験ワンポイントアドバイス

異性化液糖の製造と転化糖の製造で用いる酵素を混同しがちなので，正確に覚えておこう．

甘酒

米を原料とした日本独特の甘味飲料で，白米と米麹と温湯でつくられる．米を麹のアミラーゼで分解し，生成したでん粉をデキストリン，麦芽糖，ぶどう糖などに分解して甘味を生じさせる．上質の甘酒では，でん粉がほとんどなくなり，デキストリン以下の糖分にまで分解する．

味は甘味が強く，乳酸発酵も同時に進んでいるため，やや酸味がある．また，麹菌は発酵する際，多種のアミノ酸，葉酸，ビタミンを生成するため，すぐれた飲み物といえる．江戸時代では，甘酒は幼児や病人が夏超えできない暑さの中で求める最高の飲料だった．

国家試験ワンポイントアドバイス

発酵食品に関する出題が多い．発酵食品とその生産に関わる微生物，酵素についてまとめておこう．

伴うため転化といわれ，その生成物は**転化糖**とよばれている．転化糖は同量のしょ糖よりも甘味が強い．上白糖は結晶が小さく結晶粒子がくっつきやすいため，しょ糖に転化糖を混合し，きめが細かくしっとりしたものに加工されている．また，転化糖ははちみつの主成分としても知られている．

(7) しょうゆ，みその製造

しょうゆの製造では，蒸した大豆と焙煎(ばいせん)した小麦を混ぜ，麹菌(こうじきん)を作用させて麹とし，食塩水を加えて発酵と熟成をさせる．麹菌のプロテアーゼやアミラーゼにより呈味性(ていみせい)ペプチド，アミノ酸や糖が生成し，熟成中に乳酸菌による乳酸発酵，酵母によるアルコール発酵が加わり，味・風味・香りの良い調味料となる．

みその製造では，米あるいは麦を麹とし，同様の酵素分解と発酵過程を経て，香りと風味の良い食品としている．

復習問題を解いてみよう
https://www.kagakudojin.co.jp

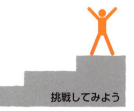

挑戦してみよう

第7章

食品表示の規格：
健康や栄養に関する食品表示

この章で学ぶポイント

★栄養士・管理栄養士は献立をつくったり，食事の栄養価を計算するときにそれぞれの食品とその成分値を調べたり，摂取量が適正か評価する．このような数値や情報などの食品表示については，一定の基準とルールの下で実施されている．

★新たに施行された「食品表示制度」について学び，日本食品標準成分表2020年版（八訂）および日本人の食事摂取基準（2025年版）との関連を正しく理解しよう．

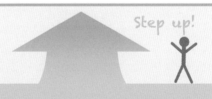

◆ 学ぶ前に復習しておこう ◆

五大栄養素
たんぱく質，脂質，炭水化物からなる三大栄養素，ビタミンとミネラル（灰分）を加えた栄養士のこと．

食品の機能性
食品の三つの機能として，栄養面の一次機能，嗜好面の二次機能，生体調節面の三次機能がある．

第7章 食品表示の規格：健康や栄養に関する食品表示

1 新しく施行された「食品表示制度」

食品表示
栄養成分表示と品質表示からなる．品質表示には，食品の品質に関係する原料，添加物，遺伝子組換え，アレルゲンなどに関する事項が含まれる．

国家試験ワンポイントアドバイス
食品表示法が新しく施行されたことから，変更点を問う問題が出題される可能性がある．

アレルゲン
アレルギーを引き起こす成分をアレルゲンとよぶ．

「特定加工食品」表記の廃止
一般的に，特定原材料などにより製造されていることが知られているため，それらを表記しなくても原材料として特定原材料などが含まれていることが理解できる表記のことである．「特定加工食品」での表記は廃止され，含まれるアレルゲンが代替表記以外では必ず表示されるようになった．

特定原材料に準ずるもの
アーモンド，あわび，いか，いくら，オレンジ，カシューナッツ，キウイフルーツ，牛肉，ごま，さけ，さば，大豆，鶏肉，バナナ，豚肉，まつたけ，もも，やまいも，りんご，ゼラチン．

食品の表示は，消費者がいろいろな食品を購入する際，その内容を正しく理解し，安全性や品質などを知る上で重要な情報になっている．もし，食品を原因とする事故が生じた場合，その原因の究明や，製品回収などの行政措置を迅速に，的確に行うための手掛かりにもなる．このように食品表示は大変重要であることから，さまざまな法律で細かく規制されてきた（図 7.1）．

一般的なルールを定めているおもな法律には，食品衛生法，JAS法，健康増進法がある．しかし一つの食品に対して別々にルールを定めていたことで，制度が複雑でわかりにくいものになっていた．そこで2009年（平成 21）9月1日から食品表示行政がすべて消費者庁に移管され，2015年（平成 27）4月1日より新たに**食品表示法**として食品の表示部分が一元化され，2020年（令和 2）4月1日より完全施行されることとなった．旧表示法から変わった新しい食品表示法の特徴は以下の三つである．

1.1 アレルギー表示のルール改善

アレルギーを起こしやすい食品や重篤（じゅうとく）な症状を生じやすい特定原材料，すなわち，えび，かに，小麦，卵，そば，落花生（ピーナッツ），乳，くるみの8品目は義務表示，特定原材料に準じる20品目は表示を奨励している．食品表示法施行に伴い個別表示が原則になり，原材料や添加物名の直後にそれぞれ含まれているアレルギー物質を表示することとなった．一括表示は例外的に可能とされ，一括表示欄にすべて表示することになった．

一括表示の場合，「**一部に，（アレルゲン；例，卵，乳）を含む**」という

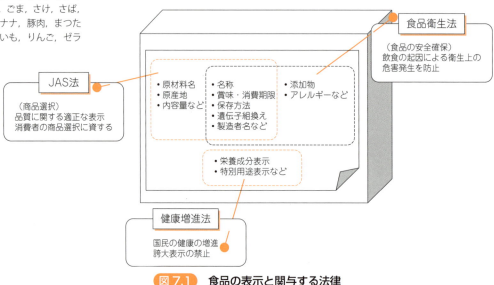

図7.1　食品の表示と関与する法律

1 新しく施行された「食品表示制度」

表記に統一した．旧法の一括表示は「原材料の一部に，（アレルゲン；例，卵，乳）を含む」となっていたので，2020年までの移行期間の間，新法か旧法のどちらに従った表示なのかが見分けることができるようになっている．

また，特定加工食品は廃止された．たとえば卵の特定加工食品にマヨネーズがあるが，このような食品でも今後アレルギー表示が必要となる．アイスクリーム，バターは乳等省令の関係で，代替表記して残った．

ただし，表記方法や言葉が違うもののアレルゲンを含む食品として理解できる**代替表記**については残されている．たとえば小麦では「こむぎ」「コムギ」，落花生では「ピーナッツ」といった表記である．乳の場合，乳等省令の乳および乳製品の種類別名称が代替表記として認められている．たとえば「牛乳」「バター」「チーズ」「アイスクリーム類」などである．

1.2 加工食品の栄養成分表示の義務化

食品関連事業者は，原則としてすべての消費者向けの加工食品および添加物に次の栄養成分表示が義務化されることになった．

義務表示：エネルギー，たんぱく質，脂質，炭水化物，ナトリウム（食塩相当量で表示）

任意表示（推奨）：飽和脂肪酸，食物繊維

任意表示（その他）：糖類，糖質，コレステロール，ビタミン・ミネラル類

また，栄養成分表示を省略できる対象食品については，表7.1にまとめた．

表7.1 栄養成分表示の省略可能な対象食品

- 容器包装の表示面積がおおむね 30cm² 以下である食品
- 酒類
- 栄養の供給源としての寄与の程度が小さい食品
- 極短期間で原材料（その配合割合も含む）が変更される食品
- 小規模事業者＊が販売するもの

＊小規模事業者とは，消費税法第9条第1項に規定する小規模事業者（課税期間の基準期間における課税売上高が1,000万円以下の事業者）または中小企業基本法第2条第5項に規定する小規模企業者（おおむね常時使用する従業員の数が20人以下［商業またはサービス業に属する事業を主たる事業として営む者については5人以下］の事業者）をいう．

1.3 新たな機能性表示制度の創設

健康の維持および増進に役立つという目的が期待できる食品の機能性を表示できる，**機能性表示食品**の制度が始まった．特定保健用食品（いわゆるトクホ）と異なり，消費者庁長官の個別の許可を受けたものではなく，安全性や機能性についての一定の科学的根拠など，必要な事項を消費者庁長官に届け出て受理されれば，事業者の責任において機能性を表示して販売できるものとなっている．

国家試験ワンポイントアドバイス

食塩を添加していない食品の場合は，ナトリウム，○○mg（食塩相当量，○○×2.54／1000 g）という表示が可能．なお，食塩相当量には，グルタミン酸ナトリウムやポリリン酸ナトリウム等の食品添加物由来ナトリウムも含まれることに注意しよう．
炭水化物の細目として食物繊維や糖質を表示する場合は，食物繊維と糖質のどちらか一方だけ表示することはできない．糖質（細目として糖類の表示は可能）と食物繊維は必ずセットで表示する．

乳等省令

乳および乳製品の規格を定めている．この法律により，バター，アイスクリームには必ず乳由来のアレルゲンが含まれていることが示されている．ただし，消費者庁はアレルギー患者などの誤認を防ぐため，これらの食品にも「乳成分を含む」という表示をすることを推奨している．

義務化された栄養成分表示

p.150 も参照．

栄養成分表示

栄養成分の記載順序と単位についても決められている．

機能性表示食品

国の許可を受けたものではないことに注意．

このように新たに制度化された食品表示法では，日本食品標準成分表や食事摂取基準が根拠になっているため，まずはこれらをしっかり理解していくことが重要である．

2 日本食品標準成分表と日本人の食事摂取基準

2.1 日本食品標準成分表の目的と性格

栄養士や管理栄養士が食事の献立を立てたり，食事の栄養価を計算したりするときに食品中の栄養素やエネルギーがどの程度含まれているか知る必要がある．日本食品標準成分表はそれをまとめたものであって，改定が繰り返され2020年から**日本食品標準成分表2020年版（八訂）**が使用されている．役割としては，① 学校給食・病院給食などの給食管理，② 食事制限，治療食などの栄養指導，③ 一般家庭での活用，④ 教育分野，研究分野での利用，⑤ 厚生労働省の食事摂取基準作成のための基礎資料および国民健康・栄養調査での評価のための統計調査，⑥ 農林水産省の食糧需給表の作成，食料自給率目標の設定，各種食品の規格基準の設定，などである．5年間の移行期間を経て2020年（令和2）4月から義務化されている加工食品の栄養成分表示にも使用されている．

健康増進法
2002年（平成14）法律第103号．国民の健康の増進の総合的な推進に関する基本的事項を定め，健康増進を図るための措置を講じ，国民保健の向上を図ることを目的とした法律．

2.2 日本人の食事摂取基準の目的と性格

一方，**日本人の食事摂取基準2025年版**は，健康増進法第30条の2に基づいて国民の健康の保持・増進を図る上で摂取することが望ましいとされるエネルギーや栄養素の量の基準を示したもので，厚生労働大臣が定めるとされている．健康の保持・増進，生活習慣病の発症予防と重症化予防，高齢者の低栄養やフレイル予防を目的に策定されている．つまり，ある食品を摂った場合，エネルギーや栄養素がどれだけ含まれているか（日本食品標準成分表），その摂取量は適正なのか（食事摂取基準）を判断することができる．

2.3 日本食品標準成分表2020年版（八訂）

日本食品標準成分表の初版は，1950年（昭和25）に経済安定本部国民食糧および栄養対策審議会によって作成された．以降，数回の改定が行われ2010年（平成22）12月に公表した日本食品標準成分表2010でヨウ素，セレン，クロム，モリブデンおよびビオチンの成分値を，食品成分表2015年版（七訂）追補2016年でナイアシン当量の計算値を収載し，食事摂取基準との整合性をはかった（**表7.2**）．さらに，国際連合食糧農業機関（FAO）が2003年に公表した技術ワークショップ報告書の推奨する方式に基づき，トリアシルグリセロール当量で表した脂質（脂肪酸成分表編）

2 日本食品標準成分表と日本人の食事摂取基準

表7.2　食品成分表の沿革

名称	公表年	食品数	成分項目数
日本食品標準成分表	1950年（昭和25）	538	14
改訂日本食品標準成分表	1954年（昭和29）	695	15
三訂日本食品標準成分表	1963年（昭和38）	878	19
四訂日本食品標準成分表	1982年（昭和57）	1621	19
五訂日本食品標準成分表－新規食品編	1997年（平成9）	213	36
五訂日本食品標準成分表	2000年（平成12）	1882	36
五訂増補日本食品標準成分表	2005年（平成17）	1878	43
日本食品標準成分表2010	2010年（平成22）	1878	50
日本食品標準成分表2015年版（七訂）	2015年（平成27）	2191	52
同　追補2016年	2016年（平成28）	2222	53
同　追補2017年	2017年（平成29）	2236	53
同　追補2018年	2018年（平成30）	2294	54
同　データ更新2019年	2019年（令和元）	2375	54
日本食品標準成分表2020年版（八訂）	2020年（令和2）	2478	54

を五訂増補日本食品成分表公表時に，アミノ酸組成によるたんぱく質（アミノ酸成分表編）を食品成分表2010年版の公表時に，利用可能炭水化物，糖アルコール及び有機酸（炭水化物表編）を食品成分表2015年版（七訂）公表時に追加し，ブラッシュアップしてきた（表7.2）．これを受け，食品成分表2020年版（八訂）では後述のようにエネルギー値の算出方法をFAO推奨法と整合性が取れるように変更した．

　食品成分表2020年版（八訂）では，これまで「調理加工食品類」としていた食品群を「調理済み流通食品類」に名称変更した．収載食品数は2,478食品（表7.3）で，各食品には検索を容易にするための索引番号（通し番号）が付与されている．

2.4　食品成分の収載項目：算出と定量
(1) 廃棄率と可食部
　廃棄率は，原則として通常の食習慣において廃棄される部分を食品全体あるいは購入形態の重量の割合（%）で示したものである．各成分値は，可食部100gあたりの数値で表される．

(2) エネルギー
　たんぱく質量をアミノ酸組成から算出したアミノ酸組成表編，脂質量をトリアシルグリセロール当量として算出した脂肪酸成分表編，利用可能な炭水化物，有機酸，糖アルコール含量を収載した炭水化物成分表編というFAOが推奨する三大栄養素の成分表編が出そろったことから，**日本食品標準成分表2020年版（八訂）**では，これらの成分値にアルコール（エタノール）を加えた上で，食品のエネルギー値算出方法を全面的に変更し

アミノ酸組成から算出したたんぱく質量，トリアシルグリセロール当量，利用可能炭水化物量（単糖当量）

どれも三大栄養素のエネルギーを算出する測定法による．

ナイアシン当量（mg）

ニコチンアミド相当量（mg）＋1/60 トリプトファン量（mg）
追補2016年では，これまでのナイアシン量（ニコチンアミド相当量）に加え，トリプトファンからの体内での生合成量を考慮したナイアシン当量を収載した．

第7章 食品表示の規格：健康や栄養に関する食品表示

表 7.3 食品群別収載食品数

食品群	収載食品数
1. 穀類	205
2. いも及びでん粉類	70
3. 砂糖及び甘味類	30
4. 豆類	108
5. 種実類	46
6. 野菜類	401
7. 果実類	183
8. きのこ類	55
9. 藻類	57
10. 魚介類	453
11. 肉類	310
12. 卵類	23
13. 乳類	59
14. 油脂類	34
15. 菓子類	185
16. 嗜好飲料類	61
17. 調味料及び香辛料類	148
18. 調理済み流通食品類	50
合計	2478

表 7.4 ① 適用したエネルギー換算係数

成分名	換算係数 (kJ/g)	換算係数 (kcal/g)	備考
アミノ酸組成によるたんぱく質／たんぱく質*1	17	4	
脂肪酸のトリアシルグリセロール当量／脂質*1	37	9	
利用可能炭水化物（単糖当量）	16	3.75	
差引き法による利用可能炭水化物*1	17	4	
食物繊維総量	8	2	成分値は AOAC. 2011. 25 法，プロスキー変法又はプロスキー法による食物繊維総量を用いる
アルコール	29	7	
糖アルコール*2			
ソルビトール	10.8	2.6	
マンニトール	6.7	1.6	
マルチトール	8.8	2.1	
還元水あめ	12.6	3.0	
その他の糖アルコール	10	2.4	
有機酸*2			
酢酸	14.6	3.5	
乳酸	15.1	3.6	
クエン酸	10.3	2.5	
リンゴ酸	10.0	2.4	
その他の有機酸	13	3	

*1 アミノ酸組成によるたんぱく質，脂肪酸のトリアシルグリセロール当量，利用可能炭水化物（単糖当量）の成分値がない食品では，それぞれたんぱく質，脂質，差引き法による利用可能炭水化物の成分値を用いてエネルギー計算を行う．利用可能炭水化物（単糖当量）の成分値がある食品でも，水分を除く一般成分等の合計値と 100 g から水分を差引いた乾物値との比が一定の範囲に入らない食品の場合（資料「エネルギーの計算方法」参照）には，利用可能炭水化物（単糖当量）に代えて，差引き法による利用可能炭水化物を用いてエネルギー計算をする．

*2 糖アルコール，有機酸のうち，収載値が 1 g 以上の食品がある化合物で，エネルギー換算係数を定めてある化合物については，当該化合物に適用するエネルギー換算係数を用いてエネルギー計算を行う．

表 7.3, 7.4①, 7.4② は文部科学省科学技術・学術審議会資源調査分科会報告，「日本食品標準成分表 2020 年版（八訂）」，令和 2 年 12 月より．

た．食品個別にエネルギーを算出したそれまでの方法から，表 7.4 ① に示した食品成分ごとのエネルギー換算係数を，各食品の組成に乗じて算出する方法を採用したのである．一部の食品では，従来のエネルギー表示値と新算出値が異なることから，食品成分表 2020 年版（八訂）では移行措置として従来法と新方式との比較表も収載されている．

エネルギー表示単位として，日本人にはなじみの深い kcal と国際単位系である kJ が併用されている．食品成分表（七訂）までは，kcal と kJ の換算係数（1 kcal = 4.184 kJ）を用いていたが，表 7.4 ① に示したように，1 g 当たりのエネルギー換算係数は kcal と kJ の両方であらかじめ示されていることから，換算係数は使用しないこととなった．

（3）一般成分

一般成分とは，水分，たんぱく質，脂質，炭水化物および灰分の 5 項目である．一般成分の測定法を表 7.4 ② にまとめた．

2 日本食品標準成分表と日本人の食事摂取基準

表7.4② 一般成分の測定法の概要

成分		測定法
水分		常圧加熱乾燥法，減圧加熱乾燥法，カールフィッシャー法又は蒸留法．ただし，アルコール又は酢酸を含む食品は，乾燥減量からアルコール分又は酢酸の質量をそれぞれ差し引いて算出
たんぱく質	アミノ酸組成によるたんぱく質	アミノ酸成分表2020年版の各アミノ酸量に基づき，アミノ酸の脱水縮合物の量（アミノ酸残基の総量）として算出*1
	たんぱく質	改良ケルダール法，サリチル酸添加改良ケルダール法又は燃焼法（改良デュマ法）によって定量した窒素量からカフェイン，テオブロミン及び／あるいは硝酸態窒素に由来する窒素量を差し引いた基準窒素量に，「窒素－たんぱく質換算係数」（表4）を乗じて算出．食品とその食品において考慮した窒素含有成分は次のとおり：コーヒー，カフェイン；ココア及びチョコレート類，カフェイン及びテオブロミン；野菜類，硝酸態窒素；茶類，カフェイン及び硝酸態窒素
脂質	脂肪酸のトリアシルグリセロール当量	脂肪酸成分表2020年版の各脂肪酸量をトリアシルグリセロールに換算した量の総和として算出*2
	コレステロール	けん化後，不けん化物を抽出分離後，水素炎イオン化検出－ガスクロマトグラフ法
	脂質	溶媒抽出－重量法：ジエチルエーテルによるソックスレー抽出法，酸分解法，液－液抽出法，クロロホルム－メタノール混液抽出法，レーゼ・ゴットリーブ法，酸・アンモニア分解法，ヘキサン－イソプロパノール法又はフォルチ法
炭水化物	利用可能炭水化物（単糖当量）	炭水化物成分表2020年版の各利用可能炭水化物量（でん粉，単糖類，二糖類，80%エタノールに可溶性のマルトデキストリン及びマルトトリオース等のオリゴ糖類）を単糖に換算した量の総和として算出*3．ただし，魚介類，肉類及び卵類の原材料的食品のうち，炭水化物としてアンスロン－硫酸法による全糖の値が収載されているものは，その値を推定値とする
	利用可能炭水化物（質量計）	炭水化物成分表2020年版の各利用可能炭水化物量（でん粉，単糖類，二糖類，80%エタノールに可溶性のマルトデキストリン及びマルトトリオース等のオリゴ糖類）の総和として算出．ただし，魚介類，肉類及び卵類の原材料的食品のうち，炭水化物としてアンスロン－硫酸法による全糖の値が収載されているものは，その値に0.9を乗じた値を推定値とする
	差引き法による利用可能炭水化物	100 gから，水分，アミノ酸組成によるたんぱく質（この収載値がない場合には，たんぱく質），脂肪酸のトリアシルグリセロール当量として表した脂質（この収載値がない場合には，脂質），食物繊維総量，有機酸，灰分，アルコール，硝酸イオン，ポリフェノール（タンニンを含む），カフェイン，テオブロミン，加熱により発生する二酸化炭素等の合計（g）を差し引いて算出
	食物繊維総量	酵素－重量法（プロスキー変法又はプロスキー法），又は，酵素－重量法・液体クロマトグラフ法（AOAC.2011.25法）
	糖アルコール	高速液体クロマトグラフ法
	炭水化物	差引き法．100 gから，水分，たんぱく質，脂質及び灰分の合計（g）を差し引く．硝酸イオン，アルコール，酢酸，ポリフェノール（タンニンを含む），カフェイン又はテオブロミンを多く含む食品や，加熱により二酸化炭素等が多量に発生する食品ではこれらも差し引いて算出．ただし，魚介類，肉類及び卵類のうち原材料的食品はアンスロン－硫酸法による全糖
有機酸		5%過塩素酸水で抽出，高速液体クロマトグラフ法，酵素法
灰分		直接灰化法（550℃）

注：*1 {可食部100 g当たりの各アミノ酸の量×（そのアミノ酸の分子量－18.02）／そのアミノ酸の分子量} の総量．
*2 {可食部100 g当たりの各脂肪酸の量×（その脂肪酸の分子量＋12.6826）／その脂肪酸の分子量} の総量．ただし，未同定脂肪酸は計算に含まない．12.6826は，脂肪酸をトリアシルグリセロールに換算する際の脂肪酸当たりの式量の増加量〔グリセロールの分子量×1/3－（エステル結合時に失われる）水の分子量〕．
*3 単糖当量は，でん粉及び80%エタノール可溶性のマルトデキストリンには1.10を，マルトトリオース等のオリゴ糖類には1.07を，二糖類には1.05をそれぞれの成分値に乗じて換算し，それらと単糖類の量を合計したもの．

2.5　日本人の食事摂取基準（2025年版）

日本人の食事摂取基準は，前述のように摂取することが望ましいエネルギーおよび栄養素の量の基準を定めたもので，5年ごとに改定が行われている．

(1) 栄養素の指標

栄養素の指標としては，三つの目的からなる五つの指標で構成されている．三つの目的とは，① 摂取不足の回避，② 過剰摂取による健康被害の回避，③ 生活習慣病の発症予防である．五つの指標については，表7.5にまとめた．

表7.5 栄養素の指標の目的と種類

目的	指標
① 摂取不足の回避	・推定平均必要量（EAR, estimated average requirement）：半数の人が必要量を満たす量 ・推奨量（RDA, recommended dietary allowance）：ほとんどの人が充足している量 ・目安量（AI, adequate intake）：EAR や RDA を設定できない場合の代替指標
② 過剰摂取による健康被害の回避	・耐容上限量（UL, tolerable upper intake level）
③ 生活習慣病の予防	・目標量（DG, tentative dietary goal for preventing life-style related diseases）：生活習慣病予防のために現代の日本人が目標とすべき摂取量

※十分な科学的根拠がある栄養素については，上記の指標とは別に生活習慣病の重症化予防及びフレイル予防を目的とした量を設定

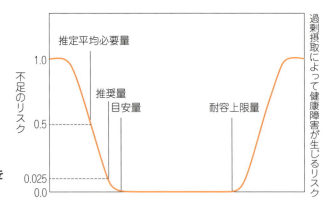

図7.2 食事摂取基準の各指標を理解するための概念図

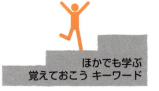

推定平均必要量，推奨量，耐容上限量，目安量，目標量
➡応用栄養学

これらの各指標を理解するための概念図を図7.2 に示した．縦軸は個人の場合，不足または過剰によって健康障害を生じる確率を，集団の場合は不足状態にある人または過剰摂取によって健康障害を生じる人の割合を意味している．**推定平均必要量**は，不足の確率が 0.5（50%）であり，**推奨量**は不足の確率が 0.02 〜 0.03（中間値 0.025）である．**耐容上限量**以上を摂取した場合には，過剰摂取による健康障害を生じる潜在的リスクが存在する．推奨量と耐容上限量との間でこれらのリスクや健康障害がともに 0（ゼロ）に近いことを意味している．**目安量**は推奨量と同時に算定できれば目安量は推奨量よりも高くなる．

(2) 特徴

食事摂取基準 2015 年版から導入された BMI（Body Mass Index）を用いたエネルギー指標設定の考え方は踏襲された．

$$BMI = 体重（kg）÷ 〔身長（m）× 身長（m）〕$$

食事摂取基準 2025 年版では生活習慣の改善，主要な生活習慣病の発症予防・重症化予防の徹底を図るとともに，社会生活を営むために必要な機能の維持・向上の観点を踏まえた取り組みを推進することが掲げられている．その一環として生活習慣病に加えて骨粗鬆症とエネルギー・栄養素との関連が加えられた．

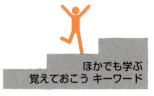

BMI
➡応用栄養学

また，鉄について耐容上限量が設定されていたが，過剰障害のリスクは無視できるとの報告があることで耐容上限量の設定が見合わせられた．ただし，推奨量を大きく超える鉄の摂取は貧血の治療等を目的とした場合を除いて控えるべきと記載されている．食物繊維については測定法が変更されたことで目標量はやや変更されている．

3 保健機能食品：特定保健用食品

特定保健用食品は，体の生理的機能などに影響を与える保健機能成分を含んでいて，「おなかの調子を整える」「脂肪の吸収をおだやかにします」など，摂取することで特定の保健の目的が期待できることを表示（健康表示）できる食品である．2001年（平成13）4月に保健機能食品制度ができたことで特定保健用食品も**保健機能食品**として取り扱われているが，同時に**特別用途食品**の一つでもある（図7.3）．

特定保健用食品の表示許可は，国が審査を行い，食品ごとに消費者庁長官が許可する流れになっている．審査は有効性評価を消費者委員会が行い，安全性評価は食品安全委員会の新開発食品専門委員会が行う仕組みになっている．消費者に正しく情報が提供され適切に選択できるよう，保健の用途と特定保健用食品のマークが表示されている（図7.4）．

この制度は，2005年（平成17）1月31日に一部見直され，① 条件付きの特定保健用食品の導入，② 特定保健用食品（規格基準型）の創設，③ 疾病リスク低減表示の容認，④「食生活は主食，主菜，副菜を基本に食事のバランスを」の表示義務が追加された（表7.6）．

2016年（平成28）10月20日現在，1250品目が許可されている．代表的な特定保健用食品の表示内容と関与成分を表7.7にまとめた．

Point!

食品成分表（八訂）と食事摂取基準（2020年版）との表現の違い

- 無機質（八訂）←→ ミネラル（食事摂取基準）
- α, β, γ, δ-トコフェロール（八訂）
←→ α-トコフェロール（食事摂取基準での指標設定）

Point!

食物繊維の目標量

男性：18〜29歳は 20 g/日以上，30〜64歳は 22 g/日以上，65〜74歳は 21 g/日以上，75歳以上は 20 g/日以上

女性：9 g/日以上、12〜14歳は 16 g/日以上，65〜74歳は 18 g/日以上

国家試験ワンポイントアドバイス

新たに機能性表示食品が創設されたことから，保健機能食品の内容を問う問題が出題される可能性がある．特別用途食品と合わせてその定義を理解しよう．

Point!

特定保健用食品

トクホは国が表示を許可したものである．カプセル，錠剤などの形状は認められている．ただし，医薬品と間違いやすいアンプルなどの形は認められていない．

第 7 章　食品表示の規格：健康や栄養に関する食品表示

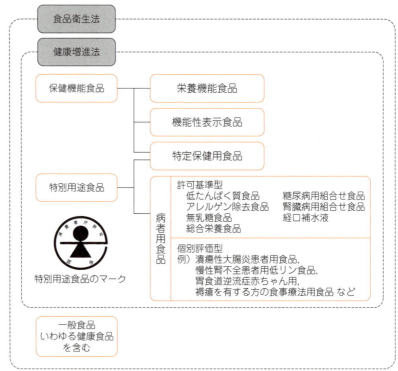

図 7.3　保健機能食品と特別用途食品の種類と位置づけ

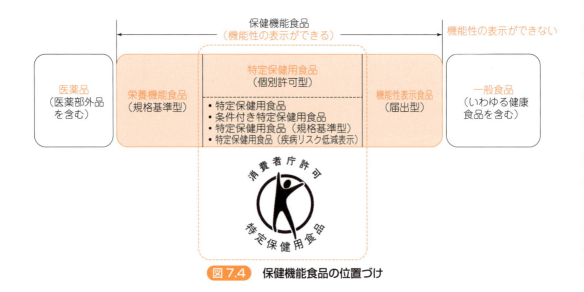

図 7.4　保健機能食品の位置づけ

3　保健機能食品：特定保健用食品

表7.6　特定保健用食品制度の見直し

(1) 条件付き特定保健用食品の導入	現行の特定保健用食品の許可の際に必要とされる科学的根拠のレベルには届かないが，一定の有効性が確認される食品については，限定的な科学的根拠である旨の表示をすることを条件として許可対象とみとめる 許可表示「○○を含んでおり，根拠は必ずしも確立されていませんが，△△に適している可能性がある食品です」
(2) 特定保健用食品（規格基準型）の創設	特定保健用食品としての許可実績が十分であるなど，科学的根拠が蓄積されている食品について，規格基準により許可する 「お腹の調子を整える」等の表示をする9成分について規格基準が設定された
(3) 疾病リスク低減表示の容認	許可される表示の内容は，関与成分の摂取による疾病リスクの低減効果が医学的・栄養学的に認められ，確立されているもののみとされている 平成22年2月時点で以下の二つが認められている ①若い女性のカルシウム摂取と将来の骨粗鬆症になるリスク ②女性の葉酸摂取と神経管閉鎖障害をもつ子供が生まれるリスク う蝕に係る疾病リスク低減表示については，個別の申請を行う際の考え方を示しており，商品化される枠組みはできている
(4)「食生活は主食，主菜，副菜を基本に食事のバランスを」の表示義務	過度に「健康食品」に期待する傾向を是正し，バランスの取れた食生活の普及啓発を図るために，保健機能食品の容器包装の全面に表示が義務付けられた

表7.7　代表的な特定保健用食品の表示内容と関与成分

表示内容	おもな機能性関与成分（保健機能成分）
お腹の調子を整える	
オリゴ糖を含む食品	ガラクトオリゴ糖，イソマルトオリゴ糖，乳果オリゴ糖，フラクトオリゴ糖，ラクチュロース
食物繊維を含む食品	難消化デキストリン，寒天由来食物繊維，低分子化アルギン酸ナトリウム，ポリデキストロース，サイリウム種皮由来の食物繊維
乳酸菌を含む食品	シロタ株，ビフィドバクテリウム・ロンガム BB536，LB81 乳酸菌，ガセリ菌 SP 株とビフィズス菌 SP 株，ビフィズス菌 Bb-12
その他の成分を含む食品	
コレステロールが高めの方	茶カテキン，キトサン，低分子化アルギン酸ナトリウム，サイリウム種皮由来の食物繊維，大豆たんぱく質，植物ステロール，セサミンとセサモリン，ブロッコリー・キャベツ由来の SMCS（天然アミノ酸）
食後の血糖値の上昇を穏やかにする	難消化デキストリン，0.19 小麦アルブミン，ネオコタラノール，F1049 サラシアエキス末，グアバ葉ポリフェノール
血圧が高めの方	サーディンペプチド，ゴマペプチド，ラクトトリペプチド，海苔オリゴペプチド，γ-アミノ酪酸，酢酸
中性脂肪または体脂肪が気になる方	ケルセチン配糖体，茶カテキン，グロビンタンパク分解物，難消化デキストリン，アラニンとアルギニンとフェニルアラニン，DHA と EPA，葛の葉エキス，ガセリ菌 SP 株，ウーロン茶重合ポリフェノール，モノグルコシルヘスペリジン，中鎖脂肪酸，クロロゲン酸類，コーヒーマンノオリゴ糖
肌の水分を逃しにくい	グルコシルセラミド
骨の健康維持に役立つ	大豆イソフラボン，ビタミン K_2，MBP（乳塩基性タンパク質）
歯の健康維持に役立つ	カルシウムと大豆イソフラボンアグリコン，ユーカリ抽出物，キシリトールとリン酸一水素カルシウムとフクノリ抽出物，リン酸化オリゴ糖カルシウム，CPP（カゼインホスホペプチド）-ACP（非結晶リン酸カルシウム）
鉄を補給する	
カルシウム等の吸収を高める	CCM（クエン酸リンゴ酸カルシウム），ポリグルタミン酸

・「健康食品」の安全性・有効性情報　特定保健用食品（https://hfnet.nibiohn.go.jp/specific-health-food/）を一部改変して作成した
・機能性（関与）成分が複数で許可されているものは物質名を「と」で接続し標記した

4 栄養機能食品

　生活習慣の乱れや高齢化などにより，通常の食生活で1日に必要な栄養成分が不足しがちな場合，栄養素（ビタミン，ミネラル）の補給・補完のために利用できる食品を**栄養機能食品**といい，栄養成分の機能を表示するものである．これらを販売するためには，1日あたりの摂取目安量に含まれる当該栄養成分量が定められた上・下限値の範囲内にあれば，個別の審査手続きをせずに栄養機能表示ができる．ただし注意喚起表示なども表示する必要がある．

　これまで，ビタミン12種類，ミネラル5種類に限られていたが，食品表示制度の施行によって新しく「n-3系脂肪酸」「ビタミンK」「カリウム」が追加された．ただし，カリウムについては過剰摂取のリスク（腎機能低下者では心停止が起こる場合がある）を回避するため，錠剤，カプセル剤などの食品は対象外としている．さらに鶏卵以外の生鮮食品も栄養機能食品の対象になった（**表7.8**）．

栄養機能食品としてのビタミン
すべてのビタミンは栄養機能食品として販売できる．ただし，表示内容は表7.8にあるものに限定される．

5 特別用途食品

　特別用途食品とは，乳児，幼児，妊産婦，病者などの発育，健康の保持・回復などに適するという特別の用途について表示するものである．特別用途食品として販売するためには，その表示について国の許可を受ける必要がある．

　特別用途食品には病者用食品，妊産婦・授乳婦用粉乳，乳児用調製粉乳，乳児用調製液状乳，えん下困難者用食品，とろみ調整用食品がある．許可基準のあるものについてはその適合性を審査し，許可基準のないものは個別に評価することとなっている．現在のところ個別審査の対象は病者用食品となっている．また，健康増進法に基づく「特別の用途に適する旨の表示」の許可に特定保健用食品も含まれている（**図7.3**）．

6 機能性表示食品

　食品の体調調節機能（三次機能）に関する消費者の選択を広げるための規制改革の一環として，2015年（平成27）4月1日より施行された制度である（**表7.9**）．法的に機能性表示をすることができない「いわゆる健康食品」と差別化するために，以下のような特徴をもつ．

① 妊産婦，授乳婦（特殊用途食品の対象に含まれる）と未成年を除く疾病にかかっていないヒトが対象．

② 生鮮食品を含むすべての食品が対象で，加工食品はサプリメント形状

表7.8 栄養機能食品の規格基準

栄養成分	1日あたりの摂取目安量に含まれる栄養成分量 下限値	1日あたりの摂取目安量に含まれる栄養成分量 上限値	栄養機能表示	注意喚起表示
n-3系脂肪酸	0.6 g	2.0 g	n-3系脂肪酸は皮膚の健康維持を助ける栄養素です	本品は，多量摂取により疾病が治癒したり，より健康が増進するものではありません．1日の摂取目安量を守ってください
亜鉛	2.64 mg	15 mg	亜鉛は，味覚を正常に保つのに必要な栄養素です．亜鉛は，皮膚や粘膜の健康維持を助ける栄養素です．亜鉛は，たんぱく質・核酸の代謝に関与して，健康の維持に役立つ栄養素です	本品は，多量摂取により疾病が治癒したり，より健康が増進するものではありません．亜鉛の摂りすぎは，銅の吸収を阻害するおそれがありますので，過剰摂取にならないよう注意してください．1日の摂取目安量を守ってください．乳幼児・小児は本品の摂取を避けてください
カリウム	840 mg	2800 mg	カリウムは正常な血圧を保つのに必要な栄養素です	本品は，多量摂取により疾病が治癒したり，より健康が増進するものではありません．1日の摂取目安量を守ってください 腎機能が低下している方は本品の摂取を避けてください
カルシウム	204 mg	600 mg	カルシウムは，骨や歯の形成に必要な栄養素です	本品は，多量摂取により疾病が治癒したり，より健康が増進するものではありません．1日の摂取目安量を守ってください
鉄	2.04 mg	10 mg	鉄は，赤血球を作るのに必要な栄養素です	
銅	0.27 mg	6.0 mg	銅は，赤血球の形成を助ける栄養素です．銅は，多くの体内酵素の正常な働きと骨の形成を助ける栄養素です	本品は，多量摂取により疾病が治癒したり，より健康が増進するものではありません．1日の摂取目安量を守ってください．乳幼児・小児は本品の摂取を避けてください
マグネシウム	96 mg	300 mg	マグネシウムは，骨の形成や歯の形成に必要な栄養素です．マグネシウムは，多くの体内酵素の正常な働きとエネルギー産生を助けるとともに，血液循環を正常に保つのに必要な栄養素です	本品は，多量摂取により疾病が治癒したり，より健康が増進するものではありません．多量に摂取すると軟便（下痢）になることがあります．1日の摂取目安量を守ってください．乳幼児・小児は本品の摂取を避けてください
ナイアシン	3.9 mg	60 mg	ナイアシンは，皮膚や粘膜の健康維持を助ける栄養素です	
パントテン酸	1.44 mg	30 mg	パントテン酸は，皮膚や粘膜の健康維持を助ける栄養素です	
ビオチン	15 μg	500 μg	ビオチンは，皮膚や粘膜の健康維持を助ける栄養素です	
ビタミンA	231 μg	600 μg	ビタミンAは，夜間の視力の維持を助ける栄養素です ビタミンAは，皮膚や粘膜の健康維持を助ける栄養素です	本品は，多量摂取により疾病が治癒したり，より健康が増進するものではありません．1日の摂取目安量を守ってください．妊娠3ヶ月以内又は妊娠を希望する女性は過剰摂取にならないよう注意してください
ビタミンB$_1$	0.36 mg	25 mg	ビタミンB$_1$は，炭水化物からのエネルギー産生と皮膚と粘膜の健康維持を助ける栄養素です	本品は，多量摂取により疾病が治癒したり，より健康が増進するものではありません．1日の摂取目安量を守ってください
ビタミンB$_2$	0.42 mg	12 mg	ビタミンB$_2$は，皮膚や粘膜の健康維持を助ける栄養素です	
ビタミンB$_6$	0.39 mg	10 mg	ビタミンB$_6$は，たんぱく質からのエネルギー産生と皮膚や粘膜の健康維持を助ける栄養素です	
ビタミンB$_{12}$	0.72 μg	60 μg	ビタミンB$_{12}$は，赤血球の形成を助ける栄養素です	
ビタミンC	30 mg	1000 mg	ビタミンCは，皮膚や粘膜の健康維持を助けるとともに，抗酸化作用を持つ栄養素です	
ビタミンD	1.65 μg	5.0 μg	ビタミンDは，腸管のカルシウムの吸収を促進し，骨の形成を助ける栄養素です	
ビタミンE	1.89 mg	150 mg	ビタミンEは，抗酸化作用により，体内の脂質を酸化から守り，細胞の健康維持を助ける栄養素です	
ビタミンK	45 μg	150 μg	ビタミンKは正常な血液凝固を維持する栄養素です	本品は，多量摂取により疾病が治癒したり，より健康が増進するものではありません．1日の摂取目安量を守ってください 血液凝固阻止薬を摂取している方は本品の摂取を避けてください
葉酸	72 μg	200 μg	葉酸は，赤血球の形成を助ける栄養素です．葉酸は，胎児の正常な発育に寄与する栄養素です	本品は，多量摂取により疾病が治癒したり，より健康が増進するものではありません．1日の摂取目安量を守ってください．本品は，胎児の正常な発育に寄与する栄養素ですが，多量摂取により胎児の発育が良くなるものではありません

注）ビタミンAの前駆体であるβ-カロチンについては，ビタミンA源の栄養機能食品として認めるが，その場合の上限値は3,600 μg，下限値1,080 μgとする．また，ビタミンAの前駆体であるβ-カロチンについては，ビタミンAと同様の栄養機能表示を認める．この場合，「妊娠3ヶ月以内又は妊娠を希望する女性は過剰摂取にならないように注意してください．」旨の注意喚起表示は，不要とする．

表7.9 機能性（健康の維持・増進に役立つ）が表示されている食品

	特定保健用食品	栄養機能食品	機能性表示食品
認証方式	国による個別許可	自己認証 （国への届出不要）	事前届出制
対象成分	体の中で成分がどのように働いているか，という仕組みが明らかになっている成分	ビタミン13種類 ミネラル6種類 脂肪酸1種類	体の中で成分がどのように働いているか，という仕組みが明らかになっている成分（栄養成分を除く）
可能な機能性表示	健康の維持，増進に役立つ，または適する旨を表示（疾病リスクの低減に資する旨を含む） （例：糖の吸収を穏やかにします）	栄養成分の機能の表示（国が定める定型文） （例：カルシウムは，骨や歯の形成に必要な栄養素です）	健康の維持，増進に役立つ，または適する旨を表示（疾病リスクの低減に資する旨を除く） （例：Aが含まれ，Bの機能があることが報告されています）
マーク	消費者庁許可 特定保健用食品	なし	なし

＊「食生活は，主食，主菜，副菜を基本に，食事のバランスを」の表記が必要．

消費者庁

消費者庁
http://www.caa.go.jp/foods/index23.html

研究レビューによる機能性評価とは

特定保健用食品のように，申請者自身が介入試験を行って機能性を示すのではなく，これまでに出されている論文を一定のルールで集め，保健機能を総合的に評価する取組み．

のものと，その他の形状のものに分ける．

③ 安全性・機能性の根拠となる情報は消費者庁に発売60日前までに届け出る．

④ 消費者庁長官の個別の認可を受けたものではなく，安全性や機能性については販売する企業が責任をもつ．（特定保健用食品や特別用途食品のような許可マークはない）．

⑤ 機能性に関与する成分が明確である．

⑥ 食事摂取基準で摂取基準量が設定されている栄養素は機能性関与成分の対象外である．ただし，作用機序が栄養素としての機能と明確に異なることが明らかになっている一部の栄養素は機能性関与成分にする

Column

食品の機能性をみきわめるツール

　機能性表示食品はセルフケアの考えに基づく制度のため，摂取するときには登録された情報を自らの手で評価する必要がある．しかし，安全性・機能性を担保する届け出情報のレベルは玉石混淆（ぎょくせきこんこう）というのが現状である．日本弁護士会や全国消費者団体連絡会などが本制度の修正を求める意見書を提出している．

　いわゆる健康食品を含め，食品の機能性評価を自ら行う際に，最初のツールになるものとして，国立健康栄養研究所が運営している「健康食品」の安全性・有効性情報というサイトにある「健康食品」素材情報データベース（https://hfnet.nih.go.jp/contents/indiv.html）が有用である．

ことも可能である．なお，アルコール飲料や食塩・脂質の過剰摂取につながる食品ではない．

消費者が，自主的で合理的に商品が選択できるように，安全性や機能性の根拠となる届け出情報は消費者庁のウェブサイトで公開されている．特定保健用食品とは異なり，安全性評価は食経験や既存情報を，機能性評価は既存情報を用いた研究レビューで行うことも認められている．

7 いわゆる健康食品

7.1 食品の機能性を表示できる食品，表示できない食品

食品の機能性（健康の維持・増進に役立つ，生理的調節機能）を表示することのできる食品で，国が認めたものは，図7.4 に示した保健機能食品に含まれる**特定保健用食品**（トクホ），**栄養機能食品**，**機能性表示食品**，**特別用途食品**のみである．一般食品には食品の保健機能性を表示することはできない．

機能性を示唆する「いわゆる健康食品」の中には違法な医薬品成分が含まれ健康被害を引き起こすものも含まれる場合があるので，使用には注意が必要である（コラム「食品安全委員会からのメッセージ」参照）．とくに，インターネットなどで購入が可能な，制度の異なる海外からの並行輸入品には最大限の注意が必要である．

7.2 管理栄養士といわゆる健康食品

機能性を表示することができる食品には，① 機能性が表示できる食品であること（栄養機能食品に含まれる特定保健用食品，栄養機能食品，機能性表示食品；または特別用途食品），② 表示可能な機能性，③ 1日あたりの摂取目安量，④ 摂取する上での注意事項，が必ず記載されている．これらの表示がなされていない食品は，健康機能（生理的調節機能）を示唆するキャッチコピーがあったとしても**いわゆる健康食品**である．また，いわゆる健康食品の中には，科学的にデザインされたヒト試験を行わず，個人の体験談，動物試験，試験管での試験のみで体調調節機能を述べているものも多いので，注意が必要である．

管理栄養士としては，保健機能食品の表示には必ず「食生活は，主食，主菜，副菜を基本に，食事のバランスを」と書かれていることを忘れずに，これらの食品が必要な場合でも，バランスの取れた食事が前提にあることを忘れてはならない．

並行輸入品
正式な契約を結んだ代理店ではなく，他の代理店により取り寄せる輸入品．個人で輸入品を取り寄せる場合などがあたる．

健康補助食品
業界団体である㈶日本健康・栄養食品協会が認定した栄養補助食品の許可表示で，認定健康食品マーク（JHFAマーク）を付けたものである（図7.5）．製品の規格基準は担保されているものの，体調調節機能（食品の三次機能）の表示は認められておらず，あくまでも**一般食品として**扱われている．

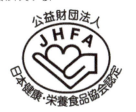

図7.5　JHFAの認証マーク

第7章 食品表示の規格：健康や栄養に関する食品表示

Column

食品安全委員会からのメッセージ

2015年（平成27）12月に食品安全委員会は〈いわゆる「健康食品」に関するメッセージ〉を公表した（https://www.fsc.go.jp/osirase/kenkosyokuhin.data/kenkosyokuhin_message.pdf）．「『食品』でも安全とは限りません」で始まる19項目のメッセージは，約半数の日本人が何らかの「健康食品」を摂取しているという現実に対して，「健康食品」を摂るかどうかを判断するときに考えるべきポイントを表現したものである．

健全な食生活，適度な運動，休養・睡眠が健康の保持・推進の基本であること，また，「健康食品」が本当に必要な状態にあるのかを判断するための基本的な考え方が示されている．管理栄養士を目指している人には，一度は読んでほしいメッセージである．

8 栄養成分表示，栄養表示基準制度

8.1 義務表示，任意表示，推奨表示

消費者の商品選択の際の情報提供を目的に，食品に関わる情報を一定のルールで示したものが食品表示制度である．

食品表示には必ず表示しなければならない**義務表示**（表示がない場合は罰則），消費者が適切な情報を得るために製造・販売者が自主的に表示を行う**任意表示**，全事業者では諸事情で実施できないが，消費者の必要性は高いので可能な限り表示を促す**推奨表示**がある．任意表示や推奨表示でも表示内容に間違い（虚偽）がある場合は処罰の対象となる．

8.2 加工食品と生鮮食品の義務表示

2015年（平成27）4月1日より，加工食品で栄養成分表示が義務化され，栄養成分表示が任意表示である生鮮食品との区分はこれまで以上に大きな意味をもつこととなった．厳密な定義が難しいものもあるが，基本的には調味や加熱などにより製造または加工した食品が**加工食品**で，単に水洗い，切断，冷凍をしただけのもので加工食品と食品添加物を除くものが**生鮮食品**と定義されている．食品表示法では鶏卵を除く生鮮食品の栄養成分表示が任意表示対象となった．

なお，消費税の納税免除業者と小規模事業者には加工食品の栄養成分表示の表示義務が免除されている（表7.1）．

8.3 義務化された栄養成分表示

義務化された栄養成分の表示方法は法令で記載順と記載単位が決められ

義務表示と任意表示の違い
例：加工食品の義務表示である期限表示がない食品は，販売できない．

生鮮食品で期限表示が義務であるもの
① 食肉，② 鶏卵，③ 魚介類，④ 玄米および精米（精米日）

鶏卵の期限表示
加工用を除き，日本では「生で食べられる期間」を示す．

原材料名と添加物
改行，区切り記号（「／」）で分けることも認められている．

◆表示が推奨されている栄養成分
飽和脂肪酸，食物繊維
◆任意で表示されている栄養成分
ミネラル（亜鉛，カリウム，カルシウムなど），ビタミン（ビタミンA，ビタミンB1，ビタミンCなど）など

ており，一般食品の場合は，100 g，または100 ml，1包装，1食のどれかあたりのエネルギー（kcal），たんぱく質（g），脂質（g），炭水化物（g），食塩相当量（g）の5成分をこの順序と記載単位で表記する必要がある．一般的な加工食品の品質表示と栄養成分表示は図 7.6 のような形式で表示されることとなった．

なお，義務表示となった栄養成分表示は，加工食品のパッケージに表示するものが対象で，店頭のポスターやポップは対象外となっている．

国際的にもコーデックス委員会の「栄養表示に関するガイドライン」においても，あらかじめ包装された食品の栄養表示は原則義務化すべきであるとされており，国際的な流れとの整合性を取ったものである．

品質表示

名称	○○○
原材料名	×××，△△△
添加物	□□，△△
内容量	●●
賞味期限	平成▽▽年○月○日○時
保存方法	▲▲▲
製造者	▼▼食品

栄養成分表示

栄養成分表示（100g 当たり）	
エネルギー	■kcal
たんぱく質	△g
脂質	●g
炭水化物	☆g
食塩相当量	▼g

図 7.6　加工食品の品質表示と栄養成分表示の標準的な例

Point!

栄養表示に関するガイドライン（CAC/GL 2-1985）
http://www.mhlw.go.jp/topics/idenshi/codex/06/dl/06a.pdf#search

Point!

食品表示基準
平成27年（2015）内閣府令第10号．

8.4　栄養素等表示基準値とは

栄養素等表示基準値は，食品表示基準により定められている．「日本人の食事摂取基準（2020年版）」をもとに設定した栄養素についての値で，栄養強調表示や栄養機能食品の**摂取上限値**と**下限値**の設定に使用される．

表 7.10 に食事摂取基準2020年版をもとに算出された栄養素等表示基準2015を示した．この基準値をもとに，補給することができる旨の表示，適切な摂取ができる旨の表示，添加していない旨の表示基準値が設定されており，これらをまとめて**栄養強調表示**とよぶ（図 7.7）．

栄養強調表示は，含まれる栄養素の含量を栄養素等表示基準値から決められた値と比較して表示方法を決める**絶対表示**と，比較する商品との栄養素含有量の差によって表示をする**相対表示**がある．

なお，**栄養強調表示は任意表示**である．

表 7.10　栄養素等表示基準値 2020（食品表示基準 別表第 10）

栄養成分	栄養素等表示基準値	栄養成分	栄養素等表示基準値	栄養成分	栄養素等表示基準値	栄養成分及び熱量	栄養素等表示基準値
たんぱく質	81 g	カルシウム	680 mg	ヨウ素	130 μg	ビタミン B_{12}	2.4 μg
脂質	62 g	クロム	10 μg	リン	900 mg	ビタミンC	100 mg
飽和脂肪酸	16 g	セレン	28 μg	ナイアシン	13 mg	ビタミンD	5.5 μg
n-3系脂肪酸	2.0 g	鉄	6.8 mg	パントテン酸	4.8 mg	ビタミンE	6.3 mg
n-6系脂肪酸	9.0 g	銅	0.9 mg	ビオチン	50 μg	ビタミンK	150 μg
炭水化物	320 g	ナトリウム	2900 mg	ビタミンA	770 μg	葉酸	240 μg
食物繊維	19 g	マグネシウム	320 mg	ビタミン B_1	1.2 mg	熱量	2200 kcal
亜鉛	8.8 mg	マンガン	3.8 mg	ビタミン B_2	1.4 mg		
カリウム	2800 mg	モリブデン	25 μg	ビタミン B_6	1.3 mg		

18歳以上の日本人，1日あたりの量．

第7章 食品表示の規格：健康や栄養に関する食品表示

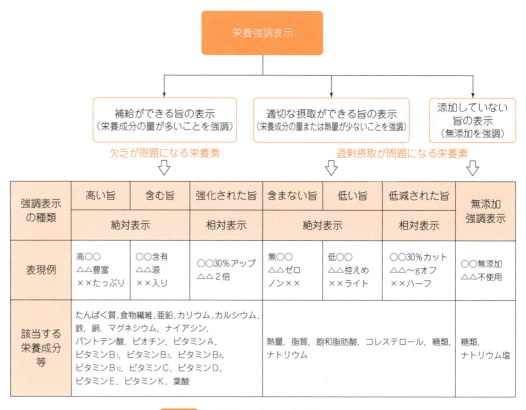

図 7.7　栄養強調表示の基本的な考え方

補給することができる旨の表示
欠乏が健康上の問題となる栄養素．表7.11に示した21種類の栄養素（たんぱく質，食物繊維，ミネラル6種類，ビタミン13種）．

まぎらわしい味の表示
「うすしお味」や「甘さひかえめ」は味を表現したもので，強調表示ではない．
「甘さひかえめ」≠「糖質ひかえめ」

適切な摂取ができる旨の表示
過剰摂取が健康上の問題になる栄養素．表7.12に示した熱量と5種類の栄養素．

添加していない旨の表示
過剰摂取が健康上の問題となる栄養素のうちナトリウムと糖類．

8.5　栄養強調表示とは

(1) 絶対表示（高い旨，含む旨）

　強調したい栄養成分の含有量が「高い旨の表示の基準値（表7.11，第2欄）」以上である場合に，含量が多いことを表示することができる．具体的な表示としては，「高たんぱく質」，「食物繊維たっぷり」，「高カルシウム」といったものである．

　また，強調したい栄養素の含有量が「含む旨の表示基準値（表7.11，第3欄）」以上である場合に含む旨の表示ができる．「たんぱく質源」，「食物繊維入り」，「カルシウム添加」といった表示が可能である．

(2) 相対表示（強化された旨）

　比較する食品との差が「強化された旨の表示の基準値（表7.11，第3欄）」以上の場合に，相対的に含量が増えていることを表示することができる．たんぱく質と食物繊維は増加割合が25％以上あることも必要である．つまり，食品中にもともと多量に含まれている栄養素は，増加量が基準値内でも強化された旨の表示ができないということである．

8 栄養成分表示，栄養表示基準制度

表 7.11 栄養成分の補給ができる旨の表示（食品表示基準 別表第 12（第 7 条関係））

第1欄	第2欄			第3欄			第4欄
	高い旨の表示の基準値			含む旨の表示の基準値			強化された旨の表示の基準値
	「高，多，豊富，たっぷり」等			「源，供給，含有，入り，使用，添加」等			「○%(g)強化，増，アップ，プラス」等
栄養成分	栄養成分の量が次のいずれかの基準値以上であること			栄養成分の量が次のいずれかの基準値以上であること			栄養成分の量の比較対象品との絶対差（増加量）が次の基準値以上であり，かつ＊印の成分については比較対象品との相対差（増加割合）が25%以上であること
	食品100gあたり（ ）内は，一般に飲用に供する液状の食品100ml当たりの場合	100 kcal あたり		食品100gあたり（ ）内は，一般に飲用に供する液状の食品100ml当たりの場合	100 kcal あたり		食品100gあたり（ ）内は，一般に飲用に供する液状の食品100mlあたりの場合
たんぱく質＊	16.2 g (8.1 g)	8.1 g		8.1 g (4.1 g)	4.1 g		8.1 g (4.1 g) ＊25%以上の相対差が必要
食物繊維＊	6 g (3 g)	3 g		3 g (1.5 g)	1.5 g		3 g (1.5 g) ＊25%以上の相対差が必要
亜鉛	2.64 mg (1.32 mg)	0.88 mg		1.32 mg (0.66 mg)	0.44 mg		0.88 mg (0.88 mg)
カリウム	840 mg (420 mg)	280 mg		420 mg (210 mg)	140 mg		280 mg (280 mg)
カルシウム	204 mg (102 mg)	68 mg		102 mg (51 mg)	34 mg		68 mg (68 mg)
鉄	2.04 mg (1.02 mg)	0.68 mg		1.02 mg (0.51 mg)	0.34 mg		0.68 mg (0.68 mg)
銅	0.27 mg (0.14 mg)	0.09 mg		0.14 mg (0.07 mg)	0.05 mg		0.09 mg (0.09 mg)
マグネシウム	96 mg (48 mg)	32 mg		48 mg (24 mg)	16 mg		32 mg (32 mg)
ナイアシン	3.9 mg (1.95 mg)	1.3 mg		1.95 mg (0.98 mg)	0.65 mg		1.3 mg (1.3 mg)
パントテン酸	1.44 mg (0.72 mg)	0.48 mg		0.72 mg (0.36 mg)	0.24 mg		0.48 mg (0.48 mg)
ビオチン	15 μg (7.5 μg)	5 μg		7.5 μg (3.8 μg)	2.5 μg		5 μg (5 μg)
ビタミン A	231 μg (116 μg)	77 μg		116 μg (58 μg)	39 μg		77 μg (77 μg)
ビタミン B_1	0.36 mg (0.18 mg)	0.12 mg		0.18 mg (0.09 mg)	0.06 mg		0.12 mg (0.12 mg)
ビタミン B_2	0.42 mg (0.21 mg)	0.14 mg		0.21 mg (0.11 mg)	0.07 mg		0.14 mg (0.14 mg)
ビタミン B_6	0.39 mg (0.20 mg)	0.13 mg		0.20 mg (0.10 mg)	0.07 mg		0.13 mg (0.13 mg)
ビタミン B_{12}	0.72 μg (0.36 μg)	0.24 μg		0.36 μg (0.18 μg)	0.12 μg		0.24 μg (0.24 μg)
ビタミン C	30 mg (15 mg)	10 mg		15 mg (7.5 mg)	5 mg		10 mg (10 mg)
ビタミン D	1.65 μg (0.83 μg)	0.55 μg		0.83 μg (0.41 μg)	0.28 μg		0.55 μg (0.55 μg)
ビタミン E	1.89 mg (0.95 mg)	0.63 mg		0.95 mg (0.47 mg)	0.32 mg		0.63 mg (0.63 mg)
ビタミン K	45 μg (22.5 μg)	30 μg		22.5 μg (11.3 μg)	7.5 μg		15 μg (15 μg)
葉酸	72 μg (36 μg)	24 μg		36 μg (18 μg)	12 μg		24 μg (24 μg)

たとえば，たんぱく質が 8 g 含まれている食品に「たんぱく質強化」と表示するためには，0.1 g のたんぱく質添加では不十分である．25 % 以上の差を付けるために 2 g（8 g の 25 % は 2 g であるため，8 + 2 ≒ 10 g）のたんぱく質を添加して含量を 10 g 以上としなければならない．25 % の相対差の考え方は，コーデックスの相対表示ルールに基づくものである．

（3）絶対表示（含まない旨，低い旨）

強調したい熱量や栄養成分の含量が「含まない旨の表示の基準値（表 7.12，第 1 欄）」未満の場合に「熱量ゼロ」，「脂質フリー」といった表示

脂肪ゼロヨーグルトの脂肪含量は「0（ゼロ）」ではない

脂肪ゼロと表示されているヨーグルトの栄養成分表示は「脂肪，0 g」となっているが，原材料の表示に「乳脂肪，0.4 %」となっていることがある．これは，含まない旨の絶対表示のルールに従った表示である．

153

表7.12 適切な摂取ができる旨の表示・含まない，絶対的に低い，相対的に低減場合の表示

（食品表示基準　別表第13（第7条関係））

第1欄	第2欄	第3欄	第4欄
	含まない旨の表示の基準値	低い旨の表示の基準値	低減された旨の表示の基準値
	「無，ゼロ，ノン，レス」等	「低，控えめ，少，ライト，ダイエット」等	「○％（g）減，オフ，カット」等
栄養成分及び熱量	栄養成分の量及び熱量が次の基準値未満であること	栄養成分の量及び熱量が次の基準値未満であること	栄養成分の量及び熱量の比較対象品との絶対差（低減量）が次の基準値以上であり，かつ＊印の成分については比較対象品との相対差（低減割合）が25％以上であること
	食品100 gあたり（　）内は，一般に飲用に供する液状の食品100 mlあたりの場合	食品100 gあたり（　）内は，一般に飲用に供する液状の食品100 mlあたりの場合	食品100 gあたり（　）内は，一般に飲用に供する液状の食品100 mlあたりの場合
熱量＊	5 kcal（5 kcal）	40 kcal（20 kcal）	40 kcal（20 kcal）＊25％以上の相対差が必要
脂質＊	0.5 g（0.5 g）※例外あり（備考1参照）	3 g（1.5 g）	3 g（1.5 g）＊25％以上の相対差が必要
飽和脂肪酸＊	0.1 g（0.1 g）	1.5 g（0.75 g）ただし，当該食品の熱量のうち飽和脂肪酸に由来するものが当該食品の熱量の10％以下であるものに限る	1.5 g（0.75 g）＊25％以上の相対差が必要
コレステロール＊	5 mg（5 mg）ただし，飽和脂肪酸の量が1.5 g（0.75 g）未満であって当該食品の熱量のうち飽和脂肪酸に由来するものが当該食品の熱量の10％未満のものに限る※例外あり（備考2参照）	20 mg（10 mg）ただし，飽和脂肪酸の量が1.5 g（0.75 g）以下であって当該食品の熱量のうち飽和脂肪酸に由来するものが当該食品の熱量の10％以下のものに限る※例外あり（備考2参照）	20 mg（10 mg）＊25％以上の相対差が必要ただし，飽和脂肪酸の量が当該他の食品に比べて低減された量が1.5 g（0.75 g）以上のものに限る
糖類＊	0.5 g（0.5 g）	5 g（2.5 g）	5 g（2.5 g）＊25％以上の相対差が必要
ナトリウム＊	5 mg（5 mg）	120 mg（120 mg）	120 mg（120 mg）＊25％以上の相対差※が必要※特例あり【下記（注意）参照】

備考
1　ドレッシングタイプ調味料（いわゆるノンオイルドレッシング）について，脂質の「含まない旨の表示」については「0.5 g」を，「3 g」とする．
2　1食分の量を15 g以下である旨を表示し，かつ，当該食品中の脂肪酸の量のうち飽和脂肪酸の量の占める割合が15％以下である場合，コレステロールに係る含まない旨の表示及び低い旨の表示のただし書きの規定は，適用しない．

が可能となる．ただし，ドレッシングの場合は，一度に使用する量が少ないため100 gあたりの脂肪含量が3 g未満でもノンオイルドレッシングという表示が可能である．

また，強調したい熱量や栄養成分の含量が「低い旨の表示の基準値（表7.12，第2欄）」未満の場合に，「低熱量（エネルギー）」，「脂質ライト」といった表示が可能となる．

（4）相対表示（低減された旨）

コーデックスの相対表示ルールに基づく表示ルールとして，平成27年（2015）4月1日に変更された．比較する食品との熱量または栄養素の差が「低減された旨の表示の基準値（表7.12，第3欄）」未満で，かつ，低減割合（減少率）が25%以上ある場合には，「30%脂質カット」，「減塩（ナトリウム）」といった表示が可能となる．

ナトリウム含量が100 g あたり 1,000 mg の食品に対し，ナトリウム含量が 800 mg の商品は 1,000 − 800 = 200 mg で表7.12，第3欄の比較商品との絶対差である 120 mg 未満を満たしてはいるが，減少率は 20% であり，コーデックス相対表示ルールである 25% 以下を満たすことはできないので，「低塩（低ナトリウム）」の表示はできない．

2015年（平成27）4月1日の段階では，みそとしょうゆはナトリウムの相対差の対象の例外となっている．これは，現段階ではナトリウム量を 25% 減少させることで，風味と保存性を満たす食品をつくることが技術的に困難であるためである．みその場合は 15% 以下，しょう油の場合は 20% 以下で低減された旨の表示が可能である．

（5）無添加強調表示（対象は，ナトリウムと糖類）

コーデックスの栄養及び健康強調表示の使用に関するガイドラインの無添加表示に基づくものである．最近の商品でよく見かける，「糖質ゼロ」といった表示は，この無添加強調表示の基準に基づいている．

「糖類無添加」，「砂糖不使用」などの表示には，① いかなる糖類も添加していない，② 原材料や食品添加物に糖類を添加したものを使用しない，③ 酵素分解等で糖類を生成させない，④ 当該食品の糖含量を既定の方法で表示している，という四つの条件を満たす必要がある．また，「食塩無添加」の表示には，① いかなるナトリウム塩も添加していない，② ナトリウム塩の代替となる原材料や食品添加物を使用していない，という二つの条件を満たす必要がある．

8.6　栄養成分表示と成分分析値の誤差

食品成分は，食品自体のばらつき（季節，産地，栽培方法など）や測定によるばらつきを常に含んでいる．義務化された栄養成分を表示する場合，表示された数字が一定の範囲内に収まっていないと，罰則が科される可能性がある．そこで，表示する成分値には一定の誤差を認めることになっている．表示義務化されている栄養成分として表示された値には，表示値の上下 20% の誤差が許容されている．表示値が 5 g の成分の場合，商品中の含量は 4〜6 g（5 − 5 × 0.2 = 4 g から 5 + 5 × 0.2 = 6 g）の範囲に入っているということである*．

既存品などの相対表示
比較する商品が必要である．

コレステロール・ゼロ，コレステロール控えめ，砂糖無添加の表記
食品中のコレステロール量だけでなく，飽和脂肪酸量が所定量より低いことが必要であることに注意しよう．

義務化されている栄養成分表示に示されている数値
上下20%の誤差を許容している．

＊栄養成分値は実際に測定した結果以外にも，①成分表などをつかった合理的な推定により得られた成分値を「この表示値は目安です」といった表示で示す（目安表示），②成分値にばらつきがあることが分かっている場合に 20〜35g という幅表示も可能となっている．

9 管理栄養士と食品表示

平成 27 年（2015）4 月 1 日に，**食品表示法**が施行された（第 7 章-1 参照）．それまでの食品衛生法，JAS（農林規格）法，健康増進法の中で食品のパッケージに記載される表示部分に関する法律を分離独立したものである．

ここでは，管理栄養士の仕事に関係する食品表示として，① 加工食品の栄養成分表示義務化，② 食品添加物表示，③ アレルゲン表示，④ 遺伝子組換え食品表示，について述べる．

> 加工食品の種類，原材料，添加物，期限表示，保存方法など
> 本シリーズ『食品学Ⅱ』，第 7 章に詳細を記した．ここではアレルギー表示，遺伝子組換え食品に関する表示について記載する．

9.1 食品表示は何のためにあるか

食品表示は，消費者が食品を購入する際に，① 安全性の確保，② 自主的で合理的な商品選択，③ 食品の選択を通じた健康の保護・増進，④ 食品の生産・流通の円滑化，⑤ 需要に即した食品の開発・生産・振興，などのために行われるものである．**食の外部化**が進む中で，製造・販売者と消費者とをつなぐコミュニケーションツールの一つが食品表示なのである．管理栄養士は消費者でもあるが，食品を扱うプロフェッショナルとして消費者が適切な食品を購入するための手助けをする場面も少なくない．

9.2 食の外部化

単身世帯の増加や専業主婦の減少などの原因により，家庭内で食事を作るのではなく，家庭外に調理を委託することをいう．レストランなどでの外食だけでなく，加工食品，調理済み食品，そう菜，弁当などを買って家庭内で食べる中食も含まれる．

9.3 栄養成分表示

すべての加工食品に栄養成分表示が義務化されたので，加工食品を摂取することで 1 日に必要な栄養素がどの程度摂取可能かを計算することができる．

表 7.13 に「加工食品 A」を食べると 1 日に必要な栄養素をどのくらい摂取できるかを，栄養素等表示基準値をもとに計算した．「食品 A」を

表 7.13 栄養素等表示基準値を用いて食品の栄養特性を計算した例

	熱量	たんぱく質	脂質	炭水化物	食塩相当量
	(kcal)	(g)	(g)	(g)	(g)
栄養素等表示基準値	2,200	81	62	320	7.4
食品 A	530 24.1%	27.1 33.5%	28.2 45.5%	41.9 13.1%	3.4 46.2%

注：摂取する個人が，どの程度の栄養素を「食品 A」から摂取できるかを計算する場合は，食事摂取基準（2010 年版）の数値を使用する．

食べると，脂質と食塩相当量を約46%摂取することになり，非感染性疾患の予防という観点から常時摂取する食品としては適当ではないことが示唆される．また，この食品の脂質エネルギー比は約48%で，食事摂取基準（2015年版）の脂肪エネルギー比の目標である20〜30%から外れており，別の食事で脂質含量の少ない食事との組み合わせが必要であることがわかる．特定の個人が食べる食品を選択する場合には，食事摂取基準（2015年版）に示された栄養成分値を使用して**表7.13**のような計算をして，食事を考える．

このような考え方に基づき，欧米では栄養成分表示に**図7.8**に示すような栄養素等表示基準値（欧米ではRDI, reference dairy intake）を併記している．

栄養素等表示基準値
食品表示を目的に，食事摂取基準2010で決められている摂取量を，日本の18歳以上の人口構成に基づいて加重平均して算出した値である．個人が摂取すべき1日の栄養素の量を示すのではなく，18歳以上の平均的な日本人が摂取すべき1日の栄養素量である．

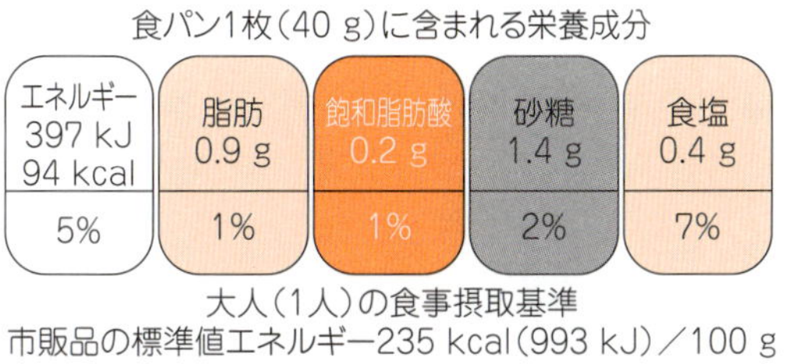

図7.8 英国で使用されている栄養成分表示の例
https://www.food.gov.uk/northern-ireland/nutritionni/fop-ni をもとに作成．

9.4 原材料名表示における食品添加物の表示

食品添加物への関心が高まる中で，加工食品にどのような食品添加物が使われているかを知りたいという消費者の要望が高くなった．これを受けて，新しい食品表示法では，加工食品に使用されている原材料（食品）と食品添加物の区別がわかるように，添加物の項を設けるなど明確に区分して表示することとなった．

食品の原材料表示の記載項目は少なければ少ないほど良いという「クリーンラベル」を強調する考え方もあるが，食品添加物は，適切な価格で食品を販売したり，利便性を高めたりするには必要な食品素材である．不可欠な食品添加物を見分ける力も管理栄養士には必要となる．

表示のルール
p.136も参照．

9.5 アレルゲン表示の変更

食物アレルギーは命にかかわることもあるため，食事を提供する場面では細心の注意が必要である．食品表示されるアレルゲンは，表示義務がある**特定原材料**と，表示が推奨されている**特定原材料に準ずるもの**に分類されている．特定原材料や特定原材料に準ずるものは，見直しが行われるので最新の情報を得るように心がける必要がある．

9.6 遺伝子組換え食品の表示

植物に植物自身がもっていない外来遺伝子を導入して，① 農薬耐性や乾燥耐性をもたせた（栽培上のメリット），② 栄養価を高めた（消費上のメリット），という二種類のメリットをもたせたものを遺伝子組換え農産物という．日本では，安全性が確認された，大豆，とうもろこし，ばれいしょ，なたね，綿実，アルファルファ，てん菜，パパイヤ，からし菜の9種類の農産物とその加工食品群（食品）の流通が認められている．遺伝子組換え作物の商業生産は日本国内では認められていないので，表示ルールは海外から輸入された作物や当該加工食品に関するものとなる．

遺伝子組換え表示ルールを図 7.9 に示す．遺伝子組換え食品の表示でも，8.1 節に示した**義務表示**と**任意表示**の考え方が重要である．栄養価を高めた②のタイプのように，従来と栄養価が著しく異なる遺伝子組換え作物を使った場合，栄養価が同等でも①のタイプの遺伝子組換え食品を使った場合，遺伝子組換え食品を分別生産流通管理（IP ハンドリング）していない場合，が義務表示となる（左記の例外を除く）．2023 年 4 月施行予定のルールでは，大豆ととうもろこしは，IP ハンドリングをしていても遺伝子組換え食品が検出される場合は，IP ハンドリングをしていることを任意で表示することは可能だが，「遺伝子組換え食品ではないこと」は表示することができない．

遺伝子組換え食品の利用には抵抗を感じる人が多いが，積極的に導入している国もあり，管理栄養士として表示の仕組みを知っておく必要がある．なお，自然界でも起こり得る遺伝子の変化を効率化するゲノム編集技術を使った食品には表示義務はない．

遺伝子組換え表示

「大豆（アメリカ産）」と「大豆（アメリカ産・遺伝子組換えでない）」という表示は，両方とも遺伝子組換え大豆を使っていないという同じ意味の表示であることに注意する．

高オレイン酸大豆や高ステアリドン酸大豆から製造した食用油脂

遺伝子組換え食品であることが義務表示となる．

遺伝子組換え食品表示の例外

- おもな原料ではない：「原材料の上位 3 位以内で 5%以上」で定義される，おもな原料に当たらない場合は義務表示対象外．
- 表示対象外の食品：しょうゆ，みそ（大豆），コーンフレーク，コーン油，液糖，デキストリン，水あめ（とうもろこし），菜種油（なたね），綿実油（綿実），砂糖（てん菜）．

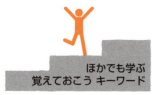

ほかでも学ぶ 覚えておこう キーワード

ゲノム編集
➡ 食品加工学

図 7.9 遺伝子組換え食品（GMO）の表示ルール概要

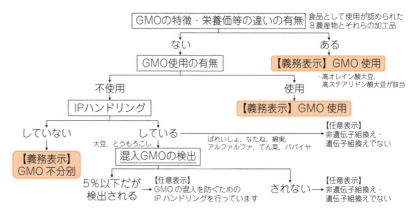

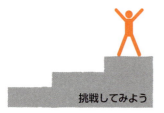

挑戦してみよう

復習問題を解いてみよう
https://www.kagakudojin.co.jp

付録1　食品成分を理解するための有機化学

はじめに

ごはんやパン，牛乳，肉，野菜などは，もともと何からできているのだろう？　炭水化物，たんぱく質，脂質，無機質，ビタミンなどの化学物質からなる栄養素である．これらはどこでつくられ，どのような構造になっているのだろう．

食塩などを除くと，食べ物のほとんどは生き物からつくられた化学物質，つまり有機化合物である．**有機化合物**とは，炭素（C）原子を中心とする化合物のことで，炭素の結合による基本骨格と官能基（第3章参照）をもっていることが大きな特徴といえる．

このような有機化合物の性質を理解すれば，食品成分の性質や機能をもっと深く理解することができる．なぜ油は水に溶けないのか，どのようにマヨネーズはできるのか．有機化合物を理解すると，これらの答えをみつけることができるだろう．

ここではまず，有機化合物の基礎となる原子や分子について学んでおこう．高校で有機化学について十分に学んでいない人には，とくに読んでおいてほしい．

1.1　食品成分を構成する原子

食品中の炭水化物，たんぱく質，脂質，ビタミンなどの有機化合物は，炭素C，水素H，酸素O，窒素Nが主要な元素であり，ほかにリンPや硫黄Sなどがある．これらの原子は，決まった数の結合手（または原子価）をもっていて，互いに結合手を握手するような形で結合している．結合手の数は，C原子4本，H原子は1本，O原子は2本，N原子は3本，P原子は3本，S原子は2本となっていて，結合手の数が原子によって異なるのは，それぞれの原子の構造が違うためである．

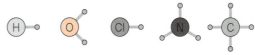

手が1本　手が2本　手が1本　手が3本　手が4本
水素原子　酸素原子　塩素原子　窒素原子　炭素原子

原子は，中心に原子核とその周りを取り巻く電子からなっている．原子核はいくつかの陽子と中性子からできている（図①）．たとえばC原子は，陽子の数が6個，中性子は6個あるいは7個で，電子の数は6個となっている．陽子の数と電子の数は同じ数になっている．原子核の周りを取り巻く電子はいくつかの層に分かれていて，原子核に近いところからK殻，L殻，M殻，N殻…とよび，K殻には電子が2個，L殻には8個，M殻には18個，N殻に

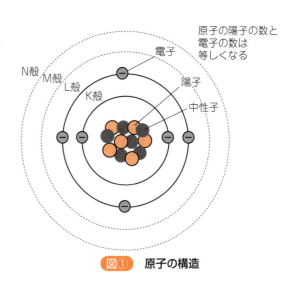

図①　原子の構造

付録1 食品成分を理解するための有機化学

は32個の電子が入ることができる．電子は原子核に近いK殻から順に入っていく．

たとえばC原子の場合，電子の数が6個なので，K殻に2個，L殻に4個の電子が入ることになる．もっとも外側の電子は**最外殻電子**（**価電子**）といい，原子がイオンになったり，原子同士が電子を共有したりすることで結合するときに重要な役割を果たしている．

希ガス元素といわれるヘリウムHeやネオンNe，アルゴンArなどは，電子配置が安定な状態にあり，他の原子はこのような希ガス元素のように安定な電子配置を取ろうとする．そのため最外殻電子が1～7個では不安定なので，電子が離れたり逆に電子を取り込んだり，さらには他の原子の電子殻と共有することで安定になるのである．

たとえばC原子の場合，4個の価電子がある．Neに似た安定な電子配置を取ろうと他の原子の電子殻と重なり合い，4本の結合手（共有結合）で分子を形成するのである．

1.2 分子を構成する結合

食品成分の有機化合物の原子や分子同士は，各原子の性質により共有結合，イオン結合，水素結合および疎水結合によって結合している．これらの結合にはそれぞれ特徴があり，食品成分の固有の特性を発現する骨格になる．

（1）共有結合

共有結合は，二つの原子の間で互いの価電子を出し合って共有することでできる結合である．共有結合が1本の結合であれば**単結合**（**飽和結合**），2本の結合であれば**二重結合**，3本で**三重結合**という．

図②に水分子 H_2O の結合の模式図を示した．なお，水，二酸化炭素，メタンの分子式と構造式を表①に示した．原子の構造で表すと構造が複雑になるので，簡単な棒線で結合の状態を表している．

（2）イオン結合

ナトリウム（Na）のように最外殻電子が1個しかないものは電子を放出しやすく，逆に塩素のよう

表①　分子式と構造式の例

	分子式	構造式
水分子	H_2O	H－O－H
二酸化炭素分子	CO_2	O＝C＝O
メタン分子	CH_4	H ｜ H－C－H ｜ H

構造式では H－O－H と表現する

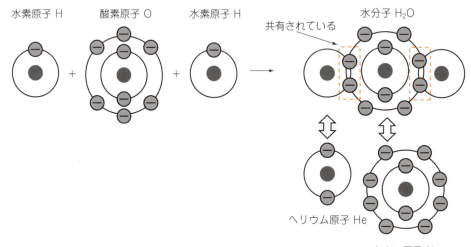

図②　水分子の結合（模式図）

に最外殻電子が7個あると電子1個を受け取りやすい性質がある．その結果，陽子と電子の数が異なるようになり，その原子は電気を帯びるようになる．このような粒子を**イオン**という．

電子を放出してプラス（＋）になったイオンは**陽イオン**といい，元素記号の右上に＋を付ける．2個の電子を放出した場合，元素記号の右上に2+とその放出された電子の個数を付ける．ナトリウムNaの場合，1個の電子を放出して正の電荷をもつ陽イオンとなるため，Na^+と表す．塩素Clは1個の電子を受け取って負の電荷をもつ陰イオンとなり，Cl^-と表す．Na^+とCl^-は静電気力で引き合って結び付く．これが**イオン結合**である（図③）．

(3) 水素結合

異なる原子同士の共有結合では，それぞれの共有電子対を引き付ける強さに差があると電荷の偏りを生じる．この偏りの強さの程度を**電気陰性度**といい，共有結合している原子間に電荷の偏りがあるとき，**極性がある**という．たとえば水分子H_2Oの酸素原子Oはいくらか電子を引き付けるため負の電荷（$\delta-$と表記）を帯び，水素原子Hはいくらか正の電荷（$\delta+$と表記）を帯びている．するとその水素原子Hは隣り合う別のH_2O分子の酸素原子Oと静電気の力で引き合うようになる．

このように，電気陰性度の大きな原子（フッ素F，窒素N，酸素O）の間に水素原子Hを挟んでできる分子間の結合を，**水素結合**という（第3章，図3.2参照）．

(4) 疎水結合

アルコールや糖は水によく溶ける．これはアルコールや糖がヒドロキシ基OHという極性のある構造をもっているため，水分子と親和性があるためである．

しかし，油やベンゼンなどは水にほとんど混じり合わない．水に対して親和性の少ない物質を**疎水性物質**という．疎水性物質は水中では水分子を避けることで疎水性物質同士が集合して安定な状態になろうとする．この状態を一種の結合とみなし，**疎水結合**という．

1.3 有機化合物の特徴

一般に有機化合物は炭素原子C以外に水素原子H，酸素原子O，窒素原子N，リンP，硫黄原子Sおよびハロゲン元素（Cl, Br, I）などから構成されている．

炭素Cと水素Hだけからなる有機化合物は，**炭化水素**という．炭化水素には単結合のみのアルカン，二重結合を含むアルケン，三重結合を含むアルキンがあり，結合の特徴で分類されている．単結合のみのアルカンを**飽和炭化水素**，アルケン，アルキンを**不飽和炭化水素**という．似たカタカナで混乱するかもしれないが，これらの炭化水素の名称は，アルカンを基本としている．炭素の数に従って表②のよう

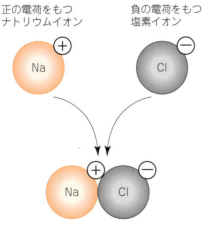

図③ ナトリウムイオンと塩素イオンのイオン結合

表② 飽和炭化水素（アルカン）の名称

名称	分子式
メタン（methane）	CH_4
エタン（ethane）	C_2H_6
プロパン（propane）	C_3H_8
ブタン（butane）	C_4H_{10}
ペンタン（pentane）	C_5H_{12}
ヘキサン（hexane）	C_6H_{14}
ヘプタン（heptane）	C_7H_{16}
オクタン（octane）	C_8H_{18}
ノナン（nonane）	C_9H_{20}
デカン（decane）	$C_{10}H_{22}$

に命名されている．

アルカンの場合，語尾がすべて「-ane（アン）」となっている．アルケンの場合は，語尾がすべて「-ene（エン）」，アルキンは「-yne（イン）」に置き換えた名称になる．たとえばアルカンのヘキサン（hexane）の場合，アルケンはヘキセン（hexene），アルキンはヘキシン（hexyne）となる．炭素骨格は鎖状のものを**脂肪族炭化水素**という．ベンゼンなどの環状につながったものもあり，これは**芳香族炭化水素**という．

食品中の有機化合物では，これらの炭化水素が基本的な骨格となる．いくつかの水素原子が別の原子や分子と置き換わることで多様な構造となり，さまざまな食品の構成成分となっていくのである．たとえば脂肪族炭化水素は，脂肪族カルボン酸，脂肪酸やトリアシルグリセロールと関連する．

本書に書かれている栄養素の炭水化物，脂質，たんぱく質はそれぞれ単糖，脂肪酸，アミノ酸という有機化合物からできている．エネルギー源となる単糖やエネルギー源と体の構成成分となる脂肪酸は，炭素原子C，水素原子H，酸素原子Oが主要な原子となっている．たんぱく質はエネルギー源にもなるが，体の構成成分や機能調節としての役割があり，その構成成分のアミノ酸は炭素原子C，水素原子H，酸素原子Oのほかに窒素原子N，硫黄原子Sからなる有機化合物である．

食品に炭水化物，脂質，たんぱく質がどの程度含まれているかは，それぞれ差し引き法，ソックスレー抽出法，改良ケルダール法（Nを測定）によって求めた値が日本食品標準成分表に収載されてきた．構成成分から正確に測定しようとする世界的な動きから，日本では従来の測定法の値に加えて，たんぱく質と脂質についてはそれぞれアミノ酸，脂肪酸から求めた値が一部の食品に収載されてきた．

食品成分表（七訂）でようやくでん粉，単糖類，二糖類を直接分析して求めた利用可能炭水化物（単糖当量）が追加され，単糖，脂肪酸，アミノ酸の量から求めた値が示されるようになった．こうした考え方は，有機化合物の構造からきたものであることを理解してほしい．

付録2　食品学を理解するための生物学

はじめに

ここでは，高校の生物基礎で学習した内容に沿って，食品学に関連する項目について説明します．生物基礎の学習が十分でない場合や高校で生物基礎や生物を十分にを学んでいない場合にも，管理栄養士国家試験科目である「食べ物と健康」への橋渡しとなるような内容をまとめています．生物の世界には多様性があり，さまざまな例外もありますが，多くの生物にみられる共通の仕組みに焦点を絞って述べていきます．

2.1 栄養素の源は太陽エネルギー

地球上の生物が活動するためのエネルギーの源をさかのぼっていくと，太陽のエネルギーにたどり着く．地球上の生物は炭素原子Cを含む有機化合物からできているが（詳細は，「付録1」参照），植物は大気中の二酸化炭素を使用して有機化合物をつくる．植物は太陽のエネルギーを空気中の二酸化炭素 CO_2 を使ってグルコースに変え，最終的にはグルコースが α1→4 結合したでん粉という形で植物体内にでん粉粒という形で蓄積する（図①）．このように，空気中の CO_2 を有機物質に変え，エネルギーとして蓄積する過程を**炭素固定**（**炭素同化**）とよぶ．

太陽のエネルギーを有機物質に変えて蓄積すると同時に，植物は自らの生命活動を維持するために，エネルギーを使って必要な成分をつくらなければな

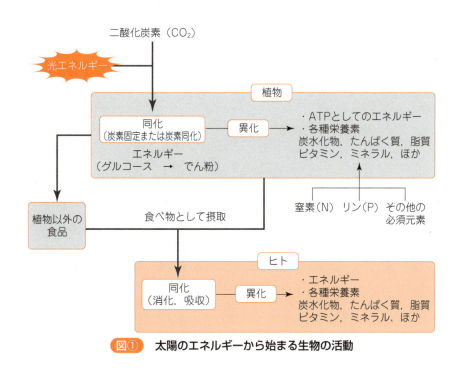

図① 太陽のエネルギーから始まる生物の活動

らない．生物の世界では，エネルギーになる有機物質から必要なエネルギーを取り出す仕組みを**異化**とよぶ．取り出したエネルギーは，おもに「エネルギーの通貨」ともいわれているアデノシン三リン酸（**ATP**）に変えて体内で利用される．たんぱく質産生に必要な元素である窒素Nや，核酸をつくるために必要な元素であるリンPやほかの必須元素は植物の根から吸収することがほとんどである．

2.2 食べ物から得るエネルギー

太陽のエネルギーを自分で使うことができないヒトを始めとする生物は，植物が有機物質として蓄積したでん粉などを食べることで生命活動に必要なエネルギーを得る．ヒトが食物からエネルギーを得る過程が**消化，吸収**である．

ヒトは，でん粉を消化酵素であるα-アミラーゼで吸収が可能な単糖のグルコースに分解し，消化管内から体内へ吸収する．体内に吸収したグルコースは生命活動のエネルギーとして使われるだけではなく，筋肉や肝臓でグリコーゲンという，グルコース同士が再びα-1,4結合とα-1,6結合でつながった多糖類の形で蓄積される．運動や生命活動でエネルギーが必要になったときに，体内でグリコーゲンを分解しATPとしてエネルギーを得て利用する．

2.3 DNAに従ってたんぱく質をつくる

太陽エネルギーをでん粉という有機物質で蓄積した植物も，その植物を食品として摂取するヒトも，それだけでは生命活動を行うことはできない．生物が生命活動を行うためには，生物内で化学反応を行うたんぱく質をつくる必要がある．

たんぱく質は，生物の設計図である遺伝子中のデオキシリボ核酸（DNA）に情報として保存されている．DNAに記憶されている情報をもとに，たんぱく質を生物の体の中でつくる仕組みを**セントラルドグマ**（生物に共通で根本となる原理）という．セントラルドグマは，**DNA**が**転写**の過程を経てリボ核酸（RNA）に変換され，**RNA**が**翻訳**の過程を経て**アミノ酸**へ変換され，アミノ酸がDNA情報に基づく順序で結合して**ポリペプチド鎖**を経て最終的にたんぱく質になる過程である（図②）．

生物がセントラルドグマにあるような複雑な仕組

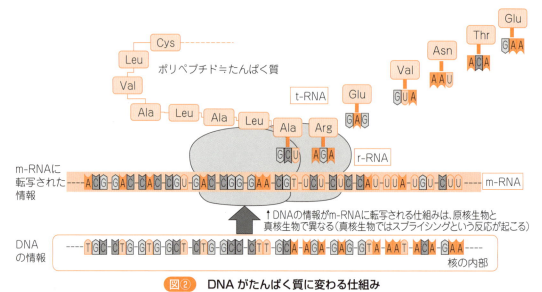

図②　DNAがたんぱく質に変わる仕組み

mRNA上に書かれた遺伝情報に対応するアミノ酸が三つの塩基（コドン）によって決まるのは，生物がつくる20種類のアミノ酸に対応するためである．mRNA上の塩基は，アデニンA，シトシンC，グアニンG，ウラシルUの4種類である．2個の塩基でアミノ酸を対応させると，4×4で16種類のアミノ酸しか対応することができない．

みを備えているのは、① 設計図の情報を正確に保存する（この仕組みを担うのがDNA）、② 必要なときに指令を出したんぱく質をつくり、不必要になった後はたんぱく質をつくるのを止める（この仕組みを担うのがRNA）というように、DNAとRNAが異なる役割をもっているためである.

図②に示すように、RNAには（おもな）**mRNA**（伝令RNA）、**rRNA**（リボソームRNA）、**tRNA**（転移RNA）の3種類がある. rRNAはたんぱく質を合成する場所であるため、細胞内にはもっとも多く存在するRNAである. DNA上の情報は、mRNAに写し取られて、rRNAへ伝えられる. たんぱく質合成を行う場所であるrRNAにDNAからのたんぱく質の設計図の情報をもったmRNAが結合する. つづいて、mRNAに描かれた情報の順番にtRNAがアミノ酸を運搬し、アミノ酸がDNAに描かれた順番に結合していく. DNAの情報は、必要に応じてmRNAを介してたんぱく質がつくられるため、一般的に細胞内のmRNA量は3種類のRNAの中ではもっとも少ない.

たんぱく質は、生物の体をつくるだけではなく、生体内でさまざまな成分をつくるために必要な**酵素**をつくり出す. 図③に示すように、セントラルドグマでつくられたたんぱく質の作用によって、体内でつくられる炭水化物、脂質、その他の栄養成分がつくられる.

2.4　食物として摂る必要がある必須栄養素

ヒトの体内でつくることができないか、つくることができても必要量に比べてはるかに少ない場合は、栄養素を食物として取り込む必要がある. 食物として取り込まなければ生体を維持することができない栄養素を**必須栄養素**という（第3章参照）.

2.5　私たちの食生活を豊かにする微生物

植物やヒトを始めとする動物と異なり、微生物（バクテリアや酵母）は独自にエネルギーを得る仕組みをもっている. 微生物のもつ独自のエネルギー獲得システムが、発酵食品として私たちの食生活を豊かにしている.

真核生物の酵母はグルコース（ぶどう糖）をアルコール（エタノール）に変える**アルコール発酵**、原核生物の乳酸菌は乳中の乳糖が分解されたときに生成するグルコースから乳酸に変えてエネルギーを得る**乳酸発酵**、同じく原核生物の酢酸菌はアルコール発酵で生産したエタノールから酢酸を得るときにエネルギーを得る**酢酸発酵**によって生育している（図④）.

アルコール発酵は醸造酒の製造に利用され、乳酸発酵はヨーグルト、チーズ、漬物などの製造に、酢酸発酵は食酢の製造に利用されている. 発酵食品で利用されている発酵でできる、アルコール、乳酸、酢酸は、いずれも食品を腐敗させる他の微生物の増殖を抑制する作用がある.

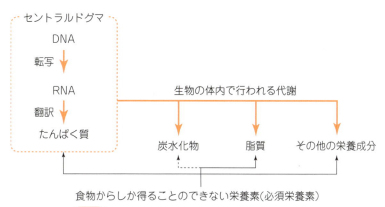

図③　セントラルドグマから始まる生物の活動

2.6 バイオームと食物連鎖で多様な生物がつながっている

特殊な環境を除いて,微生物を含めたさまざまな生物が地球上のあらゆるところに棲んでいる.特定の地域に棲んでいる微生物,植物,動物など生物のまとまりを**バイオーム**(**生物群系**)とよぶ.バイオーム内の生物は生物同士さまざまな関係をもっている.同時に,太陽の光,温度や湿度,酸素や二酸化炭素の量など大気の状態,土壌の豊かさ,降水量や土壌水分などの水の供給状況など,**非生物的な環境**ともバイオームは相互作用をしている.

バイオーム内部では,太陽のエネルギーを有機物に変える**生産者**(おもに植物),生産者を食べる**消費者**がある.消費者は,植物を食べる一次消費者から始まり,動物を食べる高次消費者(二次,三次ほか)に分けることができる.バイオームでのつながり(連鎖)を「食べる―食べられる」という関係(捕食・被捕食)でとらえたのが,図1.1に示した食物連鎖(フード・チェーン)である.バイオームには生物や非生物環境が影響を及ぼすが,ヒトが食料を生産するための活動がもっとも大きい影響を与える.食品学では,生物基礎で定義したバイオームとほぼ同じ意味で**生態系**という言葉を使っている(生態系,生物濃縮,食品ロス,食品廃棄については第1章を参照).

2.7 消化と吸収:ヒトの生命活動の基本

三大栄養素の消化と吸収は,炭水化物の場合,グルコースなどの単糖に,たんぱく質はアミノ酸やペプチドの形に分解され取り込まれる.脂質は,グリセロール,脂肪酸,モノアシルグリセロールに分解され胆汁酸の働きで吸収される.食品中の三大栄養素量をエネルギー摂取の面からより正確に評価するために,食品成分表(七訂)では,新たに「**単糖当量で表した利用可能な炭水化物量**」が導入された.たんぱく質量をアミノ酸組成から算出する「**アミノ酸によるたんぱく質量**」は食品成分表2010年版から,脂質量を脂肪酸量から算出した「**トリアシルグリセロール当量**」は食品成分表(五訂)から導入されていた.食品成分表(七訂)からエネルギー量をもとに,食品中の三大栄養素をより正確に評価できることとなった.この方法は,国際連合世界農業食糧機関(FAO)が世界の飢餓をなくすための計画をつくる際の基礎となる評価方法になっている.

2.8 私たちの消化管には微生物が棲んでいる:腸内細菌の話

健康なヒトの体で唯一バクテリア(細菌)が大量に棲んでいるのが,消化管の内部である.研究者によって意見は異なるものの,多いものでは消化管全体に約1,000種類,100兆個のバクテリアが常に存在しており,これらのバクテリアを**腸内細菌**という.

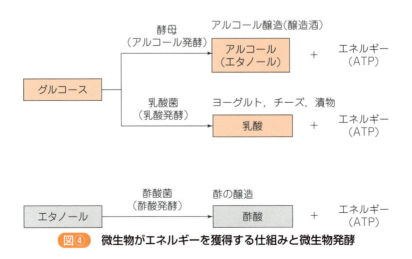

図④ 微生物がエネルギーを獲得する仕組みと微生物発酵

ヒトの消化酵素で分解できない（分解できないので吸収もできない）炭水化物（食物繊維，オリゴ糖，糖アルコール）には，腸内細菌が分解することができるものがある．消化酵素で分解されないこれらの食品成分は，分解されずに小腸を通過し，おもに大腸の腸内細菌が分解する．腸内細菌がこれらの炭水化物（難消化性物質）を酢酸や酪酸といった短鎖脂肪酸に変え，その一部をヒトは体内に吸収し，エネルギーにすることができる．食物繊維によって腸内細菌による分解度は異なる（表5.2参照）が，ヒトの消化酵素では分解されない大部分の食物繊維，オリゴ糖，糖アルコールにエネルギーがある理由については，第5章で述べた．

参考文献・参考情報

文部科学省科学技術・学術審議会資源調査分科会報告,「日本食品標準成分表 2015 年版（七訂）」. http://www.mext.go.jp/a_menu/syokuhinseibun/1365297.htm

文部科学省科学技術・学術審議会資源調査分科会報告,「日本食品標準成分表 2015 年版（七訂）追補 2016 年」. http://www.mext.go.jp/a_menu/syokuhinseibun/1380313.htm

厚生労働省健康局がん対策・健康増進課栄養指導室,「日本人の食事摂取基準（2015 年版）」策定検討会報告書.

第 2 章

清水俊雄,『食品機能の表示と科学：機能性表示食品を理解する』,同文書院（2015）.

佐々木敏,『わかりやすい EBN と栄養疫学』,同文書院（2005）.

食品の安全を守る賢人会議 編,『食品を科学する：意外と知らない食品の安全』,大成出版社（2015）.

第 3 章

畑山 巧 編著,『ベーシック生化学』,化学同人（2009）.

伏木 亨,油脂とおいしさ,化学と生物,**45**, 486（2007）.
　J-stage で公開 https://www.jstage.jst.go.jp/article/kagakutoseibutsu1962/45/7/45_7_488/_pdf

森田潤司,成田宏史 編,『食品学総論 第 3 版』〈新 食品・栄養科学シリーズ〉,化学同人（2016）.

池田清和,柴田克己 編,『食べ物と健康 1 第 3 版』〈エキスパート管理栄養士養成シリーズ〉,化学同人（2016）.

菅原龍幸ほか編著,『食品学 1 新版』〈N ブックス〉,建帛社（2012）.

菅原龍幸ほか編著,『食品学 1・2 改訂』,建帛社（2010）.

第 5 章

日本栄養食糧学会 監,『ルミナコイド研究のフロンティア：食物繊維・オリゴ糖・レジスタントスターチの最新研究動向』,建帛社（2010）.

青江誠一郎,乳酸菌ニュース,2011 秋季号（NO.474）,㈳全国発酵乳乳酸菌飲料協会.

浦島 匡,朝隈貞樹,福田健二,ミルクサイエンス,**56**, 55（2008）.

奥 恒行,山田和彦,金谷建一郎,日本食物繊維研究会誌,**6**, 81（2002）.

日本乳酸菌学会 編,『乳酸菌とビフィズス菌のサイエンス』,京都大学学術出版会（2010）.

小川（西秋）洋子,太田国史 編,『生命デザイン学入門』,岩波ジュニア新書（2016）.

第 7 章

清水俊雄,『食品機能の表示と科学：機能性表示食品を理解する』,同文書院（2015）.

佐々木敏,『わかりやすい EBN と栄養疫学』,同文書院（2005）.

食品の安全を守る賢人会議 編,『食品を科学する：意外と知らない食品の安全』,大成出版社（2015）.

杉山政則,『現代乳酸菌科学』,共立出版（2015）.

消費者庁,食品の安全や表示について知る
　http://www.caa.go.jp/consumers/food_safety/

健康食品素材情報データベース
　https://hfnet.nih.go.jp/contents/indiv.html

「健康食品」に関する情報

https://www.fsc.go.jp/osirase/kenkosyokuhin.html
栄養表示に関するガイドライン　CAC/GL 2-1985
栄養及び健康強調表示の使用に関するガイドライン　CAC/GL 23-1997
国立健康・栄養研究所,「健康食品」の安全性・有効性情報
　　https://hfnet.nih.go.jp

付録2
"Food energy : methods of analysis and conversion factors : report of a technical workshop,
　　Rome, 3-6 December 2002", Food and Agriculture Organization of the United Nations（2003）.

索引

数字

1-オクテン-3-オール	82
2-ヘキセナール	81
3-ヘキセノール	81
5′-イノシン酸	79
5′-グアニル酸	79
6-ノナジエナール	81
6-ノナジエノール	81

欧文

ATP	164
Atwater 係数	140
AV	55
a_w	19
BMI	9, 142, 143
Ca	66
calcium	66
chromium	69
Co	70
cobalt	70
copper	69
Cr	69
Cu	69
CV	55
DNA	164
D 型	35
FAO/WHO	34
fat	49
Fe	67
HM ペクチン	42
I	69
IMP	131
iodine	69
iron	67
IUPAC	45
IV	55
JHFA の認証マーク	149
K	66
K 値	132
L 型	35
L-グルタミン酸ナトリウム	79
LM ペクチン	42
magnesium	67
manganese	69
Mg	67
Mn	69
Mo	70
molybdenum	70
mRNA	165
n-3 系脂肪酸	57, 110, 47
n-6 系脂肪酸	57, 47
Na	65
oil	49
O/W エマルション	85
P	68
PG	57
phosphorus	68
pI	25
potassium	66
POV	55
P/S 比	57
PV	55
RNA	164
rRNA	165
Se	69
selenium	69
sodium	65
S-S 結合	116
TBARS	56
tRNA	165
TX	57
UNU	34
W/O 型エマルション	85
zinc	68
Zn	68
α ヘリックス構造	28
β シート構造	28
——逆並行型構造	28
——並行型構造	28

あ

亜鉛	68
アガロース	43
アガロペクチン	43
アクロレイン	123
L-アスコルビン酸	64
アスタキサンチン	72
アスパルテーム	78
アデノシルコバラミン	63
アトウォーター（Atwater）係数	140
脂	49
油	49
油焼け	124
アマドリ転位	127
アマドリ転位生成物	127
アミノカルボニル反応	20, 82, 120, 127
アミノ基	22
ε-アミノ基	127
アミノ酸	22, 164
α-アミノ酸	22
アミノ酸価（アミノ酸スコア）	34
アミノ酸によるたんぱく質量	166
アミノ糖	38
α-アミラーゼ	117
β-アミラーゼ	117
アミロース	41
アミロペクチン	41
アラビノース	37
アリイナーゼ	81, 131
アリイン	81, 131
アリシン	81
アリルイソチオシアネート	131
アルギン酸	43
アルコール発酵	165
アルドース	35, 37
アルドン酸	38
アルブミノイド	31
アルブミン	31
アレルギー表示	136
アントシアニン	73, 109
イオン	161
イオン結合	29, 161
異化	164
イコサノイド	57
イコサペンタエン酸	110
イソアミラーゼ	117
イソチオシアネート類	79, 81
イソフムロン	79
イソマルトース	40
一次機能	12
一重項酸素	123
一価不飽和脂肪酸	44
一般成分（食品成分表）	141
イノシン酸	131
いわゆる健康食品	112, 149
インベルターゼ	132
うま味成分	79
ウロン酸	38
ウーロン茶重合ポリフェノール	108
ウンデカラクトン	81
エアロゾル	83
エイコサノイド	57, 58
栄養機能食品	58, 146
栄養強調表示	151, 152〜155
栄養成分表示（省略可能な対象食品）	137
栄養素等表示基準値	151
栄養素の指標	141
エクオール	108
エステル結合	48
エステル交換	50
エナンチオマー	24, 35
エネルギー値	139
エマルション	85

——の転相	86, 87	基質特異性	33	ケトース	35, 38
エラグ酸	109	キシリトース	77	ゲニポシド酸	110
エリスリトール	104	キシロース	37	ゲル	87
エルゴカルシフェロール	59, 61	キセロゲル	87	ゲル化	119
エルゴステロール	53	擬塑性流動	93	ケルセチン	109
えん下困難者用食品	89, 90	キチン	43	ケン化価	55
塩析	32, 85, 116	キトサン	43	健康情報リテラシー	13
塩味成分	78	機能性表示食品	14, 137, 146, 148	健康日本21	9
塩溶	32	気泡	83	懸濁液	85
塩溶効果	116	義務表示	137, 149	硬化油	125
応力	95	キモシン	132	高級脂肪酸	44
オキシミオグロビン	75	吸収	164	高次消費生物	3
オリゴ糖	38, 103	球状たんぱく質	30	剛性率	96
オリゴペプチド	27	急速凍結	21	酵素	33, 165
		凝析	85	酵素的褐変	75
か		鏡像異性体	24, 35	硬たんぱく質	31
		共鳴安定化	120	高度不飽和脂肪酸	44
核たんぱく質	31	共有結合	160	降伏応力	94
加工食品	150	極性がある	161	降伏値	94
過酸化物価	55, 121	極性分子	16	高メトキシルペクチン	42
過剰除去	5	漁労	2	コエンザイム A	64
活性メチレン基	47, 120	キロカロリー	140	コエンザイム Q10	111
褐変	75, 125	キロジュール	140	糊化	118
褐変物質	75	ククルビタシン	79	糊化でん粉	118
カテキン	79	グリコーゲン	41	五基本味	76
価電子	160	グリコシド結合	38	五炭糖	35, 37
果糖	38	グリコシド性ヒドロキシ基	36	鼓腸	101
カフェイン	79	グリシン	79	コハク酸ナトリウム	79
ガラクツロン酸	42	グリセロ糖脂質	52	コバルト	70
ガラクトース	38	グリセロリン脂質	50	個別許可型の特定保健用食品	110
カラメル化	119	グリチルリチン	77	コレカルシフェロール	59, 61
カラメル化反応	129	クリープ	98	コレステロール	53, 56, 111
カリウム	66	β-クリプトキサンチン	59	コロイド	82
カリステフィン	73	クリーミング	86	コロイド状態	18
カルシウム	66	クルクミン	109	コロイド粒子	82
カルシフェロール	59	グルコアミラーゼ	117	コンニャクマンナン	42
カルボキシ基	22	α-グルコシダーゼ	117		
カルボニル価	55, 121	グルコシルセラミド	111	**さ**	
カロテノイド系色素	72	グルコース	37		
カロテン類	72	—— α型	36	最外殻電子	160
α-カロテン	59	—— β型	36	最大氷結晶生成帯	21
β-カロテン	59	グルコースイソメラーゼ	132	最適温度	33
還元性	37	グルコマンナン	42	最適pH	33
環状構造	35	グルテリン	31	坂口反応	26
完全弾性	98	グレーズ（グレイジング）処理	22, 124	酢酸イソアミル	81
カンペステロール	53	グロブリン	31	酢酸発酵	165
緩慢凍結	22	クロム	69	サスペンション	85
甘味成分	77	クロロゲン酸	79	雑食性	12
含硫化合物	110	クロロフィリン	75	サブユニット	29
規格基準型特定保健用食品	103	クロロフィル	74	酸化	55, 120
キサントフィル類	72	ケイ皮酸メチル	82	酸価	123
キサントプロテイン反応	26, 33	結合水	19	三次機能	12

171

三重結合	160	しょ糖	39	疎水コロイド		85
三重項酸素	120	親水コロイド	85	疎水性物質		161
三炭糖	35	親水性／親油性バランス	86	塑性		96
酸敗	120	水酸化カルシウム	43	ゾル		87
酸味成分	78	推奨表示	149	ソルビトール		77
シアシックニング	94	推奨量	142			
シアシニング	93	水素結合	17, 28, 29, 161	**た**		
シアノコバラミン	63	水中油滴型エマルション	85			
色素たんぱく質	31	推定平均必要量	142	大豆イソフラボン		111
シクロデキストリン	40	水分活性	19	大豆イソフラボン類		108
脂質ヒドロペルオキシド	120	水溶性食物繊維	102	大豆オリゴ糖		40
脂質ペルオキシラジカル	120	水溶性ビタミン	59	代替表記		137
脂質ラジカル	120	水和	18	対比効果		80
ジスルフィド結合	29, 116	スクロース	38, 39, 77	耐容上限量		142
ジスルフィド類	81	鈴木梅太郎	12	ダイラタンシー		93
シソニン	73	スタキオース	40	多価不飽和脂肪酸		44, 47
自動酸化	120	スチグマステロール	53	多層吸着水		19
β-シトステロール	53	ステビオシド	77	脱臭		125
シトラール	81	ステロール	53	多糖		38
シニグリン	130	ステロールエステル	50	多糖類		41
シブオール	79	ストレッカー分解	127, 128	食べ残し		5
ジペプチド	26	スフィンゴ糖脂質	52	炭化水素		161
脂肪	48	スフィンゴミエリン	52	単結合		160
脂肪酸	43	スフィンゴリン脂質	50	短鎖脂肪酸		44
脂肪族炭化水素	162	ずり応力	91	胆汁酸		56
シュウ酸カルシウム	79	ずり速度	91, 92	単純脂質		43, 48
自由水	19	ずり粘稠化	94	単純たんぱく質		30, 31
従属栄養生物	2	ずり流動化	93	弾性		95
受容体	13	スルフィド類	79	弾性率		95
消化	164	生活習慣病	9	炭素固定		163
消化性多糖	41	生産者（バイオーム）	166	炭素同化		163
脂溶性ビタミン	59	生産生物	2	単糖		34
消費者（バイオーム）	166	生鮮食品	150	単糖当量で表した利用可能な炭水化物量		
消費生物	2	生態系	166			166
賞味期限	6	生物群系	166	たんぱく質		
食事摂取基準	9	生物濃縮	3	一次構造		28, 113
食の外部化	156	摂取下限値	151	高次構造		27
食品が安全である	12	摂取上限値	151	三次構造		28, 113
食品の一次機能	12	絶対表示	151	二次構造		28, 113
食品の体調調節機能	13	セラミド	52	四次構造		29
食品の二次機能	12	セルロース	42	たんぱく質の変性		30, 113
食品表示	136	セレン	69	――可逆的に		30
食品表示法	136, 156	繊維状たんぱく質	30	――不可逆的に		30
食品リサイクル法	6	せん断応力	91	単分子層吸着水		19
食品ロス	5	せん断速度	92	チアミン		62
食品ロス率	5	セントラルドグマ	164	チオバルビツール酸価		56
植物エストロゲン	108	双極子モーメント	16	チキソトロピー		95
植物ステロール	53	相殺効果	80	――流体		95
食物繊維	41, 42, 101	相乗効果	80	地産地消		4
食物連鎖	2	相対表示	151, 155	茶カテキン		108
食料自給率	7	層流	92	チャネル		106
食料持久力	8	疎水結合	29, 161	中間水分食品		20

中鎖脂肪酸	44, 56	
中性脂肪	48	
腸管免疫	105	
長鎖脂肪酸	44, 56	
腸内細菌	166	
腸内細菌叢	100, 104, 108	
直接廃棄	5	
チンダル現象	83	
ツェスニアク	87	
テアニン	79	
テアフラビン	108	
定性分析	33	
低メトキシルペクチン	42	
定量分析	33	
テオブロミン	79	
デキストリン	40	
テクスチャー	12, 87	
テクスチャープロファイル	88	
テクスチャープロファイルアナリシス	89	
テクスチュロメーター	88	
鉄	67	
テルペノイド化合物	110	
転化	40	
転化糖	40, 133	
電気陰性度	161	
電気泳動	84	
転写	164	
テンパリング	54	
でん粉	41	
α-――	118	
――の老化	118	
銅	69	
糖アルコール	103	
凍結保存	21	
糖脂質	50, 52	
透析	83	
糖たんぱく質	31	
等電沈殿	32	
等電点	25, 32, 115	
等電点沈殿	115	
特定原材料	157	
特定原材料に準じるもの	157	
特定保健用食品	13, 56, 143-145	
特別用途食品	143, 144, 146	
独立栄養生物	2	
ドコサヘキサエン酸	110	
トコトリエノール	60, 61	
トコフェロール	60, 61	
トランス脂肪酸	124	
トランスポーター	106	
トリアシルグリセロール	49	
――当量	166	

トリグリセリド	49	
ドリップ	22	
トリペプチド	27	
トリメチルアミン	82	
トレハロース	40	
トロンボキサン	57	

な

ナイアシン	63	
――当量	63, 139	
ナスニン	73	
ナトリウム	65	
ナリンギン	73, 79	
難消化性オリゴ糖	103	
難消化性多糖	41	
難消化性デキストリン	101	
苦味成分	78	
ニコチン酸	63	
ニコチン酸アミド	63	
二次機能	12	
二次代謝産物	110	
二重結合	160	
二糖類	38, 40	
ニトロソミオグロビン	75	
日本食品標準成分表2020年版（八訂）		
	138	
――脂肪酸成分表	44	
日本人の食事摂取基準	138	
日本人の食事摂取基準（2015年版）	9, 12	
乳化剤	50, 86	
乳酸発酵	165	
乳濁液	85	
乳糖	40	
ニュートンの粘性の法則	92	
ニュートン流体	92	
任意表示	149	
――（推奨）	137	
――（その他）	137	
ニンヒドリン反応	25	
ヌートカトン	82	
ネオテーム	78	
熱可逆性ゲル	87	
熱酸化	122	
粘性	91	
粘性率	91	
粘弾性	96	
粘度	91, 92	
農耕	2	

は

バイオーム	166	
廃棄率	139	
焙焼デキストリン	101	
配糖体	77	
麦芽糖	40	
パーシャルフリージング	21	
％エネルギー	56	
発酵	130	
パラチノース	40	
ハワース投影式	36	
パントテン酸	64	
ビウレット反応	33	
ビオチン	64	
光過敏症	123	
光増感剤	123	
光増感反応	123	
非還元糖	39	
非感染性疾患	12, 105	
非酵素的褐変	76	
ヒストン	31	
ひずみ	95	
非生物的な環境	166	
ビタミンA	59	
ビタミンB_1	62	
ビタミンB_2	63	
ビタミンB_6	63	
ビタミンB_{12}	63	
ビタミンC	64	
ビタミンD	59	
ビタミンE	60	
ビタミンK	60	
ピータン	116	
必須アミノ酸	23, 24	
必須栄養素	165	
必須脂肪酸	48, 57	
ヒトミルクオリゴ糖	104	
ヒドロキシプロリン	24	
非ニュートン流体	93	
ピネン	82	
ピペリジン	82	
非有効性リシン	127	
氷温貯蔵	21	
ピリドキサミン	63	
ピリドキサール	63	
ピリドキシン	63	
ビンガム塑性流動	94	
フィッシャー投影式	36	
フィトケミカル	107	
フィロキノン	60, 62	
フェオフィチン	74	

フェオフォルバイト	74, 123	保健機能食品	13, 143, 144	陽イオン	161
フェノール性ヒドロキシ基	107	ホスファチジルコリン	50	葉酸	64
フォークト模型	97, 98	ホスファチジン酸	50	ヨウ素	69
不可逆性ゲル	87	ホモゲンチジン酸	79	ヨウ素価	55
不可逆的変化	113	ホモ多糖	41	四炭糖	35
不感蒸泄量	16	ポリエン酸	44		
複合脂質	43, 50	ポリフェノールオキシダーゼ	126, 130	**ら・わ**	
複合たんぱく質	30, 32	ポリフェノール類	126		
フコイダン	43	ポリペプチド	27	ラクトース	38, 40
不斉炭素	35	ポリペプチド鎖	164	ラクトフェリン	67
不斉炭素原子	24	ポルフィリン系色素	72, 74	ラジカル	120
フックの弾性の法則	95	翻訳	164	ラジカル連鎖反応	121
ぶどう糖	37			ラフィノース	40
フード・チェーン	2	**ま**		乱流	92
フード・マイレージ	4			ランダムコイル構造	28
不飽和脂肪酸　シス型	46	マクスウェル模型	97, 98	リグナン類	109
不飽和炭化水素	161	マグネシウム	67	リグニン	109
不溶性食物繊維	103	マツタケオール	82	リシノアラニン	116
ブラウン運動	84	マルトース	40	離水（ドリップ）	22
フラボノイド	73	マンガン	69	離水（離漿）	87
フラボノイド系色素	72, 72	マンノース	38	リポたんぱく質	31
ブランチング	126, 130	ミオグロビン	75	リボフラビン	63
フリーラジカル	120	味覚障害	68	リモニン	79
フルクトース	38, 77	みかけの粘度	95	リモネン	81
プレバイオティクス	103	ミネラル	65	硫安沈殿	116
プロスタグランジン	57	ミロシナーゼ	81, 131	硫化鉛反応	26
プロタミン	31	ミロン反応	25	流体	92
プロバイオティクス	104, 105	無機質	65	流動	92
プロビタミンA	59	メチルコバラミン	63	利用可能炭水化物（単糖当量）	139
プロラミン	31	メトミオグロビン	75	両親倍性化合物	52
分解生物	3	メナキノン	60, 62	両性イオン	25
分散質	82	目安量	142	両性電解質	25, 114
分散相	82	メラニン	76	リン	68
分散媒	82	メラノイジン	76, 127	リン脂質	50, 52
分別油	50	モノエン酸	44	リンたんぱく質	31
ヘキソース	37	モリブデン	70	ルチン	110
ペクチン	42			ルテイン	110
ヘスペリジン	73, 79	**や**		ルミナコイド	102
ベタイン	79			冷蔵	21
ペプチド	22, 26	ヤング率	96	レオペクシー	95
ペプチド結合	22, 26	融解	48	レオロジー	91
ヘマチン化合物	122	有機化合物	159	レジスタントスターチ	117
ヘミアセタール結合	35	有機酸	43	レシチン	50
ヘム色素	75	融点	48, 54	レチノール	59
ペントース	37	誘導脂質	43, 53	——活性当量	59
変敗	120	誘導糖	34, 38	レンチオニン	82
芳香族炭化水素	162	遊離アミノ酸	26	レンネット	132
泡沫	83	油脂	48, 49	ロイコトリエン	57
飽和結合	160	——引火点	55	ろう	48, 50
飽和脂肪酸	44	——構造	49	六炭糖	35, 37
飽和炭化水素	161	——発煙点	55	ロドプシン	59
牧畜	2	油中水滴型エマルション	85	ワックス	48

● 執筆者略歴 ●

赤坂　和昭（あかさか　かずあき）
東北大学大学院農学研究科修了
現在　尚絅学院大学総合人間科学部健康栄養学科教授
専門　食品化学，分析化学，天然物有機化学
博士（農学）

佐藤　薫（さとう　かおる）
東北大学大学院農学研究科修了
現在　日本獣医生命科学大学応用生命科学部食品科学科教授
専門　食品たんぱく質化学，畜産食品の加工と貯蔵
博士（農学）

塩谷　敏明（しおや　としあき）
北海道大学工学部応用物理学科卒業
現在　前　東京聖栄大学健康栄養学部食品学科教授
専門　食品のテクスチャー解析

中島　肇（なかじま　はじめ）
北海道大学農学部卒業
現在　和洋女子大学大学院総合生活研究科教授
専門　応用微生物学，発酵学，食品学
博士（農学）

松尾亜希子（まつお　あきこ）
京都府立大学大学院人間環境科学研究科修了
現在　名古屋葵大学健康科学部健康栄養学科講師
専門　食品化学
博士（学術）

水間　智哉（みずま　ともちか）
静岡県立大学食品栄養科学部栄養学科卒業
現在　摂南大学農学部食物栄養学科教授
専門　食品学，発酵学
博士（農学）

（五十音順）

ステップアップ栄養・健康科学シリーズ ④

食品学 I　食品成分とその機能を正しく理解するために

| 第1版　第1刷　2017年4月10日 |
| 第9刷　2025年2月10日 |

検印廃止

JCOPY〈出版者著作権管理機構委託出版物〉
本書の無断複写は著作権法上での例外を除き禁じられています．複写される場合は，そのつど事前に，出版者著作権管理機構（電話 03-5244-5088, FAX 03-5244-5089, e-mail: info@jcopy.or.jp）の許諾を得てください．

本書のコピー，スキャン，デジタル化などの無断複製は著作権法上での例外を除き禁じられています．本書を代行業者などの第三者に依頼してスキャンやデジタル化することは，たとえ個人や家庭内の利用でも著作権法違反です．

編　者　佐藤　薫
　　　　中島　肇
発行者　曽根　良介
発行所　㈱化学同人
〒600-8074　京都市下京区仏光寺通柳馬場西入ル
編集部　TEL 075-352-3711　FAX 075-352-0371
企画販売部　TEL 075-352-3373　FAX 075-351-8301
振替　01010-7-5702
e-mail　webmaster@kagakudojin.co.jp
URL　https://www.kagakudojin.co.jp
印刷・製本　西濃印刷株式会社

Printed in Japan　©K. Sato, H. Nakajima　2017　無断転載・複製を禁ず　ISBN978-4-7598-1894-9
乱丁・落丁本は送料小社負担にてお取りかえいたします．

ステップアップ栄養・健康科学シリーズ

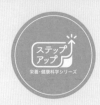

★ 高校で生物や化学を学んでいない学生にも，わかりやすく記述され，やさしく学び始められます．管理栄養士国家試験受験に備えて，基礎の力がつく教科書シリーズです．

★ 各巻の各章についての復習問題はWEBサイトで解けます．PCやスマホで解けるので，気軽に挑戦できます．

★ 各巻　B5判　176〜280頁　2色刷

シリーズラインアップ

● 既刊　　○ 未刊

① 社会・環境と健康

② 生化学

③ 解剖生理学

④ 食品学Ⅰ
　── 食品成分とその機能を正しく理解するために

⑤ 食品学Ⅱ
　── 食品の分類と特性・用途を正しく理解するために

⑥ 食品加工学
　── 公正な加工食品を支えるしくみを理解し利用するために

⑦ 調理学
　── 食品の調理特性を正しく理解するために

⑧ 食品衛生学
　── 食をとりまく危害要因を科学の視点から正しく理解するために

⑨ 基礎栄養学
　── 栄養素の働きと代謝のしくみを理解するために

⑩ 応用栄養学（第2版）
　── ライフステージ別の栄養ケア・マネジメントを正しく理解するために

⑪ 栄養教育論
　── 栄養教育マネジメントに必要な理論と技法を身につけるために

⑫ 臨床栄養学
　── 疾患別の栄養管理プロセスを正しく理解するために

⑬ 公衆栄養学
　── 地域から国内外までの栄養問題に取り組むために

⑭ 給食経営管理論
　── 給食のマネジメントを総合的に理解するために

⑮ スポーツ栄養学
　── 栄養サポートの理論と実践力をバランスよく身につけるために

★ 詳しくは化学同人ホームページをご覧下さい　https://www.kagakudojin.co.jp

● 好評の既刊書 ●

栄養士・管理栄養士をめざす人の **調理・献立作成の基礎**
　坂本裕子・森美奈子【編】　B5判・112頁・2色刷　定価1650円

栄養士・管理栄養士をめざす人の **基礎トレーニングドリル**
　小野廣紀・日比野久美子・吉澤みな子【著】　B5判・168頁・2色刷　定価1980円

栄養カウンセリング論　　赤松利恵・永井成美【著】　B5判・140頁・2色刷　定価1980円

図解 栄養士・管理栄養士をめざす人の **文章術ハンドブック**
　──ノート、レポート、手紙・メールから、履歴書・エントリーシート、卒論まで
　西川真理子【著】　A5判・192頁・2色刷　定価2200円

臨地・校外実習のてびき（第3版）　木戸詔子・福井富穂【編】　B5判・136頁　定価1980円

日本人の食事摂取基準（抜粋）
2025 年版

(株) 化学同人
〒600-8074　京都市下京区仏光寺通柳馬場西入ル
TEL 075-352-3373　FAX 075-351-8301
e-mail　webmaster@kagakudojin.co.jp
URL　https://www.kagakudojin.co.jp

食事摂取基準の改定の趣旨

　食事摂取基準は，健康増進法第16条の2に基づき厚生労働大臣が定めるものとして，国民の健康の保持・増進，生活習慣病の予防を目的として，食事によるエネルギー及び各栄養素の摂取量について，「食事による栄養摂取量の基準」（平成27年厚生労働省告示第199号）として示すものである．

　この食事摂取基準は，科学的根拠に基づく栄養政策を推進する際の基礎となるものとして，また，事業所給食，医療・介護施設等の管理栄養士，医師等が健常者及び傷病者の栄養・食事管理，栄養指導等に活用できるものとして，2005年版の策定以降，5年ごとに改定を行ってきた．

　厚生労働省は，令和7年度から適用する食事摂取基準を策定するため，「日本人の食事摂取基準（2025年版）」策定検討会及びワーキンググループを設置し，栄養に関する国内外の最新の知見，各種診療ガイドラインの改定内容等を参照しつつ，科学的な検討を重ねてきた．

　令和6年度から開始した健康日本21（第三次）では，その方針として，生活習慣の改善，主要な生活習慣病の発症予防・重症化予防の徹底を図るとともに，社会生活を営むために必要な機能の維持・向上等の観点も踏まえた取組を推進することが掲げられている．今回の食事摂取基準は，こうした健康・栄養政策の動向を踏まえた内容としており，この一環として，「生活習慣病及び生活機能の維持・向上に係る疾患等とエネルギー・栄養素との関連」の節では，生活機能の維持・向上の観点から，生活習慣病に加えて，新たに骨粗鬆症とエネルギー・栄養素との関連も整理した．

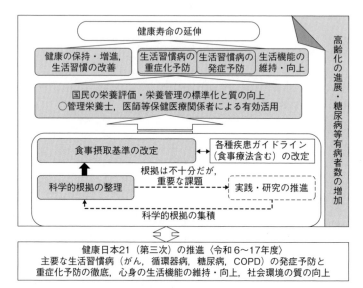

図1　日本人の食事摂取基準（2025年版）策定の方向性

I 総論

1 策定方針

1-1 対象とする個人及び集団の範囲

食事摂取基準の対象は，健康な個人及び健康な者を中心として構成されている集団とし，生活習慣病等に関する危険因子を有していたり，また，高齢者においてはフレイルに関する危険因子を有していたりしても，おおむね自立した日常生活を営んでいる者及びこのような者を中心として構成されている集団は含むものとする．具体的には，歩行や家事などの身体活動を行っている者であり，体格〔body mass index：BMI，体重（kg）÷身長（m）^{2}〕が標準より著しく外れていない者とする．なお，フレイルについては，現在のところ世界的に統一された概念は存在せず，フレイルを健常状態と要介護状態の中間的な段階に位置づける考え方と，ハイリスク状態から重度障害状態までをも含める考え方があるが，食事摂取基準においては，その対象範囲を踏まえ，前者の考え方を採用する．

また，疾患を有していたり，疾患に関する高いリスクを有していたりする個人及び集団に対して治療を目的とする場合は，食事摂取基準におけるエネルギー及び栄養素の摂取に関する基本的な考え方を必ず理解した上で，その疾患に関連する治療ガイドライン等の栄養管理指針を用いることになる．

1-2 策定するエネルギー及び栄養素

食事摂取基準は，健康増進法に基づき，厚生労働大臣が定めるものとされている図1に示したエネルギー（熱量）及び栄養素について，その摂取量の基準を策定するものである．

あわせて，国民の健康の保持・増進を図る上で重要な栄養素であり，かつ十分な科学的根拠に基づき，望ましい摂取量の基準を策定できるものがあるかについて，諸外国の食

1　国民がその健康の保持増進を図る上で摂取することが望ましい**熱量**に関する事項

2　国民がその健康の保持増進を図る上で摂取することが望ましい次に掲げる**栄養素**の量に関する事項
　イ　国民の栄養摂取の状況からみてその欠乏が国民の健康の保持増進に影響を与えているものとして厚生労働省令で定める栄養素
　　・たんぱく質
　　・n-6 系脂肪酸，n-3 系脂肪酸
　　・炭水化物，食物繊維
　　・ビタミン A，ビタミン D，ビタミン E，ビタミン K，ビタミン B_1，ビタミン B_2，ナイアシン，ビタミン B_6，ビタミン B_{12}，葉酸，パントテン酸，ビオチン，ビタミン C
　　・カリウム，カルシウム，マグネシウム，リン，鉄，亜鉛，銅，マンガン，ヨウ素，セレン，クロム，モリブデン
　ロ　国民の栄養摂取の状況からみてその過剰な摂取が国民の健康の保持増進に影響を与えているものとして厚生労働省令で定める栄養素
　　・脂質，飽和脂肪酸，コレステロール
　　・糖類（単糖類又は二糖類であって，糖アルコールでないものに限る．）
　　・ナトリウム

図1　健康増進法に基づき定める食事摂取基準

摂取基準も参考に検討する．なお，これまでアルコールに関する記述は炭水化物の章に含めていたが，化学的にも栄養学的にもアルコールは炭水化物とは異なり，栄養素でもない．このため，2025年版では，アルコールはエネルギー源になる物質としてエネルギー産生栄養素バランスの章で触れることとした．その健康影響や適切な摂取に関する事項等については他のガイドラインを参照されたい．

1-3 指標の目的と種類

●エネルギーの指標

エネルギーについては，エネルギー摂取の過不足の回避を目的とする指標を設定する．

●栄養素の指標

栄養素の指標は，3つの目的からなる5つの指標で構成する．具体的には，摂取不足の回避を目的とする3種類の指標，過剰摂取による健康障害の回避を目的とする指標及び生活習慣病の発症予防を目的とする指標から構成する（図2）．なお，食事摂取基準で扱う生活習慣病は，高血圧，脂質異常症，糖尿病及び慢性腎臓病（chronic kidney disease：CKD）を基本とするが，我が国において大きな健康課題であり，栄養素との関連が明らかであるとともに栄養疫学的に十分な科学的根拠が存在する場合には，その他の疾患も適宜含める．また，脳血管疾患及び虚血性心疾患は，生活習慣病の重症化に伴って生じると考え，重症化予防の観点から扱うこととする．

摂取不足の回避を目的として，「推定平均必要量」（estimated average requirement：EAR）を設定する．推定平均必要量は，半数の者が必要量を満たす量である．推定平均必要量を補助する目的で「推奨量」（recommended dietary allowance：RDA）を設定する．推奨量は，ほとんどの者が充足している量である．

十分な科学的根拠が得られず，推定平均必要量と推奨量が設定できない場合は，「目安量」（adequate intake：AI）を設定する．目安量は，一定の栄養状態を維持するのに十分な量であり，目安量以上を摂取している場合は不足のリスクはほとんどない．

過剰摂取による健康障害の回避を目的として，「耐容上限量」（tolerable upper intake

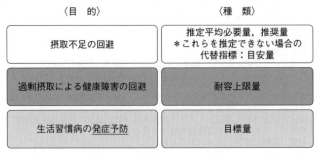

図2　栄養素の指標の目的と種類

level：UL）を設定する．十分な科学的根拠が得られない栄養素については設定しない．
　一方，生活習慣病の発症予防を目的として食事摂取基準を設定する必要のある栄養素が存在する．しかしながら，そのための方法論に関する議論はまだ十分ではない．そこで，これらの栄養素に関して，「生活習慣病の発症予防のために現在の日本人が当面の目標とすべき摂取量」として「目標量」（tentative dietary goal for preventing life-style related

---

参考1　食事摂取基準の各指標を理解するための概念

　推定平均必要量や耐容上限量などの指標を理解するための概念図を図4に示す．この図は，単独の栄養素の習慣的な摂取量と摂取不足又は過剰摂取に由来する健康障害のリスク，すなわち，健康障害が生じる確率との関係を概念的に示している．この概念を集団に当てはめると，摂取不足を生じる者の割合又は過剰摂取によって健康障害を生じる者の割合を示す図として理解することもできる．

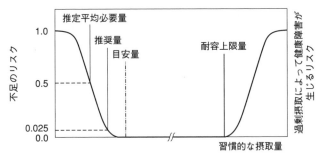

図4　食事摂取基準の各指標（推定平均必要量，推奨量，目安量，耐容上限量）を理解するための概念図

　縦軸は，個人の場合は不足又は過剰によって健康障害が生じる確率を，集団の場合は不足状態にある者又は過剰摂取によって健康障害を生じる者の割合を示す．
　不足の確率が推定平均必要量では0.5（50％）あり，推奨量では0.02〜0.03（中間値として0.025）（2〜3％又は2.5％）あることを示す．耐容上限量以上の量を摂取した場合には過剰摂取による健康障害が生じる潜在的なリスクが存在することを示す．そして，推奨量と耐容上限量との間の摂取量では，不足のリスク，過剰摂取による健康障害が生じるリスク共に0（ゼロ）に近いことを示す．
　目安量については，推定平均必要量及び推奨量と一定の関係を持たない．しかし，推奨量と目安量を同時に算定することが可能であれば，目安量は推奨量よりも大きい（図では右方）と考えられるため，参考として付記した．
　目標量は，ここに示す概念や方法とは異なる性質のものであることから，ここには図示できない．

diseases：DG）を設定する．なお，生活習慣病の重症化予防及びフレイル予防を目的として摂取量の基準を設定できる栄養素については，発症予防を目的とした量（目標量）とは区別して示す．

2-5 参照体位
2-5-1 目的

食事摂取基準の策定において参照する体位（身長・体重）は，性及び年齢区分に応じ，日本人として平均的な体位を持った者を想定し，健全な発育及び健康の保持・増進，生活習慣病等の予防を考える上での参照値として提示し，これを参照体位（参照身長・参照体重）と呼ぶこととする（表3）．

表3 参照体位（参照身長，参照体重）[1]

性　別	男　性		女　性[2]	
年齢等	参照身長（cm）	参照体重（kg）	参照身長（cm）	参照体重（kg）
0～5 （月）	61.5	6.3	60.1	5.9
6～11 （月）	71.6	8.8	70.2	8.1
6～8 （月）	69.8	8.4	68.3	7.8
9～11 （月）	73.2	9.1	71.9	8.4
1～2 （歳）	85.8	11.5	84.6	11.0
3～5 （歳）	103.6	16.5	103.2	16.1
6～7 （歳）	119.5	22.2	118.3	21.9
8～9 （歳）	130.4	28.0	130.4	27.4
10～11 （歳）	142.0	35.6	144.0	36.3
12～14 （歳）	160.5	49.0	155.1	47.5
15～17 （歳）	170.1	59.7	157.7	51.9
18～29 （歳）	172.0	63.0	158.0	51.0
30～49 （歳）	171.8	70.0	158.5	53.3
50～64 （歳）	169.7	69.1	156.4	54.0
65～74 （歳）	165.3	64.4	152.2	52.6
75 以上（歳）	162.0	61.0	148.3	49.3
18 以上（歳）[3]	（男女計）参照身長 161.0 cm，参照体重 58.6 kg			

[1] 0～17歳は，日本小児内分泌学会・日本成長学会合同標準値委員会による小児の体格評価に用いる身長，体重の標準値を基に，年齢区分に応じて，当該月齢及び年齢区分の中央時点における中央値を引用した．ただし，公表数値が年齢区分と合致しない場合は，同様の方法で算出した値を用いた．18歳以上は，平成30年国民健康・栄養調査の2か年における当該の性及び年齢区分における身長・体重の中央値を用いた．
[2] 妊婦，授乳婦を除く．
[3] 18歳以上成人，男女合わせた参照身長及び参照体重として，平成30・令和元年の2か年分の人口推計を用い，「地域ブロック・性・年齢階級別人口÷地域ブロック・性・年齢階級別 国民健康・栄養調査解析対象者数」で重み付けをして，地域ブロック・性・年齢区分を調整した身長・体重の中央値を算出した．

2-6 策定した食事摂取基準

1歳以上について基準を策定した栄養素と指標を表4に示す.

なお,健康増進法に基づき厚生労働大臣が定めるものとされている栄養素の摂取量の基準について参考情報がある場合は,原則として,該当栄養素の摂取量の基準に係る表の脚注に記載する.

表4 基準を策定した栄養素と指標[1](1歳以上)

栄養素			推定平均必要量(EAR)	推奨量(RDA)	目安量(AI)	耐容上限量(UL)	目標量(DG)
たんぱく質[2]			○b	○b	—	—	○[3]
脂質		脂質	—	—	—	—	○[3]
		飽和脂肪酸[4]	—	—	—	—	○[3]
		n-6系脂肪酸	—	—	○	—	—
		n-3系脂肪酸	—	—	○	—	—
		コレステロール[5]	—	—	—	—	—
炭水化物		炭水化物	—	—	—	—	○[3]
		食物繊維	—	—	—	—	○
		糖類	—	—	—	—	—
エネルギー産生栄養素バランス[2]			—	—	—	—	○[3]
ビタミン	脂溶性	ビタミンA	○a	○a	—	○	—
		ビタミンD[2]	—	—	○	○	—
		ビタミンE	—	—	○	○	—
		ビタミンK	—	—	○	—	—
	水溶性	ビタミンB₁	○a	○a	—	—	—
		ビタミンB₂	○c	○c	—	—	—
		ナイアシン	○a	○a	—	○	—
		ビタミンB₆	○b	○b	—	○	—
		ビタミンB₁₂	—	—	○	—	—
		葉酸	○a	○a	—	○[7]	—
		パントテン酸	—	—	○	—	—
		ビオチン	—	—	○	—	—
		ビタミンC	○b	○b	—	—	—
ミネラル	多量	ナトリウム[6]	○a	—	—	—	○
		カリウム	—	—	○	—	○
		カルシウム	○b	○b	—	○	—
		マグネシウム	○b	○b	—	○[7]	—
		リン	—	—	○	○	—
	微量	鉄	○b	○b	—	○	—
		亜鉛	○b	○b	—	○	—
		銅	○b	○b	—	○	—
		マンガン	—	—	○	○	—
		ヨウ素	○b	○b	—	○	—
		セレン	○a	○a	—	○	—
		クロム	—	—	○	○	—
		モリブデン	○b	○b	—	○	—

[1] 一部の年齢区分についてだけ設定した場合も含む.
[2] フレイル予防を図る上での留意事項を表の脚注として記載.
[3] 総エネルギー摂取量に占めるべき割合(%エネルギー).
[4] 脂質異常症の重症化予防を目的としたコレステロールの量と,トランス脂肪酸の摂取に関する参考情報を表の脚注として記載.
[5] 脂質異常症の重症化予防を目的とした量を飽和脂肪酸の表の脚注に記載.
[6] 高血圧及び慢性腎臓病(CKD)の重症化予防を目的とした量を表の脚注として記載.
[7] 通常の食品以外の食品からの摂取について定めた.
[a] 集団内の半数の者に不足又は欠乏の症状が現れ得る摂取量をもって推定平均必要量とした栄養素.
[b] 集団内の半数の者で体内量が維持される摂取量をもって推定平均必要量とした栄養素.
[c] 集団内の半数の者で体内量が飽和している摂取量をもって推定平均必要量とした栄養素.

4 活用に関する基本的事項
4-1 活用の基本的考え方

　健康な個人又は集団を対象として，健康の保持・増進，生活習慣病等の発症予防及び重症化予防のための食事改善に食事摂取基準を活用する場合は，PDCA サイクルに基づく活用を基本とする．その概要を図 5 に示す．まず，摂取量推定（個人あるいは集団を対象とした，各種食事調査の実施による摂取量の把握を指す）によりエネルギー・栄養素の摂取量を推定し，それを食事摂取基準の各種指標と比較して食事評価（ここではエネルギー及び各栄養素の摂取状況の評価と定義する）を行う．食事評価に基づき，食事改善計画の立案・食事改善を実施し，それらの検証を行う．検証を行う際には，再度摂取量推定を実施し，食事評価を行う．検証結果を踏まえ，計画や実施の内容を改善する．

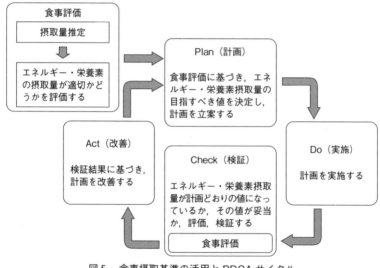

図 5　食事摂取基準の活用と PDCA サイクル

4-4　目的に応じた活用上の留意点

表 16　個人の食事改善を目的として食事摂取基準を活用する場合の基本的事項

目的	用いる指標	食事評価	食事改善の計画と実施
エネルギー摂取の過不足の評価	体重変化量 BMI	○体重変化量を測定 ○測定された BMI が，目標とする BMI の範囲を下回っていれば「不足」，上回っていれば「過剰」のおそれがないか，他の要因も含め，総合的に判断	○BMI が目標とする範囲内に留まること又はその方向に体重が改善することを目的として立案 〈留意点〉定期的に体重を計測記録し，16 週間以上フォローを行う
栄養素の摂取不足の評価	推定平均必要量／推奨量 目安量	○測定された摂取量と推定平均必要量及び推奨量から不足の可能性とその確率を推定 ○目安量を用いる場合は，測定された摂取量と目安量を比較し，不足していないことを確認	○推奨量よりも摂取量が少ない場合は，推奨量を目指す計画を立案 ○摂取量が目安量付近かそれ以上であれば，その量を維持する計画を立案 〈留意点〉測定された摂取量が目安量を下回っている場合は，不足の有無やその程度を判断できない
栄養素の過剰摂取の評価	耐容上限量	○測定された摂取量と耐容上限量から過剰摂取の可能性の有無を推定	○耐容上限量を超えて摂取している場合は耐容上限量未満になるための計画を立案 〈留意点〉耐容上限量を超えた摂取は避けるべきであり，それを超えて摂取していることが明らかになった場合は，問題を解決するために速やかに計画を修正，実施する
生活習慣病の発症予防を目的とした評価	目標量	○測定された摂取量と目標量を比較	○摂取量が目標量の範囲に入ることを目的とした計画を立案 〈留意点〉発症予防を目的としている生活習慣病と関連する他の栄養関連因子及び非栄養性の関連因子の存在と程度を明らかにし，これらを総合的に考慮した上で，対象とする栄養素の摂取量の改善の程度を判断．また，生活習慣病の特徴から考えて，長い年月にわたって実施可能な改善計画の立案と実施が望ましい

表 17　集団の食事改善を目的として食事摂取基準を活用する場合の基本的事項

目的	用いる指標	食事評価	食事改善の計画と実施
エネルギー摂取の過不足の評価	体重変化量 BMI	○体重変化量を測定 ○測定された BMI の分布から，BMI が目標とする BMI の範囲を下回っている，あるいは上回っている者の割合を算出	○BMI が目標とする範囲内に留まっている者の割合を増やすことを目的として計画を立案 〈留意点〉一定期間をおいて 2 回以上の体重測定を行い，その変化に基づいて計画を変更し，実施
栄養素の摂取不足の評価	推定平均必要量 目安量	○測定された摂取量の分布と推定平均必要量から，推定平均必要量を下回る者の割合を算出 ○目安量を用いる場合は，摂取量の中央値と目安量を比較し，不足していないことを確認	○推定平均必要量では，推定平均必要量を下回って摂取している者の集団内における割合をできるだけ少なくするための計画を立案 ○目安量では，摂取量の中央値が目安量付近かそれ以上であれば，その量を維持するための計画を立案 〈留意点〉摂取量の中央値が目安量を下回っている場合，不足状態にあるかどうかは判断できない
栄養素の過剰摂取の評価	耐容上限量	○測定された摂取量の分布と耐容上限量から，過剰摂取の可能性を有する者の割合を算出	○集団全員の摂取量が耐容上限量未満になるための計画を立案 〈留意点〉耐容上限量を超えた摂取は避けるべきであり，超えて摂取している者がいることが明らかになった場合は，問題を解決するために速やかに計画を修正，実施する
生活習慣病の発症予防を目的とした評価	目標量	○測定された摂取量の分布と目標量から，目標量の範囲を逸脱する者の割合を算出	○摂取量が目標量の範囲に入る者又は近づく者の割合を増やすことを目的とした計画を立案 〈留意点〉発症予防を目的としている生活習慣病が関連する他の栄養関連因子及び非栄養性の関連因子の存在とその程度を明らかにし，これらを総合的に考慮した上で，対象とする栄養素の摂取量の改善の程度を判断．また，生活習慣病の特徴から考え，長い年月にわたって実施可能な改善計画の立案と実施が望ましい

II 各 論

1 エネルギー・栄養素
1-1 エネルギー

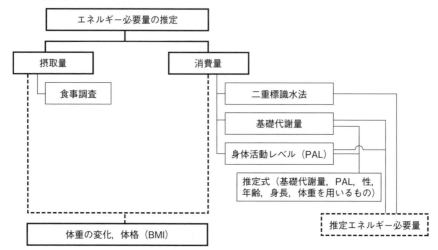

図2 エネルギー必要量を推定するための測定法と体重変化, 体格(BMI), 推定エネルギー必要量との関連

表1 目標とする BMI の範囲（18 歳以上）[1,2]

年齢（歳）	目標とする BMI （kg/m²）
18～49	18.5～24.9
50～64	20.0～24.9
65～74[3]	21.5～24.9
75 以上[3]	21.5～24.9

[1] 男女共通．あくまでも参考として使用すべきである．
[2] 上限は総死亡率の低減に加え，主な生活習慣病の有病率，医療費，高齢者及び労働者の身体機能低下との関連を考慮して定めた．
[3] 総死亡率をできるだけ低く抑えるためには下限は 20.0 から 21.0 付近となるが，その他の考慮すべき健康障害等を勘案して 21.5 とした．

〈参考資料〉推定エネルギー必要量

表3 基礎代謝量基準値

性別	男性			女性		
年齢（歳）	図9における観察値から推定した体重1kg当たりの基礎代謝量（体重1kg当たりの基礎代謝量基準値）(A)(kcal/kg 体重/日)	参照体重(B)(kg)	参照体重の場合の基礎代謝量基準値(A)×(B)(kcal/日)	図9における観察値から推定した体重1kg当たりの基礎代謝量（体重1kg当たりの基礎代謝量基準値）(A)(kcal/kg 体重/日)	参照体重(B)(kg)	参照体重の場合の基礎代謝量基準値(A)×(B)(kcal/日)
1～2	61.0	11.5	700	59.7	11.0	660
3～5	54.8	16.5	900	52.2	16.1	840
6～7	44.3	22.2	980	41.9	21.9	920
8～9	40.8	28.0	1,140	38.3	27.4	1,050
10～11	37.4	35.6	1,330	34.8	36.3	1,260
12～14	31.0	49.0	1,520	29.6	47.5	1,410
15～17	27.0	59.7	1,610	25.3	51.9	1,310
18～29	23.7	63.0	1,490	22.1	51.0	1,130
30～49	22.5	70.0	1,570	21.9	53.3	1,170
50～64	21.8	69.1	1,510	20.7	54.0	1,120
65～74	21.6	64.4	1,390	20.7	52.6	1,090
75以上	21.5	61.0	1,310	20.7	49.3	1,020

表4 年齢区分及び身体活動レベル（カテゴリー）別の身体活動レベル基準値（男女共通）

年齢（歳）	身体活動レベル（カテゴリー）		
	低い	ふつう	高い
1～2	―	1.35	―
3～5	―	1.45	―
6～7	1.35	1.55	1.75
8～9	1.40	1.60	1.80
10～11	1.45	1.65	1.85
12～14	1.50	1.70	1.90
15～17	1.55	1.75	1.95
18～29	1.50	1.75	2.00
30～49	1.50	1.75	2.00
50～64	1.50	1.75	2.00
65～74	1.50	1.70	1.90
75以上	1.40	1.70	―

表5 身体活動レベル（カテゴリー）別にみた活動内容と活動時間の代表例

身体活動レベル（カテゴリー）	低い	ふつう	高い
身体活動レベル基準値[1]	1.50 (1.40～1.60)	1.75 (1.60～1.90)	2.00 (1.90～2.20)
日常生活の内容[2]	生活の大部分が座位で，静的な活動が中心の場合	座位中心の仕事だが，職場内での移動や立位での作業・接客等，通勤・買い物での歩行，家事，軽いスポーツ，のいずれかを含む場合	移動や立位の多い仕事への従事者，あるいは，スポーツ等余暇における活発な運動習慣を持っている場合
中程度の強度（3.0～5.9メッツ）の身体活動の1日当たりの合計時間（時間/日）[3]	1.65	2.06	2.53
仕事での1日当たりの合計歩行時間（時間/日）[3]	0.25	0.54	1.00

[1] 代表値．（ ）内はおよその範囲．
[2] Black, et al., Ishikawa-Takata, et al. を参考に，身体活動レベルに及ぼす仕事時間中の労作の影響が大きいことを考慮して作成．
[3] Ishikawa-Takata, et al. による．

参考表2　推定エネルギー必要量（kcal/日）

性別	男性			女性		
身体活動レベル[1]	低い	ふつう	高い	低い	ふつう	高い
0～5　（月）	—	550	—	—	500	—
6～8　（月）	—	650	—	—	600	—
9～11（月）	—	700	—	—	650	—
1～2　（歳）	—	950	—	—	900	—
3～5　（歳）	—	1,300	—	—	1,250	—
6～7　（歳）	1,350	1,550	1,750	1,250	1,450	1,650
8～9　（歳）	1,600	1,850	2,100	1,500	1,700	1,900
10～11（歳）	1,950	2,250	2,500	1,850	2,100	2,350
12～14（歳）	2,300	2,600	2,900	2,150	2,400	2,700
15～17（歳）	2,500	2,850	3,150	2,050	2,300	2,550
18～29（歳）	2,250	2,600	3,000	1,700	1,950	2,250
30～49（歳）	2,350	2,750	3,150	1,750	2,050	2,350
50～64（歳）	2,250	2,650	3,000	1,700	1,950	2,250
65～74（歳）	2,100	2,250	2,650	1,650	1,850	2,050
75以上（歳）[2]	1,850	2,250	—	1,450	1,750	—
妊婦（付加量）[3]　初期					+50	
中期					+250	
後期					+450	
授乳婦（付加量）					+350	

[1] 身体活動レベルは、「低い」、「ふつう」、「高い」の三つのレベルとした。
[2] 「ふつう」は自立している者、「低い」は自宅にいてほとんど外出しない者に相当する。「低い」は高齢者施設で自立に近い状態で過ごしている者にも適用できる値である。
[3] 妊婦個々の体格や妊娠中の体重増加量及び胎児の発育状況の評価を行うことが必要である。

注1：活用に当たっては、食事評価、体重及びBMIの把握を行い、エネルギーの過不足は体重の変化又はBMIを用いて評価すること。
注2：身体活動レベルが「低い」に該当する場合、少ないエネルギー消費量に見合った少ないエネルギー摂取量を維持することになるため、健康の保持・増進の観点からは、身体活動量を増加させる必要がある。

●たんぱく質（推定平均必要量，推奨量，目安量：g/日，目標量：％エネルギー）

性別	男性				女性			
年齢等	推定平均必要量	推奨量	目安量	目標量[1]	推定平均必要量	推奨量	目安量	目標量[1]
0～5　（月）	—	—	10	—	—	—	10	—
6～8　（月）	—	—	15	—	—	—	15	—
9～11（月）	—	—	25	—	—	—	25	—
1～2　（歳）	15	20	—	13～20	15	20	—	13～20
3～5　（歳）	20	25	—	13～20	20	25	—	13～20
6～7　（歳）	25	30	—	13～20	25	30	—	13～20
8～9　（歳）	30	40	—	13～20	30	40	—	13～20
10～11（歳）	40	45	—	13～20	40	50	—	13～20
12～14（歳）	50	60	—	13～20	45	55	—	13～20
15～17（歳）	50	65	—	13～20	45	55	—	13～20
18～29（歳）	50	65	—	13～20	40	50	—	13～20
30～49（歳）	50	65	—	13～20	40	50	—	13～20
50～64（歳）	50	65	—	14～20	40	50	—	14～20
65～74（歳）[2]	50	60	—	15～20	40	50	—	15～20
75以上（歳）[2]	50	60	—	15～20	40	50	—	15～20
妊婦（付加量）初期					+0	+0	—	—[3]
中期					+5	+5	—	—[3]
後期					+20	+25	—	—[4]
授乳掃（付加量）					+15	+20	—	—[4]

[1] 範囲に関しては、おおむねの値を示したものであり、弾力的に運用すること。
[2] 65歳以上の高齢者について、フレイル予防を目的とした量を定めることは難しいが、身長・体重が参照体位に比べて小さい者や、特に75歳以上であって加齢に伴い身体活動量が大きく低下した者など、必要エネルギー摂取量が低い者では、下限が推奨量を下回る場合があり得る。この場合でも、下限は推奨量以上とすることが望ましい。
[3] 妊婦（初期・中期）の目標量は13～20％エネルギーとした。
[4] 妊婦（後期）及び授乳婦の目標量は15～20％エネルギーとした。

●脂質

脂質（％エネルギー）

性別	男性		女性	
年齢等	目安量	目標量[1]	目安量	目標量[1]
0〜5（月）	50	—	50	—
6〜11（月）	40	—	40	—
1〜2（歳）	—	20〜30	—	20〜30
3〜5（歳）	—	20〜30	—	20〜30
6〜7（歳）	—	20〜30	—	20〜30
8〜9（歳）	—	20〜30	—	20〜30
10〜11（歳）	—	20〜30	—	20〜30
12〜14（歳）	—	20〜30	—	20〜30
15〜17（歳）	—	20〜30	—	20〜30
18〜29（歳）	—	20〜30	—	20〜30
30〜49（歳）	—	20〜30	—	20〜30
50〜64（歳）	—	20〜30	—	20〜30
65〜74（歳）	—	20〜30	—	20〜30
75以上（歳）	—	20〜30	—	20〜30
妊婦			—	20〜30
授乳婦			—	20〜30

[1] 範囲に関しては，おおむねの値を示したものである．

飽和脂肪酸（％エネルギー）[1,2]　n-6系脂肪酸（g/日）　n-3系脂肪酸（g/日）

性別	飽和脂肪酸 男性	飽和脂肪酸 女性	n-6 男性	n-6 女性	n-3 男性	n-3 女性
年齢等	目標量	目標量	目安量	目安量	目安量	目安量
0〜5（月）	—	—	4	4	0.9	0.9
6〜11（月）	—	—	4	4	0.8	0.8
1〜2（歳）	—	—	4	4	0.7	0.7
3〜5（歳）	10以下	10以下	6	6	1.2	1.0
6〜7（歳）	10以下	10以下	8	7	1.4	1.2
8〜9（歳）	10以下	10以下	8	8	1.5	1.4
10〜11（歳）	10以下	10以下	9	9	1.7	1.7
12〜14（歳）	10以下	10以下	11	11	2.2	1.7
15〜17（歳）	9以下	9以下	13	11	2.2	1.7
18〜29（歳）	7以下	7以下	12	9	2.2	1.7
30〜49（歳）	7以下	7以下	11	9	2.2	1.7
50〜64（歳）	7以下	7以下	11	9	2.3	1.9
65〜74（歳）	7以下	7以下	10	9	2.3	2.0
75以上（歳）	7以下	7以下	9	8	2.3	2.0
妊婦		7以下		9		1.7
授乳婦		7以下		9		1.7

[1] 飽和脂肪酸と同じく，脂質異常症及び循環器疾患に関与する栄養素としてコレステロールがある．コレステロールに目標量は設定しないが，これは許容される摂取量に上限が存在しないことを保証するものではない．また，脂質異常症の重症化予防の目的からは，200 mg/日未満に留めることが望ましい．

[2] 飽和脂肪酸と同じく，冠動脈疾患に関与する栄養素としてトランス脂肪酸がある．日本人の大多数は，トランス脂肪酸に関する世界保健機関（WHO）の目標（1％エネルギー未満）を下回っており，トランス脂肪酸の摂取による健康への影響は，飽和脂肪酸の摂取によるものと比べて小さいと考えられる．ただし，脂質に偏った食事をしている者では，留意する必要がある．トランス脂肪酸は人体にとって不可欠な栄養素ではなく，健康の保持・増進を図る上で積極的な摂取は勧められないことから，その摂取量は1％エネルギー未満に留めることが望ましく，1％エネルギー未満でもできるだけ低く留めることが望ましい．

●炭水化物

性別	男性	女性	男性	女性
年齢等	炭水化物（%エネルギー）目標量[1,2]	炭水化物（%エネルギー）目標量[1,2]	食物繊維（g/日）目標量	食物繊維（g/日）目標量
0～5（月）	—	—	—	—
6～11（月）	—	—	—	—
1～2（歳）	50～65	50～65	—	—
3～5（歳）	50～65	50～65	8 以上	8 以上
6～7（歳）	50～65	50～65	10 以上	9 以上
8～9（歳）	50～65	50～65	11 以上	11 以上
10～11（歳）	50～65	50～65	13 以上	13 以上
12～14（歳）	50～65	50～65	17 以上	16 以上
15～17（歳）	50～65	50～65	19 以上	18 以上
18～29（歳）	50～65	50～65	20 以上	18 以上
30～49（歳）	50～65	50～65	22 以上	18 以上
50～64（歳）	50～65	50～65	22 以上	18 以上
65～74（歳）	50～65	50～65	21 以上	18 以上
75 以上（歳）	50～65	50～65	20 以上	17 以上
妊婦		50～65		18 以上
授乳婦		50～65		18 以上

[1] 範囲に関しては，おおむねの値を示したものである．
[2] エネルギー計算上，アルコールを含む．ただし，アルコールの摂取を勧めるものではない．

●エネルギー産生栄養素バランス（%エネルギー）

性別	男性				女性			
	目標量[1,2]				目標量[1,2]			
年齢等	たんぱく質[3]	脂質[4]	飽和脂肪酸	炭水化物[5,6]	たんぱく質[3]	脂質[4]	飽和脂肪酸	炭水化物[5,6]
0～11（月）	—	—	—	—	—	—	—	—
1～2（歳）	13～20	20～30	—	50～65	13～20	20～30	—	50～65
3～5（歳）	13～20	20～30	10 以下	50～65	13～20	20～30	10 以下	50～65
6～7（歳）	13～20	20～30	10 以下	50～65	13～20	20～30	10 以下	50～65
8～9（歳）	13～20	20～30	10 以下	50～65	13～20	20～30	10 以下	50～65
10～11（歳）	13～20	20～30	10 以下	50～65	13～20	20～30	10 以下	50～65
12～14（歳）	13～20	20～30	10 以下	50～65	13～20	20～30	10 以下	50～65
15～17（歳）	13～20	20～30	9 以下	50～65	13～20	20～30	9 以下	50～65
18～29（歳）	13～20	20～30	7 以下	50～65	13～20	20～30	7 以下	50～65
30～49（歳）	13～20	20～30	7 以下	50～65	13～20	20～30	7 以下	50～65
50～64（歳）	14～20	20～30	7 以下	50～65	14～20	20～30	7 以下	50～65
65～74（歳）	15～20	20～30	7 以下	50～65	15～20	20～30	7 以下	50～65
75 以上（歳）	15～20	20～30	7 以下	50～65	15～20	20～30	7 以下	50～65
妊婦 初期					13～20	20～30	7 以下	50～65
中期					13～20	20～30	7 以下	50～65
後期					15～20	20～30	7 以下	50～65
授乳婦					15～20	20～30	7 以下	50～65

[1] 必要なエネルギー量を確保した上でのバランスとすること．
[2] 範囲に関しては，おおむねの値を示したものであり，弾力的に運用すること．
[3] 65 歳以上の高齢者について，フレイル予防を目的とした量を定めることは難しいが，身長・体重が参照体位に比べて小さい者や，特に 75 歳以上であって加齢に伴い身体活動量が大きく低下した者など，必要エネルギー摂取量が低い者では，下限が推奨量を下回る場合があり得る．この場合でも，下限は推奨量以上とすることが望ましい．
[4] 脂質については，その構成成分である飽和脂肪酸など，質への配慮を十分に行う必要がある．
[5] アルコールを含む．ただし，アルコールの摂取を勧めるものではない．
[6] 食物繊維の目標量を十分に注意すること．

●脂溶性ビタミン

ビタミンA（μgRAE/日）[1]

性別	男性				女性			
年齢等	推定平均必要量[2]	推奨量[2]	目安量[3]	耐容上限量[3]	推定平均必要量[2]	推奨量[2]	目安量[3]	耐容上限量[3]
0～5（月）	—	—	300	600	—	—	300	600
6～11（月）	—	—	400	600	—	—	400	600
1～2（歳）	300	400	—	600	250	350	—	600
3～5（歳）	350	500	—	700	350	500	—	700
6～7（歳）	350	500	—	950	350	500	—	950
8～9（歳）	350	500	—	1,200	350	500	—	1,200
10～11（歳）	450	600	—	1,500	400	600	—	1,500
12～14（歳）	550	800	—	2,100	500	700	—	2,100
15～17（歳）	650	900	—	2,600	500	650	—	2,600
18～29（歳）	600	850	—	2,700	450	650	—	2,700
30～49（歳）	650	900	—	2,700	500	700	—	2,700
50～64（歳）	650	900	—	2,700	500	700	—	2,700
65～74（歳）	600	850	—	2,700	500	700	—	2,700
75以上（歳）	550	800	—	2,700	450	650	—	2,700
妊婦(付加量)初期					+0	+0	—	—
中期					+0	+0	—	—
後期					+60	+80	—	—
授乳婦(付加量)					+300	+450	—	—

[1] レチノール活性当量（μgRAE）
＝レチノール（μg）＋β-カロテン（μg）×1/12＋α-カロテン（μg）×1/24＋β-クリプトキサンチン（μg）×1/24＋ その他のプロビタミンAカロテノイド（μg）×1/24
[2] プロビタミンAカロテノイドを含む．
[3] プロビタミンAカロテノイドを含まない．

ビタミンD（μg/日）[1]

性別	男性		女性	
年齢等	目安量	耐容上限量	目安量	耐容上限量
0～5（月）	5.0	25	5.0	25
6～11（月）	5.0	25	5.0	25
1～2（歳）	3.5	25	3.5	25
3～5（歳）	4.5	30	4.5	30
6～7（歳）	5.5	40	5.5	40
8～9（歳）	6.5	40	6.5	40
10～11（歳）	8.0	60	8.0	60
12～14（歳）	9.0	80	9.0	80
15～17（歳）	9.0	90	9.0	90
18～29（歳）	9.0	100	9.0	100
30～49（歳）	9.0	100	9.0	100
50～64（歳）	9.0	100	9.0	100
65～74（歳）	9.0	100	9.0	100
75以上（歳）	9.0	100	9.0	100
妊婦			9.0	—
授乳婦			9.0	—

[1] 日照により皮膚でビタミンDが産生されることを踏まえ，フレイル予防を図る者はもとより，全年齢区分を通じて，日常生活において可能な範囲内での適度な日光浴を心掛けるとともに，ビタミンDの摂取については，日照時間を考慮に入れることが重要である．

ビタミンE (mg/日)[1]　　　　　　　ビタミンK (μg/日)

性別	男性		女性		男性	女性
年齢等	目安量	耐容上限量	目安量	耐容上限量	目安量	目安量
0～5（月）	3.0	—	3.0	—	4	4
6～11（月）	4.0	—	4.0	—	7	7
1～2（歳）	3.0	150	3.0	150	50	60
3～5（歳）	4.0	200	4.0	200	60	70
6～7（歳）	4.5	300	4.0	300	80	90
8～9（歳）	5.0	350	5.0	350	90	110
10～11（歳）	5.0	450	5.5	450	110	130
12～14（歳）	6.5	650	6.0	600	140	150
15～17（歳）	7.0	750	6.0	650	150	150
18～29（歳）	6.0	850	5.0	650	150	150
30～49（歳）	6.0	900	5.5	700	150	150
50～64（歳）	7.0	850	6.0	700	150	150
65～74（歳）	7.0	850	6.5	650	150	150
75 以上（歳）	6.5	750	6.5	650	150	150
妊婦			6.5	—		150
授乳婦			7.0	—		150

[1] α-トコフェロールについて算定した．α-トコフェロール以外のビタミンEは含まない．

● 水溶性ビタミン

ビタミンB_1 (mg/日)[1,2]

性別	男性			女性		
年齢等	推定平均必要量	推奨量	目安量	推定平均必要量	推奨量	目安量
0～5（月）	—	—	0.1	—	—	0.1
6～11（月）	—	—	0.2	—	—	0.2
1～2（歳）	0.4	0.5	—	0.4	0.5	—
3～5（歳）	0.6	0.7	—	0.6	0.7	—
6～7（歳）	0.7	0.8	—	0.7	0.8	—
8～9（歳）	0.8	1.0	—	0.8	0.9	—
10～11（歳）	1.0	1.2	—	0.9	1.1	—
12～14（歳）	1.2	1.4	—	1.1	1.3	—
15～17（歳）	1.3	1.5	—	1.0	1.2	—
18～29（歳）	1.2	1.4	—	0.9	1.1	—
30～49（歳）	1.2	1.4	—	0.9	1.1	—
50～64（歳）	1.1	1.3	—	0.9	1.1	—
65～74（歳）	1.1	1.3	—	0.9	1.1	—
75 以上（歳）	1.0	1.2	—	0.8	0.9	—
妊婦（付加量）				+0.2	+0.2	—
授乳婦（付加量）				+0.2	+0.2	—

[1] チアミン塩化物塩酸塩（分子量=337.3）相当量として示した．
[2] 身体活動レベル「ふつう」の推定エネルギー必要量を用いて算定した．

ビタミンB₂ (mg/日)[1]

性別	男性			女性		
年齢等	推定平均必要量	推奨量	目安量	推定平均必要量	推奨量	目安量
0～5 (月)	—	—	0.3	—	—	0.3
6～11 (月)	—	—	0.4	—	—	0.4
1～2 (歳)	0.5	0.6	—	0.5	0.5	—
3～5 (歳)	0.7	0.8	—	0.6	0.8	—
6～7 (歳)	0.8	0.9	—	0.7	0.9	—
8～9 (歳)	0.9	1.1	—	0.9	1.0	—
10～11 (歳)	1.1	1.4	—	1.1	1.3	—
12～14 (歳)	1.3	1.6	—	1.2	1.4	—
15～17 (歳)	1.4	1.7	—	1.2	1.4	—
18～29 (歳)	1.3	1.6	—	1.0	1.2	—
30～49 (歳)	1.4	1.7	—	1.0	1.2	—
50～64 (歳)	1.3	1.6	—	1.0	1.2	—
65～74 (歳)	1.2	1.4	—	0.9	1.1	—
75 以上 (歳)	1.1	1.4	—	0.9	1.1	—
妊婦 (付加量)				+0.2	+0.3	—
授乳婦 (付加量)				+0.5	+0.6	—

[1] 身体活動レベル「ふつう」の推定エネルギー必要量を用いて算定した。
特記事項：推定平均必要量は、ビタミンB₂の欠乏症である口唇炎、口角症、舌炎などの皮膚炎を予防するに足る最小量からではなく、尿中にビタミンB₂の排泄量が増大し始める摂取量（体内飽和量）から算定。

ナイアシン (mgNE/日)[1,2]

性別	男性				女性			
年齢等	推定平均必要量	推奨量	目安量	耐容上限量[3]	推定平均必要量	推奨量	目安量	耐容上限量[3]
0～5 (月)[4]	—	—	2	—	—	—	2	—
6～11 (月)	—	—	3	—	—	—	3	—
1～2 (歳)	5	6	—	60 (15)	4	5	—	60 (15)
3～5 (歳)	6	8	—	80 (20)	6	7	—	80 (20)
6～7 (歳)	7	9	—	100 (30)	7	8	—	100 (30)
8～9 (歳)	9	11	—	150 (35)	8	10	—	150 (35)
10～11 (歳)	11	13	—	200 (45)	10	12	—	150 (45)
12～14 (歳)	12	15	—	250 (60)	12	14	—	250 (60)
15～17 (歳)	14	16	—	300 (70)	11	13	—	250 (65)
18～29 (歳)	13	15	—	300 (80)	9	11	—	250 (65)
30～49 (歳)	13	16	—	350 (85)	10	12	—	250 (65)
50～64 (歳)	13	15	—	350 (85)	9	11	—	250 (65)
65～74 (歳)	11	14	—	300 (80)	9	11	—	250 (65)
75 以上 (歳)	11	13	—	300 (75)	8	10	—	250 (60)
妊婦 (付加量)					+0	+0	—	—
授乳婦 (付加量)					+3	+3	—	—

[1] ナイアシン当量 (NE)＝ナイアシン＋1/60 トリプトファンで示した。
[2] 身体活動レベル「ふつう」の推定エネルギー必要量を用いて算定した。
[3] ニコチンアミドの重量 (mg/日)、( ) 内はニコチン酸の重量 (mg/日)。
[4] 単位は mg/日。

ビタミン B_6（mg/日）[1]

性別	男性				女性			
年齢等	推定平均必要量	推奨量	目安量	耐容上限量[2]	推定平均必要量	推奨量	目安量	耐容上限量[2]
0〜5（月）	—	—	0.2	—	—	—	0.2	—
6〜11（月）	—	—	0.3	—	—	—	0.3	—
1〜2（歳）	0.4	0.5	—	10	0.4	0.5	—	10
3〜5（歳）	0.5	0.6	—	15	0.5	0.6	—	15
6〜7（歳）	0.6	0.7	—	20	0.6	0.7	—	20
8〜9（歳）	0.8	0.9	—	25	0.8	0.9	—	25
10〜11（歳）	0.9	1.0	—	30	1.0	1.2	—	30
12〜14（歳）	1.2	1.4	—	40	1.1	1.3	—	40
15〜17（歳）	1.2	1.5	—	50	1.1	1.3	—	45
18〜29（歳）	1.2	1.5	—	55	1.0	1.2	—	45
30〜49（歳）	1.2	1.5	—	60	1.0	1.2	—	45
50〜64（歳）	1.2	1.5	—	60	1.0	1.2	—	45
65〜74（歳）	1.2	1.4	—	55	1.0	1.2	—	45
75以上（歳）	1.2	1.4	—	50	1.0	1.2	—	40
妊　婦（付加量）					+0.2	+0.2	—	—
授乳婦（付加量）					+0.3	+0.3	—	—

[1] たんぱく質の推奨量を用いて算定した（妊婦・授乳婦の付加量は除く）.
[2] ピリドキシン（分子量＝169.2）相当量として示した.

ビタミン B_{12}（μg/日）[1]

性別	男性	女性
年齢等	目安量	目安量
0〜5（月）	0.4	0.4
6〜11（月）	0.9	0.9
1〜2（歳）	1.5	1.5
3〜5（歳）	1.5	1.5
6〜7（歳）	2.0	2.0
8〜9（歳）	2.5	2.5
10〜11（歳）	3.0	3.0
12〜14（歳）	4.0	4.0
15〜17（歳）	4.0	4.0
18〜29（歳）	4.0	4.0
30〜49（歳）	4.0	4.0
50〜64（歳）	4.0	4.0
65〜74（歳）	4.0	4.0
75以上（歳）	4.0	4.0
妊　婦		4.0
授乳婦		4.0

[1] シアノコバラミン（分子量＝1,355.37）相当量として示した.

葉酸（μg/日）[1]

性別	男性				女性			
年齢等	推定平均必要量	推奨量	目安量	耐容上限量[2]	推定平均必要量	推奨量	目安量	耐容上限量[2]
0～5（月）	―	―	40	―	―	―	40	―
6～11（月）	―	―	70	―	―	―	70	―
1～2（歳）	70	90	―	200	70	90	―	200
3～5（歳）	80	100	―	300	80	100	―	300
6～7（歳）	110	130	―	400	110	130	―	400
8～9（歳）	130	150	―	500	130	150	―	500
10～11（歳）	150	180	―	700	150	180	―	700
12～14（歳）	190	230	―	900	190	230	―	900
15～17（歳）	200	240	―	900	200	240	―	900
18～29（歳）	200	240	―	900	200	240	―	900
30～49（歳）	200	240	―	1,000	200	240	―	1,000
50～64（歳）	200	240	―	1,000	200	240	―	1,000
65～74（歳）	200	240	―	900	200	240	―	900
75以上（歳）	200	240	―	900	200	240	―	900
妊婦（付加量）[3] 初期					+0	+0	―	―
中期・後期					+200	+240	―	―
授乳婦（付加量）					+80	+100	―	―

[1] 葉酸（プテロイルモノグルタミン酸，分子量＝441.4）相当量として示した．
[2] 通常の食品以外の食品に含まれる葉酸に適用する．
[3] 妊娠を計画している女性，妊娠の可能性がある女性及び妊娠初期の妊婦は，胎児の神経管閉鎖障害のリスク低減のために，通常の食品以外の食品に含まれる葉酸を 400 μg/日摂取することが望まれる．

パントテン酸（mg/日）　　ビオチン（μg/日）

性別	男性	女性	男性	女性
年齢等	目安量	目安量	目安量	目安量
0～5（月）	4	4	4	4
6～11（月）	3	3	10	10
1～2（歳）	3	3	20	20
3～5（歳）	4	4	20	20
6～7（歳）	5	5	30	30
8～9（歳）	6	6	30	30
10～11（歳）	6	6	40	40
12～14（歳）	7	6	50	50
15～17（歳）	7	6	50	50
18～29（歳）	6	5	50	50
30～49（歳）	6	5	50	50
50～64（歳）	6	5	50	50
65～74（歳）	6	5	50	50
75以上（歳）	6	5	50	50
妊婦		5		50
授乳婦		6		50

ビタミンC (mg/日)[1]

性別	男性			女性		
年齢等	推定平均必要量	推奨量	目安量	推定平均必要量	推奨量	目安量
0～5 (月)	—	—	40	—	—	40
6～11 (月)	—	—	40	—	—	40
1～2 (歳)	30	35	—	30	35	—
3～5 (歳)	35	40	—	35	40	—
6～7 (歳)	40	50	—	40	50	—
8～9 (歳)	50	60	—	50	60	—
10～11 (歳)	60	70	—	60	70	—
12～14 (歳)	75	90	—	75	90	—
15～17 (歳)	80	100	—	80	100	—
18～29 (歳)	80	100	—	80	100	—
30～49 (歳)	80	100	—	80	100	—
50～64 (歳)	80	100	—	80	100	—
65～74 (歳)	80	100	—	80	100	—
75 以上 (歳)	80	100	—	80	100	—
妊 婦(付加量)				+10	+10	—
授乳婦(付加量)				+40	+45	—

[1] L-アスコルビン酸 (分子量＝176.12) 相当量で示した.
特記事項：推定平均必要量は，ビタミンCの欠乏症である壊血病を予防するに足る最小量からではなく，良好なビタミンCの栄養状態の確実な維持の観点から算定.

●多量ミネラル

ナトリウム〔mg/日, ( ) は食塩相当量 (g/日)〕[1]

性別	男性			女性		
年齢等	推定平均必要量	目安量	目標量	推定平均必要量	目安量	目標量
0～5 (月)	—	100 (0.3)	—	—	100 (0.3)	—
6～11 (月)	—	600 (1.5)	—	—	600 (1.5)	—
1～2 (歳)	—	—	(3.0 未満)	—	—	(2.5 未満)
3～5 (歳)	—	—	(3.5 未満)	—	—	(3.5 未満)
6～7 (歳)	—	—	(4.5 未満)	—	—	(4.5 未満)
8～9 (歳)	—	—	(5.0 未満)	—	—	(5.0 未満)
10～11 (歳)	—	—	(6.0 未満)	—	—	(6.0 未満)
12～14 (歳)	—	—	(7.0 未満)	—	—	(6.5 未満)
15～17 (歳)	—	—	(7.5 未満)	—	—	(6.5 未満)
18～29 (歳)	600 (1.5)	—	(7.5 未満)	600 (1.5)	—	(6.5 未満)
30～49 (歳)	600 (1.5)	—	(7.5 未満)	600 (1.5)	—	(6.5 未満)
50～64 (歳)	600 (1.5)	—	(7.5 未満)	600 (1.5)	—	(6.5 未満)
65～74 (歳)	600 (1.5)	—	(7.5 未満)	600 (1.5)	—	(6.5 未満)
75 以上 (歳)	600 (1.5)	—	(7.5 未満)	600 (1.5)	—	(6.5 未満)
妊 婦				600 (1.5)	—	(6.5 未満)
授乳婦				600 (1.5)	—	(6.5 未満)

[1] 高血圧及び慢性腎臓病 (CKD) の重症化予防のための食塩相当量の量は，男女とも 6.0 g/日未満とした.

カリウム（mg/日）

性別	男性		女性	
年齢等	目安量	目標量	目安量	目標量
0～5（月）	400	—	400	—
6～11（月）	700	—	700	—
1～2（歳）	900	—	800	—
3～5（歳）	1,100	1,600 以上	1,000	1,400 以上
6～7（歳）	1,300	1,800 以上	1,200	1,600 以上
8～9（歳）	1,600	2,000 以上	1,400	1,800 以上
10～11（歳）	1,900	2,200 以上	1,800	2,000 以上
12～14（歳）	2,400	2,600 以上	2,200	2,400 以上
15～17（歳）	2,800	3,000 以上	2,000	2,600 以上
18～29（歳）	2,500	3,000 以上	2,000	2,600 以上
30～49（歳）	2,500	3,000 以上	2,000	2,600 以上
50～64（歳）	2,500	3,000 以上	2,000	2,600 以上
65～74（歳）	2,500	3,000 以上	2,000	2,600 以上
75 以上（歳）	2,500	3,000 以上	2,000	2,600 以上
妊婦			2,000	2,600 以上
授乳婦			2,200	2,600 以上

カルシウム（mg/日）

性別	男性				女性			
年齢等	推定平均必要量	推奨量	目安量	耐容上限量	推定平均必要量	推奨量	目安量	耐容上限量
0～5（月）	—	—	200	—	—	—	200	—
6～11（月）	—	—	250	—	—	—	250	—
1～2（歳）	350	450	—	—	350	400	—	—
3～5（歳）	500	600	—	—	450	550	—	—
6～7（歳）	500	600	—	—	450	550	—	—
8～9（歳）	550	650	—	—	600	750	—	—
10～11（歳）	600	700	—	—	600	750	—	—
12～14（歳）	850	1,000	—	—	700	800	—	—
15～17（歳）	650	800	—	—	550	650	—	—
18～29（歳）	650	800	—	2,500	550	650	—	2,500
30～49（歳）	650	750	—	2,500	550	650	—	2,500
50～64（歳）	600	750	—	2,500	550	650	—	2,500
65～74（歳）	600	750	—	2,500	550	650	—	2,500
75 以上（歳）	600	700	—	2,500	500	600	—	2,500
妊婦（付加量）					+0	+0	—	—
授乳婦（付加量）					+0	+0	—	—

マグネシウム（mg/日）

性別	男性				女性			
年齢等	推定平均必要量	推奨量	目安量	耐容上限量[1]	推定平均必要量	推奨量	目安量	耐容上限量[1]
0〜5（月）	—	—	20	—	—	—	20	—
6〜11（月）	—	—	60	—	—	—	60	—
1〜2（歳）	60	70	—	—	60	70	—	—
3〜5（歳）	80	100	—	—	80	100	—	—
6〜7（歳）	110	130	—	—	110	130	—	—
8〜9（歳）	140	170	—	—	140	160	—	—
10〜11（歳）	180	210	—	—	180	220	—	—
12〜14（歳）	250	290	—	—	240	290	—	—
15〜17（歳）	300	360	—	—	260	310	—	—
18〜29（歳）	280	340	—	—	230	280	—	—
30〜49（歳）	320	380	—	—	240	290	—	—
50〜64（歳）	310	370	—	—	240	290	—	—
65〜74（歳）	290	350	—	—	240	280	—	—
75以上（歳）	270	330	—	—	220	270	—	—
妊婦（付加量）					+30	+40	—	—
授乳婦（付加量）					+0	+0	—	—

[1] 通常の食品以外からの摂取量の耐容上限量は、成人の場合350 mg/日、小児では5 mg/kg体重/日とした．それ以外の通常の食品からの摂取の場合、耐容上限量は設定しない．

リン（mg/日）

性別	男性		女性	
年齢等	目安量	耐容上限量	目安量	耐容上限量
0〜5（月）	120	—	120	—
6〜11（月）	260	—	260	—
1〜2（歳）	600	—	500	—
3〜5（歳）	700	—	700	—
6〜7（歳）	900	—	800	—
8〜9（歳）	1,000	—	900	—
10〜11（歳）	1,100	—	1,000	—
12〜14（歳）	1,200	—	1,100	—
15〜17（歳）	1,200	—	1,000	—
18〜29（歳）	1,000	3,000	800	3,000
30〜49（歳）	1,000	3,000	800	3,000
50〜64（歳）	1,000	3,000	800	3,000
65〜74（歳）	1,000	3,000	800	3,000
75以上（歳）	1,000	3,000	800	3,000
妊婦			800	—
授乳婦			800	—

● 微量ミネラル

鉄 (mg/日)

性別	男性				女性					
					月経なし		月経あり			
年齢等	推定平均必要量	推奨量	目安量	耐容上限量	推定平均必要量	推奨量	推定平均必要量	推奨量	目安量	耐容上限量
0～5（月）	―	―	0.5	―	―	―	―	―	0.5	―
6～11（月）	3.5	4.5	―	―	3.0	4.5	―	―	―	―
1～2（歳）	3.0	4.0	―	―	3.0	4.0	―	―	―	―
3～5（歳）	3.5	5.0	―	―	3.5	5.0	―	―	―	―
6～7（歳）	4.5	6.0	―	―	4.5	6.0	―	―	―	―
8～9（歳）	5.5	7.5	―	―	6.0	8.0	―	―	―	―
10～11（歳）	6.5	9.5	―	―	6.5	9.0	8.5	12.5	―	―
12～14（歳）	7.5	9.0	―	―	6.5	8.0	9.0	12.5	―	―
15～17（歳）	7.5	9.0	―	―	5.5	6.5	7.5	11.0	―	―
18～29（歳）	5.5	7.0	―	―	5.0	6.0	7.0	10.0	―	―
30～49（歳）	6.0	7.5	―	―	5.0	6.0	7.5	10.5	―	―
50～64（歳）	6.0	7.5	―	―	5.0	6.0	7.5	10.5	―	―
65～74（歳）	5.5	7.0	―	―	5.0	6.0	―	―	―	―
75以上（歳）	5.5	6.5	―	―	4.5	5.5	―	―	―	―
妊婦(付加量)初期					+2.0	+2.5	―	―	―	―
中期・後期					+7.0	+8.5	―	―	―	―
授乳婦(付加量)					+1.5	+2.0	―	―	―	―

亜鉛 (mg/日)

性別	男性				女性			
年齢等	推定平均必要量	推奨量	目安量	耐容上限量	推定平均必要量	推奨量	目安量	耐容上限量
0～5（月）	―	―	1.5	―	―	―	1.5	―
6～11（月）	―	―	2.0	―	―	―	2.0	―
1～2（歳）	2.5	3.5	―	―	2.0	3.0	―	―
3～5（歳）	3.0	4.0	―	―	2.5	3.5	―	―
6～7（歳）	3.5	5.0	―	―	3.0	4.5	―	―
8～9（歳）	4.0	5.5	―	―	4.0	5.5	―	―
10～11（歳）	5.5	8.0	―	―	5.5	7.5	―	―
12～14（歳）	7.0	8.5	―	―	6.5	8.5	―	―
15～17（歳）	8.5	10.0	―	―	6.0	8.0	―	―
18～29（歳）	7.5	9.0	―	40	6.0	7.5	―	35
30～49（歳）	8.0	9.5	―	45	6.5	8.0	―	35
50～64（歳）	8.0	9.5	―	45	6.5	8.0	―	35
65～74（歳）	7.5	9.0	―	45	6.5	7.5	―	35
75以上（歳）	7.5	9.0	―	40	6.0	7.0	―	35
妊婦(付加量)初期					+0.0	+0.0	―	―
中期・後期					+2.0	+2.0	―	―
授乳婦(付加量)					+2.5	+3.0	―	―

銅（mg/日）

性別	男性				女性			
年齢等	推定平均必要量	推奨量	目安量	耐容上限量	推定平均必要量	推奨量	目安量	耐容上限量
0〜5（月）	—	—	0.3	—	—	—	0.3	—
6〜11（月）	—	—	0.4	—	—	—	0.4	—
1〜2（歳）	0.3	0.3	—	—	0.2	0.3	—	—
3〜5（歳）	0.3	0.4	—	—	0.3	0.3	—	—
6〜7（歳）	0.4	0.4	—	—	0.4	0.4	—	—
8〜9（歳）	0.4	0.5	—	—	0.4	0.5	—	—
10〜11（歳）	0.5	0.6	—	—	0.5	0.6	—	—
12〜14（歳）	0.7	0.8	—	—	0.6	0.8	—	—
15〜17（歳）	0.8	0.9	—	—	0.6	0.7	—	—
18〜29（歳）	0.7	0.8	—	7	0.6	0.7	—	7
30〜49（歳）	0.8	0.9	—	7	0.6	0.7	—	7
50〜64（歳）	0.7	0.9	—	7	0.6	0.7	—	7
65〜74（歳）	0.7	0.8	—	7	0.6	0.7	—	7
75以上（歳）	0.7	0.8	—	7	0.6	0.7	—	7
妊婦(付加量)					+0.1	+0.1	—	—
授乳婦(付加量)					+0.5	+0.6	—	—

マンガン（mg/日）

性別	男性		女性	
年齢等	目安量	耐容上限量	目安量	耐容上限量
0〜5（月）	0.01	—	0.01	—
6〜11（月）	0.5	—	0.5	—
1〜2（歳）	1.5	—	1.5	—
3〜5（歳）	2.0	—	2.0	—
6〜7（歳）	2.0	—	2.0	—
8〜9（歳）	2.5	—	2.5	—
10〜11（歳）	3.0	—	3.0	—
12〜14（歳）	3.5	—	3.0	—
15〜17（歳）	3.5	—	3.0	—
18〜29（歳）	3.5	11	3.0	11
30〜49（歳）	3.5	11	3.0	11
50〜64（歳）	3.5	11	3.0	11
65〜74（歳）	3.5	11	3.0	11
75以上（歳）	3.5	11	3.0	11
妊婦			3.0	—
授乳婦			3.0	—

ヨウ素（μg/日）

性別	男性				女性			
年齢等	推定平均必要量	推奨量	目安量	耐容上限量	推定平均必要量	推奨量	目安量	耐容上限量
0～5（月）	—	—	100	250	—	—	100	250
6～11（月）	—	—	130	350	—	—	130	350
1～2（歳）	35	50	—	600	35	50	—	600
3～5（歳）	40	60	—	900	40	60	—	900
6～7（歳）	55	75	—	1,200	55	75	—	1,200
8～9（歳）	65	90	—	1,500	65	90	—	1,500
10～11（歳）	75	110	—	2,000	75	110	—	2,000
12～14（歳）	100	140	—	2,500	100	140	—	2,500
15～17（歳）	100	140	—	3,000	100	140	—	3,000
18～29（歳）	100	140	—	3,000	100	140	—	3,000
30～49（歳）	100	140	—	3,000	100	140	—	3,000
50～64（歳）	100	140	—	3,000	100	140	—	3,000
65～74（歳）	100	140	—	3,000	100	140	—	3,000
75以上（歳）	100	140	—	3,000	100	140	—	3,000
妊婦(付加量)					+75	+110	—	—[1]
授乳婦(付加量)					+100	+140	—	—[1]

[1] 妊婦及び授乳婦の耐容上限量は、2,000 μg/日とした。

セレン（μg/日）

性別	男性				女性			
年齢等	推定平均必要量	推奨量	目安量	耐容上限量	推定平均必要量	推奨量	目安量	耐容上限量
0～5（月）	—	—	15	—	—	—	15	—
6～11（月）	—	—	15	—	—	—	15	—
1～2（歳）	10	10	—	100	10	10	—	100
3～5（歳）	10	15	—	100	10	10	—	100
6～7（歳）	15	15	—	150	15	15	—	150
8～9（歳）	15	20	—	200	15	20	—	200
10～11（歳）	20	25	—	250	20	25	—	250
12～14（歳）	25	30	—	350	25	30	—	300
15～17（歳）	30	35	—	400	20	25	—	350
18～29（歳）	25	30	—	400	20	25	—	350
30～49（歳）	25	35	—	450	20	25	—	350
50～64（歳）	25	30	—	450	20	25	—	350
65～74（歳）	25	30	—	450	20	25	—	350
75以上（歳）	25	30	—	400	20	25	—	350
妊婦(付加量)					+5	+5	—	—
授乳婦(付加量)					+15	+20	—	—

クロムの食事摂取基準（μg/日）

性別	男性		女性	
年齢等	目安量	耐容上限量	目安量	耐容上限量
0〜5（月）	0.8	—	0.8	—
6〜11（月）	1.0	—	1.0	—
1〜2（歳）	—	—	—	—
3〜5（歳）	—	—	—	—
6〜7（歳）	—	—	—	—
8〜9（歳）	—	—	—	—
10〜11（歳）	—	—	—	—
12〜14（歳）	—	—	—	—
15〜17（歳）	—	—	—	—
18〜29（歳）	10	500	10	500
30〜49（歳）	10	500	10	500
50〜64（歳）	10	500	10	500
65〜74（歳）	10	500	10	500
75以上（歳）	10	500	10	500
妊　婦			10	—
授乳婦			10	—

モリブデン（μg/日）

性別	男性				女性			
年齢等	推定平均必要量	推奨量	目安量	耐容上限量	推定平均必要量	推奨量	目安量	耐容上限量
0〜5（月）	—	—	2.0	—	—	—	2.5	—
6〜11（月）	—	—	3.0	—	—	—	3.0	—
1〜2（歳）	10	10	—	—	10	10	—	—
3〜5（歳）	10	10	—	—	10	10	—	—
6〜7（歳）	10	15	—	—	10	15	—	—
8〜9（歳）	15	20	—	—	15	15	—	—
10〜11（歳）	15	20	—	—	15	20	—	—
12〜14（歳）	20	25	—	—	20	25	—	—
15〜17（歳）	25	30	—	—	20	25	—	—
18〜29（歳）	20	30	—	600	20	25	—	500
30〜49（歳）	25	30	—	600	20	25	—	500
50〜64（歳）	25	30	—	600	20	25	—	500
65〜74（歳）	20	30	—	600	20	25	—	500
75以上（歳）	20	25	—	600	20	25	—	500
妊　婦（付加量）					+0	+0	—	—
授乳婦（付加量）					+2.5	+3.5	—	—

メモ

「日本人の食事摂取基準（2025 年版）」策定検討会報告書，令和 6 年 10 月，
最終更新：令和 7 年 1 月 28 日．
https://www.mhlw.go.jp/content/10904750/001316585.pdf より作成．